Medikamente

in der Notfallmedizin

Anschrift des Verfassers:
Matthias Bastigkeit
Fachdozent für Pharmakologie
Ressortleiter der Zeitschrift RETTUNGSDIENST
Dorfstraße 83
23815 Geschendorf
(Bastigkeit@aol.com)

CIP-Titelaufnahme der Deutschen Bibliothek

> **Bastigkeit, Matthias:**
> Medikamente in der Notfallmedizin : das Handbuch und
> Nachschlagewerk für die tägliche Praxis / Matthias Bastigkeit.
> - 6., aktualisierte und erweiterte Aufl. - Edewecht :
> Stumpf und Kossendey, 2003
> ISBN 3-932750-89-6

© Copyright by Verlagsgesellschaft
Stumpf & Kossendey m.b.H., Edewecht 2003
Graphische Gestaltung und Layout: Peter Kappenberg
Druck: Druckhaus Friedrich Schmücker, Löningen

Medikamente
in der Notfallmedizin

Das Handbuch und Nachschlagewerk
für die tägliche Praxis

Matthias Bastigkeit

6., durchgesehene Auflage

Verlagsgesellschaft Stumpf & Kossendey, Edewecht · Wien

Vorwort zur 1. Auflage

Das vorliegende Buch stellt die erste deutschsprachige Publikation dar, die die medikamentöse Therapie speziell im Bereich der Notfallmedizin behandelt. Es soll dem Rettungsdienstpersonal helfen, die Wirkungsweise der im Rettungsdienst gebräuchlichen Pharmaka besser zu verstehen, um die Medikamente somit effizienter anwenden zu können.
Einführende Kapitel über pharmakologische Grundlagen sollen dazu beitragen, das „Werkzeug" Arzneimittel besser zu begreifen.
Jedes Medikament wird in übersichtlicher Kurzform als PHARMA-INFO in alphabetischer Reihenfolge im hinteren Teil des Buches dargestellt. Piktogramme, die die Indikation symbolisieren, sollen eine noch raschere Information ermöglichen.
Um bei der Überprüfung der Verfalldaten das Herstellungsdatum zu ermitteln, wird der firmeneigene Chargencode mit erwähnt. Die gebräuchlichsten Arzneimittel werden im speziellen Teil, geordnet nach Anwendungsgebieten, ausführlich unter Berücksichtigung pathophysiologischer Aspekte besprochen.
Die Darstellung von erwünschten und unerwünschten Wirkungen, Kontraindikationen und Interaktionen ist auf den Bereich der präklinischen Notfallmedizin ausgerichtet. D.h., im Einzelfall kann das entsprechende Arzneimittel weitere Charakteristiken aufweisen, die jedoch für das Einsatzgebiet Rettungsdienst keine Relevanz besitzen.

Vorwort zur 6. Auflage

Ganz neu ist ein Kapitel über Infusionslösungen zum Volumenersatz. Auch neue Aspekte der Small-volume Resuscitation werden hier berücksichtigt. Der Abschnitt Schmerzmittel wurde mit einem standardisierten Diagnoseschema aufgewertet. Im Kapitel Antidote wurden allgemeine Maßnahmen eingefügt, die den aktuellen Empfehlungen der Vergiftungszentralen Rechnung tragen. Augenspüllösungen werden ausführlich besprochen.
Das Antiarrhythmikum Cordarex® (Amiodaron) hat jetzt seine eigene umfangreiche Monographie erhalten. Die Neubewertung des Stellenwertes von Adrenalin, Ajmalin, Lidocain und Vasopressin wurde berücksichtigt. Ebenfalls erweitert und aktualisiert wurden die Kapitel Lysetherapie und die Primärtherapie des Apoplexes.
Nicht zuletzt wurden viele kleinere Neuerungen berücksichtig; Auxiloson® ist seit dem 1. März 2003 nicht mehr im Handel. An seine Stelle sind die Aerosole Junik® und Ventolair® getreten. Bisher stand das Analgetikum Paracetamol nur als orale oder rektale Applikationsform zur Verfügung, mit Perfalgan® gibt es nun eine Injektionslösung. Das Herzglykosid Lanitop® wurde als Injektionslösung vom Markt genommen und vom Ketanest® gibt es nur noch die „S-Klasse". Ein Ausblick in die Zukunft wird mit dem ersten Thrombininhibitor Ximelagatran gewagt.

Den vielen Lesern und Rezensenten danke ich herzlich für die konstruktive Kritik. Insbesondere sei hier Ralf Rebmann, stellvertretender Schulleiter der ASB-Landesschule Hessen erwähnt, dem ich viele wertvolle Verbesserungsvorschläge verdanke.

Matthias Bastigkeit
Geschendorf, im August 2003

Inhalt

Vorwort 4

Piktogramme und was sie bedeuten 9

A **Allgemeine Hinweise** 11
  Allgemeine Hinweise zur Medikamentenapplikation 13
  Kostendämpfung – auch ein Thema für den Rettungsdienst... 14
  Arzneimittelsicherheit 15
  Auswahl der Arzneimittel 16

B **Grundlagen der Pharmakologie** 19
  1. Pharmakokinetik 21
     1.1 Applikation 22
     1.2 Arzneistoffresorption 27
     1.3 Arzneistoffverteilung 28
     1.4 Arzneistoffumwandlung 29
     1.5 Arzneimittelausscheidung 30
  2. Pharmakodynamik 31
     2.1 Rezeptorvermittelte Pharmakonwirkungen 31
     2.2 Dosierung 36
     2.3 Nebenwirkungen 38
     2.4 Arzneimittelwechselwirkungen 40
     2.5 Inkompatibilitäten 44
  3. Arzneimittelwirkungen am peripheren Nervensystem 48
     3.1 Anatomie / Physiologie 48
     3.2 Ganglienblocker 50
     3.3 Postganglionäre Erregungsübertragung
          am Sympathikus 51
     3.4 Am postganglionären Sympathikus
          angreifende Arzneimittel 51

C **Spezielle Pharmakologie** 57
  1. Analgetika 59

1.1	Übersicht	59
1.2	Schmerzentstehung	59
1.3	Das *ideale* Analgetikum – bis jetzt ein Traum	62
1.4	Schmerzanamnese	62
1.5	Einteilung der Analgetika	65
	Opioide Analgetika	66
	Opioide Analgetika – Medikamente	69
	Rechtliche Aspekte zum Umgang mit BtM im Rettungsdienst	79
	Nicht-opioide Analgetika	80
	Nicht-opioide Analgetika – Medikamente	82
1.6	Kombinations- und Stufentherapie	93
1.7	Wann welches Analgetikum?	94
2.	Narkosemittel	95
2.1	Übersicht	95
2.2	Medikamente	96
3.	Kreislauf	109
3.1	Übersicht	109
3.2	Medikamente	110
4.	Kardiaka	139
4.1	Übersicht	139
4.2	Medikamente	140
5.	Hypnotika / Sedativa	185
5.1	Übersicht	185
5.2	Medikamente	186
6.	Medikamente in der kardiopulmonalen Reanimation	199
6.1	Übersicht	199
6.2	Applikationswege	200
6.3	Medikamente	202
6.4	Weitere CPR-Pharmaka	219
7.	Broncho-Therapeutika	237
7.1	Übersicht	237
7.2	Medikamente	239
8.	Fibrinolytika	247
8.1	Übersicht	247

8.2	Vergleich der Fibrinolytika	248
8.3	Klinisch oder präklinisch lysieren?	250
8.4	Lyse auch beim Apoplex	251
8.5	Physiologie der Blutgerinnung und Fibrinolyse	254
8.6	Fibrinolyse	255
8.7	Nebenwirkungen der Fibrinolytika	255
8.8	Kontraindikationen	256
8.9	Richtlinien der AHA und des ACC zur Lyse	257
8.10	Zusatzmedikation zur PTCA – Ausblick	259
8.11	Medikamente	263
9.	Antidote	276
9.1	Übersicht	276
9.2	Therapiestrategien bei Vergiftungen	277
9.3	Medikamente	281
9.4	Spüllösungen bei Augenverätzungen	320
10.	Sonstige Pharmaka	325
10.1	Übersicht	325
10.2	Medikamente	326
11.	Infusionslösungen	332
11.1	Kompensationsmöglichkeiten	333
11.2	Plasmaersatzmittel	335
11.3	Kristalloide Infusionslösungen	336
11.4	Kolloide Infusionslösungen	337
11.5	Small-volume Resuscitation	340
11.6	Gelatinehaltige Plasmaersatzmittel	344
11.7	Osmodiaretika	345
11.8	Glucoselösungen	346
11.9	Pufferlösungen	346

D Pharma-Infos 347
Medikamentennamen in der Schweiz und in Österreich 427
Vergiftungszentren 435
Literatur 439
Stichwortverzeichnis 461

Analgetika **Antidote** **Hypnotika**

  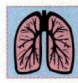

Narkotika **Volumenersatzmittel** **Atmung**

 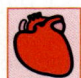

Blut **Herz** **Kreislauf**

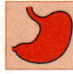 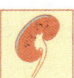

Magen **Niere** **Pharma-Info**

Informationen schnell finden

Seitenverweis
vom Textteil zum Pharma-Info

Seitenverweis
vom Pharma-Info zum Textteil

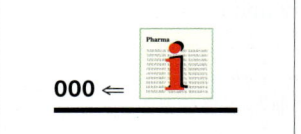 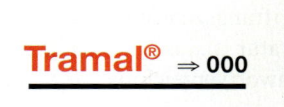

A. Allgemeine Hinweise

Allgemeine Hinweise zur Medikamentenapplikation

Rechtlich ist es dem nichtärztlichen Rettungsdienstpersonal (noch?) untersagt, Medikamente eigenverantwortlich zu applizieren. Es darf jedoch auf die Anweisung eines Arztes hin das Medikament für die Verabreichung vorbereiten oder sie ggf. selber vornehmen.
In § 3 Rettungsassistentengesetz (RettAssG) vom 10.7.1989 wird dem Rettungsassistenten ein eigener Kompetenzbereich zugewiesen. Um zu klären, dass dem Rettungsassistenten nicht die Durchführung ärztlicher Maßnahmen erlaubt ist, hat die Bundesärztekammer einen Kommentar veröffentlicht. Diesem hat sich die Sektion Rettungswesen der Deutschen Interdisziplinären Vereinigung für Intensiv- und Notfallmedizin (DIVI) angeschlossen. Der Arzt kann ärztliche Leistungen an Rettungsdienstpersonal delegieren. Dabei ist zu beachten, das keine pauschale Delegierung ärztlicher Maßnahmen möglich ist. Es entscheidet der behandelnde Arzt für den jeweiligen Einzelfall. Im Rahmen der Notkompetenz ist die Gabe von kristalloiden Infusionslösungen und ausgewählten Pharmaka grundsätzlich möglich. Die einzelnen Medikamente sind nicht näher aufgeführt. Ein von den Bundesärzten der vier Hilfsorganisationen, der Lehranstalt für Rettungsdienst und der Klinik für Anästhesiologie der Johannes-Gutenberg-Universität Mainz erarbeitetes Konzept hat eine Umsetzung der Rahmenbedingungen erarbeitet. Das Konzept besteht aus einer Basisausbildung Notkompetenz, einer jährlichen Fortbildung, einer freiwilligen ärztlichen Überprüfung des Wissens und einer kontinuierlichen ärztlichen Kontrolle der auf Grund der Notkompetenz getroffenen Maßnahmen.

Danach dürfen entsprechend geschulte Rettungsassistenten folgende Medikamente im Rahmen der Notkompetenz verabreichen:

- Vollelektrolytlösungen,
- Nitrokörper oral bei Angina pectoris oder Myokardinfarkt,
- Fenoterol-Spray (Berotec®) beim Asthmaanfall,

- Adrenalin endobronchial oder intravenös beim Herz-Kreislauf-Stillstand,
- Glukose 40% i.v. beim hypoglykämischen Schock,
- Diazepam-Rectiolen beim kindlichen Krampfanfall.

Ein vorausschauendes Denken kann hier eine große Zeitersparnis bedeuten: d.h., bei klarer Symptomatik werden die in Frage kommenden Pharmaka spritzfertig aufgezogen. Diese vorausschauende Arbeitsweise gestaltet sich in der Praxis jedoch häufig problematisch, da u.U. mehrere Alternativen gegeben sind. Kennt man die Arbeitsweise des entsprechenden Notarztes nicht, so empfiehlt es sich, eine abwartende Haltung einzunehmen.

Erschwerend kommt hinzu, dass weder die Auswahl noch die Anordnung der Medikamente einheitlich geregelt ist. Eine Neuregelung der Notkompetenz in Richtung Regelkompetenz ist geplant.

Kostendämpfung – auch ein Thema für den Rettungsdienst

Die Kostenexplosion im Gesundheitswesen betrifft auch den Bereich der präklinischen Notfallmedizin. Einsparungen sollten jedoch nicht zu Lasten des Patienten gehen.

Häufig wird dazu geraten, so genannte Generika verstärkt einzusetzen. Dies sind Fertigarzneimittel, bei denen der Patentschutz für den entsprechenden Wirkstoff abgelaufen ist und die unter dem Wirkstoffnamen von einem anderen Hersteller meist preiswerter angeboten werden. Dies ist möglich, da der Zweitanbieter keine Kosten für die aufwendige Entwicklung des Präparates aufbringen musste. Der Austausch kann in Einzelfällen jedoch nicht unproblematisch sein. So ist der Wirkstoff Diazepam im Präparat Valium® zwar auch im entsprechenden Generikum in identischer Konzentration enthalten, die Zusatzstoffe (Lösungsmittel, Stabilisatoren, Konservierungsmittel, Puffer etc.) können jedoch in Art und Menge vom Original abweichen.

Die pharmakologische Wirkung bleibt hiervon primär unbeeinflusst. Es kann jedoch zu Problemen kommen, wenn Arzneimittel zu Infusionslösungen oder untereinander gemischt werden. Bei sonst verträglichen Mischungen können die Zusatzstoffe u.U. zu Inkompatibilitäten führen. Wenn das Originalpräparat mit einer speziellen Infusionslösung mischbar ist, gilt dies nicht automatisch für das Generikum.

Eine weitere Schwierigkeit ergibt sich für noch berufsunerfahrenes Rettungsdienstpersonal, dem zwar die Namen der Originalpräparate geläufig sind, nicht jedoch die des Ersatzpräparates.

Darüber hinaus hat das Gesundheitsstrukturreformgesetz dazu geführt, dass die Herstellerfirmen die Preise der Originalpräparate größtenteils so weit gesenkt haben, dass die Preisdifferenz zum Generikum häufig nur minimal oder gar nicht vorhanden ist.

Arzneimittelsicherheit

Alle Arzneimittel müssen regelmäßig auf ihren Verfall hin überprüft werden. In absehbarer Zeit werden alle Präparate ein offenes Verfalldatum tragen, was zu einer erheblichen Vereinfachung beitragen wird.

Bis zu einer Übergangsfrist sind jedoch einige Präparate nur mit einer Chargenbezeichnung gekennzeichnet. Diese Codenummer ist von Hersteller zu Hersteller unterschiedlich. Sie stellt das Herstellungsdatum in verschlüsselter Form dar. Mit Hilfe des so genannten *Chargenschlüssels* oder der im PHARMA-INFO des jeweiligen Arzneimittels geführten Tabelle ist eine Dechiffrierung möglich.

Bei der Einsortierung von Arzneimitteln ohne offenes Verfalldatum ist es ratsam, dieses gleich zu entschlüsseln und auf die einzelnen Arzneiformen zu übertragen.

Der Arzneimittelvorrat auf der Rettungswache wird getrennt von allgemeinen Verbrauchsmaterialien verschlossen aufbewahrt. Der Vorratsraum muss kühl und trocken sein und über einen Kühlschrank (+ 2 °C bis + 8 °C) verfügen.

Besondere Sicherheitsvorkehrungen gelten für die Lagerung von Betäubungsmitteln.
Alle Medikamente sind nach dem Prinzip „Alt vor Neu" einzusortieren. Zu- und Abgänge werden protokolliert.
Auf den Rettungsmitteln gelten prinzipiell die gleichen Anforderungen. Die Arzneimittel sind hier jedoch einem erheblich größeren „Lagerungsstress" durch Temperaturschwankungen und Erschütterung ausgesetzt.

Derzeit sind folgende Beschaffungsmöglichkeiten für Arzneimittel gegeben:

- öffentliche Apotheke,
- Krankenhausapotheke, soweit der Träger des Rettungsdienstes mit dem des Krankenhauses identisch ist.
  Nach § 14 des Apothekengesetzes ist diese Möglichkeit noch weiter eingeschränkt. Eine Versorgung ist nur dann möglich, wenn ein amtlich genehmigter Versorgungsvertrag geschlossen wird. In der Praxis wird häufig von dieser Regelung abgewichen. Der Gesetzgeber ist aufgefordert, den Erfordernissen im Rettungsdienst mehr Rechnung zu tragen, wie er es ansatzweise bereits in einem Entwurf zum Betäubungsmittelgesetz tut (siehe unter Analgetika).
- Zentrale Beschaffungsstelle.

Auswahl der Arzneimittel

Die Kriterien des klinischen Bereiches lassen sich nicht ohne weiteres auf den Rettungsdienst übertragen. Aus diesem Grund findet eine Arzneimittelauswahl statt, die sich an den Bedürfnissen der präklinischen Notfallmedizin orientiert.

Medikamente, die in der Notfallmedizin eingesetzt werden, müssen eine Reihe von Voraussetzungen erfüllen, um den Anforderungen an Wirksamkeit und Sicherheit gerecht zu werden.

Das *ideale* Notfallmedikament sollte folgende Kriterien erfüllen:

- schneller Wirkungseintritt,
- kurze Wirkdauer,
- gute Steuerbarkeit,
- keine negativen Auswirkungen auf kardiozirkulatorische, respiratorische und zerebrale Funktionen,
- keine allergische Potenz,
- keine Interaktionen mit anderen Arzneimitteln,
- unkomplizierte Lagerung (Temperaturunempfindlichkeit),
- praktikable Handhabung.

Ein Notfallmedikament, das *alle* Anforderungen erfüllt, gibt es jedoch nicht.
Die Auswahl der Notfallmedikamente auf den jeweiligen Rettungsmitteln sollte sich auf etwa 30 bis 50 Spezialitäten beschränken. Die Zusammenstellung erfolgt nach funktionellen Gesichtspunkten. Nicht die Vielzahl der Medikamente, sondern Qualifikation und Routine des Notarztes bestimmen beim Einsatz die Effizienz der Erstversorgung. Die Zusammenstellung der Medikamentenliste kann immer nur einen Kompromiss darstellen, da eine Vielzahl von Ärzten der unterschiedlichsten Disziplinen mit dem vorhandenen Medikamentenbestand arbeiten muss. Es muss dabei in Kauf genommen werden, dass unter Umständen das eine oder andere Arzneimittel der eigenen Routine und Gewohnheit des Arztes nicht voll entspricht.
Für den Patienten muss sich aus dem frühzeitigen Medikamenteneinsatz ein entscheidender therapeutischer Vorteil ergeben. Ist dieser nicht gegeben, sind außerdem die Nebenwirkungen nicht unerheblich und letztlich die am Notfallort gestellte Diagnose unsicher, sollte auf den präklinischen Einsatz verzichtet werden.

B. Grundlagen der Pharmakologie

Unter Pharmakologie versteht man die Lehre von der Wirkung der Arzneimittel an gesunden oder kranken Organen. Um eine genauere Beschreibung der Arzneimittel vornehmen zu können, nimmt man eine Unterteilung in Fachgebiete vor:

- Pharmakokinetik,
- Pharmakodynamik,
- Toxikologie.

1. Pharmakokinetik

Dieser Zweig der Pharmakologie beschäftigt sich mit dem Schicksal der Arzneimittel im Organismus, d.h. mit dem zeitlichen (kinetischen) Verlauf der Arzneimittelkonzentration sowie der Konzentration der Abbauprodukte (Metaboliten). Es reicht nicht aus, wenn man sich nach der Diagnose für das richtige Arzneimittel entschieden hat. Für eine optimale Pharmakotherapie ist entscheidend:

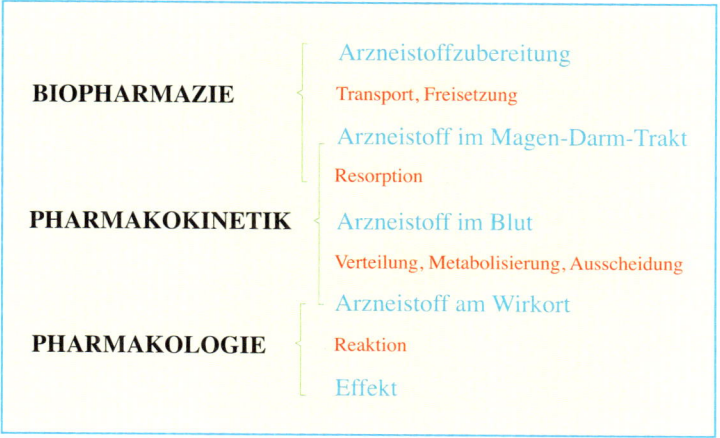

Schicksal eines Arzneimittels im Körper

1. individuelle Dosis für den Patienten,
2. entsprechendes Dosierungsschema,
3. Applikationsform.

Das Arzneimittel durchläuft im Organismus verschiedene Stadien:

- Applikation,
- Zerfall der Arzneiform,
- Resorption,
- Verteilung,
- Umwandlung,
- Ausscheidung,
- Speicherung.

1.1 Applikation

Am Anfang dieser Kette steht die Auswahl von Applikationsform, -art und -ort. Für den Bereich der Notfallmedizin, in dem eine schnelle Wirkung entscheidend ist, wird dies meist die parenterale Verabreichung in Form einer Injektion bzw. Infusion sein. Es leuchtet ein, dass man einem bewusstlosen Patienten kein Arzneimittel oral applizieren kann, da die Schluckreflexe nicht vorhanden sind und Aspirationsgefahr besteht. Die intravasale Injektion bietet folgende Vorteile:

- Der Arzneistoff gelangt rasch zum Wirkort.
- Er lässt sich exakt dosieren.
- Die Bioverfügbarkeit beträgt meist 100%.

Nachteilig sind:

- der erhöhte Aufwand im Vergleich mit anderen Applikationsarten,
- erschwerte Durchführung bei bestimmten Situationen (Hypovolämie, Hypotension, Säuglingsalter),

- Nebenwirkungen bei zu schneller Spritzgeschwindigkeit,
- Gewebeschäden bei paravenöser Injektion bestimmter Wirkstoffe,
- Infektion bei mangelhafter Hygiene.

▶ Orale Applikation

Im Allgemeinen die gebräuchlichste Applikationsart. Für die Notfallmedizin nur wenig geeignet, da das Bewusstsein des Patienten nicht getrübt sein darf und der Wirkstoff nicht schnell genug zur Wirkung gelangt. Unter Umständen kann eine orale Gabe sinnvoll sein:

- Wenn nach einer (parenteralen) Bolusgabe ein Depoteffekt erreicht werden soll, kann beispielsweise die Gabe von Nifedipin (Adalat®) unzerkaut geschehen, um bei hypertensiven Krisen einen Blutdruckanstieg zu verhindern.
- Die orale Gabe von Kohle zur Resorptionsverminderung nach Intoxikationen gegebenenfalls über Sonde oder die Antidottherapie mit Sab simplex® nach Vergiftungen mit Schaummitteln.

▶ Lokale und sublinguale Applikation

Die Resorption über die Mundschleimhaut stellt in einigen Fällen wegen des raschen Wirkungseintrittes einen vorteilhaften Aufnahmeweg dar. Von Vorteil ist, dass das Pharmakon in den Kreislauf gelangt, ohne die Leber passieren zu müssen, wo eine Umwandlung stattfinden würde. MST (Morphin-Tabletten) und Nitroglycerin (Nitrolingual®) gelangen so zur Anwendung.

Auch Nifedipin Adalat® kann so appliziert werden, wobei jedoch zu beachten ist, dass die Resorptionsquote hier höher ist, wenn der Wirkstoff geschluckt wird.

▶ Rektale Applikation

Der Enddarm wird von zwei Gefäßsystemen versorgt. Nach der Arzneistoffresorption gelangt der Arzneistoff in die Vena cava und damit in den großen Kreislauf, wobei die Leber umgangen wird. Im oberen Darmabschnitt erfolgt die Aufnahme über die Vena porta, wor-

▶ Applikationsarten

Applikationsort	Applikationsart

Applikation auf Haut- oder Schleimhäute

auf die Haut	epikutan
	dermal
	transdermal
auf die Schleimhäute	
Mund- und Zungenschleimhaut	bukkal
	lingual
	sublingual
Magen-Darm-Schleimhaut	enteral
	oral
Rektumschleimhaut	rektal
Nasenschleimhaut	nasal
Bronchialgewebe	pulmonal
Bindehaut	konjunktival
Genitalschleimhaut, weibl.	intravaginal
Harnröhre	intraurethral

parenterale Applikation

resorptionsunabhängig

in das Herz	intrakardial
in die Arterie	intraarteriell
in die Vene	intravenös
in den Lumbalsack	intralumbal
in den Liquorraum	intrathekal

resorptionsabhängig

in die Zunge	intralingual
in das Bronchialgewebe	endobronchial
in den Markraum	intraossär
in den Gesäßmuskel	intragluteal
in ein Gefäß	intravasal
in den Muskel	intramuskulär
in die Bauchhöhle	intraperitoneal
in die Brusthöhle	intrathorakal

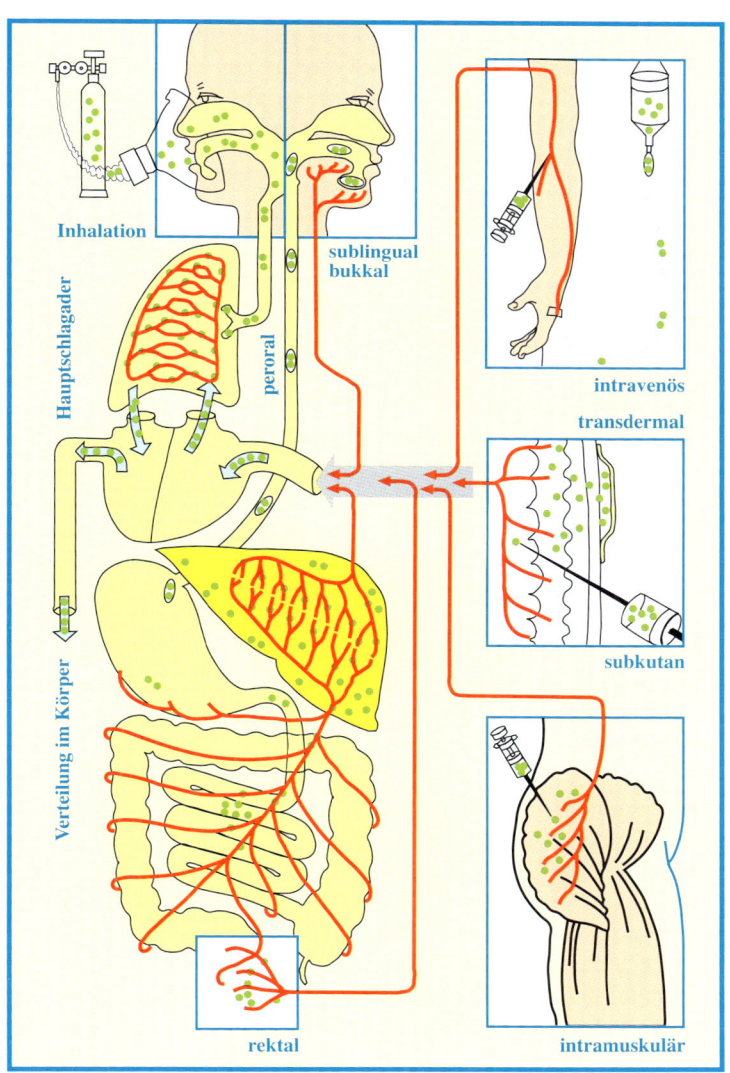

Applikationsarten

aus ein Transport zur Leber und damit ein Abbau resultiert. In der Notfallmedizin ist dieser Applikationsort selten. Lediglich das Kortikoid Rectodelt® als Suppositorium sowie das Benzodiazepin Diazepam und das Hypnotikum Chloraldurat als Mikroklistier gelangen so zur Anwendung.

Die Gabe von Suppositorien lässt sich leichter und effizienter durchführen, wenn sie mit dem stumpfen Ende voran eingeführt werden. Das Zäpfchen rutscht nicht so leicht heraus, da es rascher zum oberen Darmabschnitt transportiert wird, und lässt sich schonender einführen. Bei Mikroklistieren sollte vor der Anwendung der Tubus eingefettet werden. Nach der Einführung und dem Zusammenpressen des Behälters muss dieser bis nach der Entfernung kompressiert bleiben, um ein Zurücksaugen des Arzneistoffes zu verhindern.

▶ **Endobronchiale Applikation**
Die Bronchialgefäße stellen durch ihre gute Durchblutung einen geeigneten Applikationsort dar. Das Medikament wird hierbei in gelöster Form über einen Absaugkatheter mit abgeschnittenem Konus tief in das Bronchialsystem instilliert. Der Katheter wird ganz in den Tubus eingeführt und die Spritze entleert. Das Bronchialsystem mit seiner großen Oberfläche setzt den so verabreichten Arzneistoff mit einem Depoteffekt gleichmäßig frei. Adrenalin, Atropin, Xylocain, Naloxon und Diazepam können so verabreicht werden.

Das Gesamtvolumen der Medikamente sollte beim Erwachsenen 10 ml betragen, um eine gute Verteilung in den Alveolen zu erreichen. Bei Kindern ist nach der AHA eine Verdünnung auf 1 bis 2 ml des Gesamtvolumens angezeigt. Für die Auswahl des idealen Lösungsmittels liegen unterschiedliche Studien vor. Die AHA empfiehlt bei Säuglingen und Kleinkindern eine isotone oder halbisotone Kochsalzlösung. Die Resorptionsquote ist bei der Verwendung von Aqua dest. zwar größer, doch die mögliche Schädigung des Lungengewebes, bedingt durch die Hypotonie des Wassers, spricht dagegen.

▶ **Intraossäre Applikation**

Diese Infusionart stellt besonders im Kindesalter eine sinnvolle Alternative bei Verletzungen mit vitaler Bedrohung (Schock, Kreislauf-Stillstand) dar, bei denen schlechte Venenverhältnisse eine Arzneimittelgabe verhindern. Bei dieser Methode wird mit einer Knochenmarkkanüle der Markraum punktiert. In das rote Knochenmark mit seinen gut durchbluteten Gefäßen (Marksinus) applizierte Arzneimittel werden rasch in den Kreislauf transportiert. Im Vergleich mit der i.v.-Injektion bestehen hinsichtlich des Wirkungseintritts, der Wirkstärke und -dauer keine gravierenden Unterschiede. Die intraossäre Injektion bzw. Infusion ist besonders für Kinder geeignet. Als Punktionsort kommen oberflächlich gelegene Knochenabschnitte in Frage. Sie sollten nicht von Nerven und Gefäßen verdeckt werden, eine dünne Kompakta und eine ausreichend große Markhöhle aufweisen.

1.2 Arzneistoffresorption

Wie viel von einem applizierten Arzneistoff in welcher Zeit resorbiert wird, hängt von zahlreichen Faktoren ab:

- Arzneiform,
- Dosierung,
- Applikationsart,
- Applikationsort,
- physikalisch-chemische Eigenschaften des Arzneistoffes,
- Größe der Arzneistoffteilchen,
- zugesetzte Hilfsstoffe,
- Kontaktzeit mit der Resorptionsfläche,
- Größe der Resorptionsfläche,
- ph-Wert im Resorptionsbereich,
- Zustand der Membranen,
- Durchblutung des Resorptionsorgans.

1.3 Arzneistoffverteilung

Nach der Phase der Resorption folgt durch die systemische Zirkulation die Verteilung im Körper. Der Arzneistoff ist dabei entweder in Körperflüssigkeiten gelöst oder an Plasma und Gewebeproteine gebunden. Ein Konzentrationsgefälle vom Blut zum Körpergewebe bewirkt hierbei ein Verlassen der Blutbahn und eine Verteilung im Gesamtorganismus.
Je stärker ein Organ durchblutet ist, desto mehr wird es den Arzneistoff aufnehmen.
Der Körper bildet zwei unterschiedliche Verteilungsräume:

- Der Intrazellulärraum macht etwa 40% des Körpergewichtes aus und besteht aus der intrazellulären Flüssigkeit und festen Zellbestandteilen.
- Der Extrazellulärraum (22% des Körpergewichtes) lässt sich in Plasmawasser (4%), interstitiellen Raum (16 bis 20%) und transzelluläre Flüssigkeit (1,5%) gliedern.

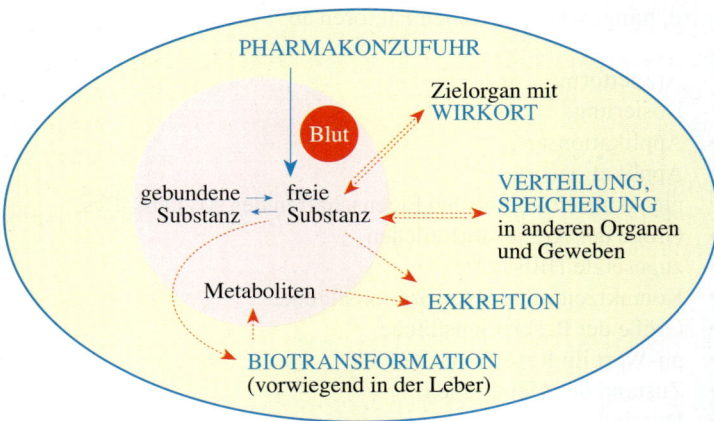

Pharmakokinetik von Arzneistoffen

Die physikalisch-chemischen Eigenschaften des Arzneistoffes bestimmen, wo er sich verteilt.
Die Konzentration eines Pharmakons im Plasma wird als Plasma- oder Blutspiegel bezeichnet und stellt eine wichtige Messgröße dar, die Grundlage für Dosierungsschemata ist. Bei seiner Verteilung muss der Arzneistoff verschiedene Hindernisse überwinden. Dies kann erwünscht oder unerwünscht sein und korreliert mit den auftretenden Haupt- und Nebenwirkungen. Eine Barriere stellt die Blut-Hirn-Schranke (Blut-Liquor-Schranke) dar. Die Löslichkeit des Arzneistoffes bestimmt hierbei sein Verhalten. Fettlösliche Stoffe können die Schranke leicht überwinden, wasserlösliche nur sehr schwer. Atropin z.B. kann diese Schranke passieren und besitzt eine *zentrale* Wirkkomponente. Das mit ihm verwandte N-Butylscopolamin (Buscopan®) kann dies nicht und zeigt in üblichen Dosierungen keine zentralen Nebenwirkungen.

Bei zentral wirksamen Pharmaka ist die Passage der Blut-Hirn-Schranke hingegen für die (erwünschte) Wirkung ausschlaggebend. Ein weiterer wichtiger Faktor bei der Arzneistoffverteilung ist die Bindung des Arzneistoffes an körpereigene Eiweißstoffe. Das Ausmaß der Bindung ist abhängig von den Stoffeigenschaften, vom Plasma-pH-Wert und vom Alter des Patienten (siehe Dosierung). Hat sich ein Pharmakon mit Eiweiß verbunden, so kann es weder Barrieren durchdringen noch ausgeschieden oder umgewandelt werden. Der so gebundene Stoff stellt eine Depotform dar, die in eine freie Wirkform umgewandelt werden kann. Unterschiedliche Arzneistoffe können um die Proteinbindung konkurrieren und sich so gegenseitig beeinflussen (siehe Interaktion).

1.4 Arzneistoffumwandlung

Dieser Prozess wird als Biotransformation oder Metabolisierung bezeichnet und erfolgt hauptsächlich in der Leber. Die gebildeten Abbauprodukte (Metaboliten) besitzen, verglichen mit der Ausgangssubstanz, eine gesteigerte oder verminderte Wirksamkeit. So wird das Hypnotikum Chloralhydrat nach der Biotransformation unwirksam, das Analgetikum Acetylsalicylsäure aber in seine wirksame Form überführt. Das Insektizid E 605 ist *eigentlich* völlig ungiftig, erst im Körper wird die toxische Wirkform gebildet. Wird ein Arzneistoff vor dem Eintritt in die systemische Zirkulation umgewandelt, bezeichnet man dies als *First-pass-Effekt*. Dieses Phänomen spielt hauptsächlich bei oral applizierten und intestinal resorbierten Stoffen eine Rolle. Vom Magen-Darm-Trakt gelangen sie über die Pfortader in die Leber. Der First-pass-Effekt beschreibt den Anteil eines Pharmakons, der bei dieser ersten Passage umgewandelt oder von der Leber zurückgehalten wird. Der Arzneistoff muss, wenn er oral oder rektal resorbiert wird, also den Umweg über die Leber gehen, bevor er zum Herz und von dort in die Lungen und den Körperkreislauf gelangt. Nitroglycerin beispielsweise hat einen sehr hohen First-pass-Effekt und wird deshalb perlingual verabreicht. Der Wirkungseintritt erfolgt somit sehr rasch, und die eingesetzte Dosismenge ist gering.

1.5 Arzneimittelausscheidung

Die wichtigsten Ausscheidungswege sind

- renal über die Niere mit dem Urin,
- biliär über die Galle mit den Faeces,
- intestinal über die Darmschleimhaut mit den Faeces,
- pulmonal über die Lunge.

Weniger gravierend ist die Elimination über Muttermilch, Schweiß oder Speichel. Der wichtigste Ausscheidungsweg für Arzneimittel und deren Metaboliten ist die Niere.
Die Geschwindigkeit und die Quantität der renalen Ausscheidung werden durch die glomuläre Filtration, die tubuläre Rückresorption und die tubuläre Sekretion bestimmt. Durch Anhebung des Urin-pH-Wertes lässt sich die Ausscheidung bestimmter Stoffe in der Phase

der tubulären Rückresorption fördern. Man macht sich dies bei der sekundären Giftentfernung nach Intoxikationen zunutze. Durch die Gabe von Diuretika (Furosemid) kann ebenfalls die Eliminationsrate gesteigert werden (forcierte Diurese). Bei Patienten mit eingeschränkter Nierenfunktion muss logischerweise eine Dosisreduktion erfolgen, wenn Arzneistoffe, die vorwiegend renal eliminiert werden, zur Anwendung gelangen.

2. Pharmakodynamik

Dieses Teilgebiet der Pharmakologie beschreibt die *Art* der Wirkung der Arzneimittel im Organismus. Pharmaka wirken entweder spezifisch oder unspezifisch. Bei den spezifisch wirkenden Pharmaka kommen folgende Wirkmechanismen in Betracht:

- Stimulation oder Blockade von spezifischen Rezeptoren,
- Beeinflussung von Transportsystemen,
- Öffnung oder Blockade von Ionenkanälen,
- Störung von Biosynthesen bei Mikroorganismen,
- Hemmung oder Aktivierung von Enzymen.

2.1 Rezeptorvermittelte Pharmakonwirkungen

Bereits um die Jahrhundertwende wurde zur Erklärung von Wechselwirkungen zwischen Pharmaka und biologischen Strukturen die Rezeptorhypothese aufgestellt. Diese Theorie legt die Annahme zugrunde, dass ein Arzneimittel nur dann eine Wirkung auslöst, wenn es an eine als Rezeptor bezeichnete Zellkomponente gebunden wird. Als Rezeptoren kann man sich im Körper befindliche Bindungsstellen in Form von Makromolekülen vorstellen, die spezifische Bindungsorte für bestimmte Mediatoren oder Arzneimittel besitzen. Für die Wirkung vieler Arzneimittel gilt diese Rezeptortheorie heute als gesichert. Durch die Wechselwirkung zwischen einem Arzneimittel-

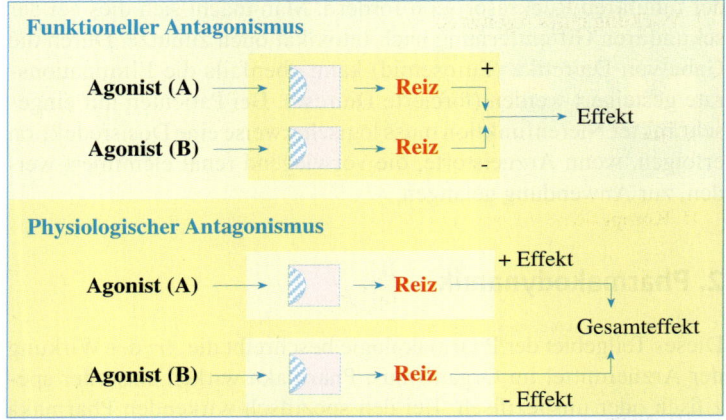

Wirkmechanismen an Rezeptoren

molekül und seinem dazugehörigen Rezeptor wird die Wirkung ausgelöst. Es kommt zu einem Effekt.
Welche genauen Mechanismen bei dieser Interaktion stattfinden, ist in den meisten Fällen noch nicht geklärt. Die Stärke der Bindung zwischen Arzneimittel und Rezeptor bezeichnet man auch als *Affinität*. Die Affinität kann ein Maß für die Wirkung sein. Einen Stoff, der sowohl Affinität besitzt als auch einen Effekt auslöst, bezeichnet man als *Agonisten*. Die Bindung an den Rezeptor passiert dabei nach dem so genannten Schlüssel-Schloss-Prinzip, d.h. der Agonist (Schlüssel) ist passgenau (besitzt Affinität zum Rezeptor) und lässt sich in diesen (Schloss) einführen. Die Folge ist ein Effekt.
Die Gegenspieler zu agonistischen Wirkstoffen sind die so genannten *Antagonisten*. Diese verringern oder verhindern einen agonistischen Effekt. Sie lassen sich in folgende Klassen unterteilen:

- kompetitive,
- nichtkompetitive,
- funktionelle,
- chemische Antagonisten.

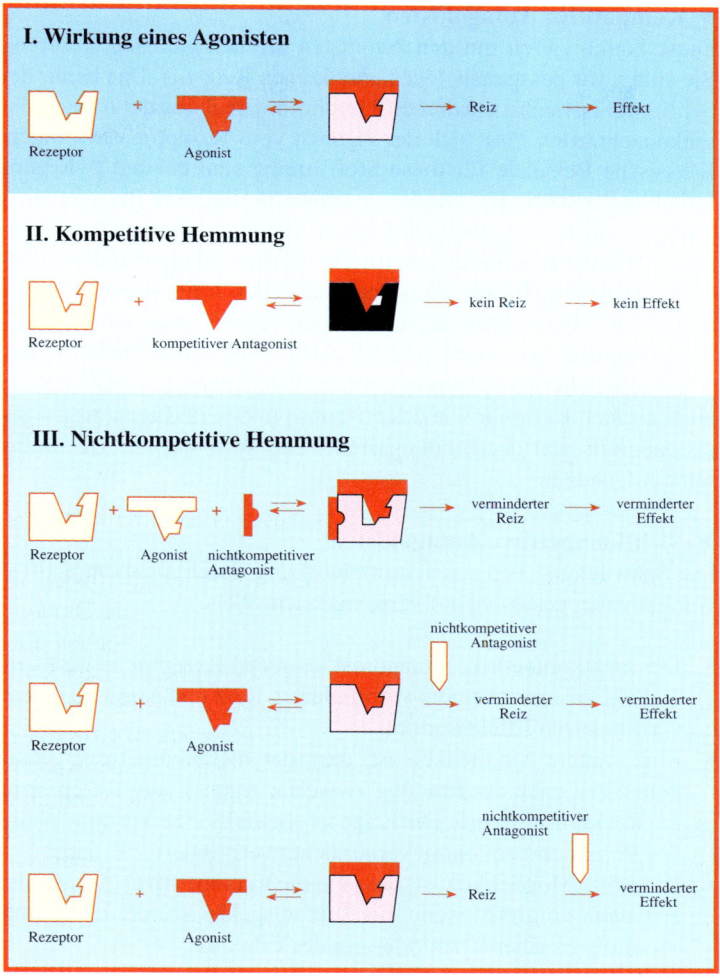

Beeinflussung von Rezeptoren

▶ **Kompetitive Antagonisten**
Diese konkurrieren mit den Agonisten um den *gleichen* Rezeptor. Sie sind zwar passgenau, lösen aber keinen Reiz aus. Das heißt, der Schlüssel lässt sich nicht drehen. Durch eine Erhöhung der Antagonistenkonzentration lässt sich der Agonist vom Rezeptor verdrängen. Klassische Beispiele für diese Stoffgruppe sind α- und β-Rezeptorenblocker sowie H_1- und H_2-Antihistaminika. Am Beispiel einer Allergie soll dies verdeutlicht werden: Bei einer allergischen Reaktion, z.B. auf Arzneimittel oder Insektengift, wird unter anderem das Gewebshormon Histamin aus den Mastzellen freigesetzt. Histamin reagiert mit besonderen Rezeptortypen (den H_1-Rezeptoren), was die bekannten Symptome wie Schmerz, Rötung der Haut, Jucken sowie möglicherweise Hypotension auslöst. Antihistaminika binden an denselben Rezeptor wie das Histamin und verdrängen dieses gegebenenfalls von der Bindungsstelle. Die Wirkung des Histamins wird aufgehoben.

▶ **Nichtkompetitive Antagonisten**
Die Schwächung von Arzneimittelwirkung durch nichtkompetitive Antagonisten geschieht auf verschiedenem Wege:

- Der nichtkompetitive Antagonist kann den Rezeptor so weit verändern, dass es zu einem verminderten Reiz und damit zu einem verminderten Effekt kommt.
- Eine weitere Möglichkeit ist, dass der nichtkompetitive Antagonist erst nach der Bindung zwischen Agonist und Rezeptor in die Reaktion eingreift. Die Folge ist ebenfalls eine Verminderung des Reizes und ein damit verbundener verminderter Effekt.
- Die dritte Möglichkeit ist, dass ein nichtkompetitiver Antagonist erst dann eingreift, wenn ein Reiz ausgelöst wurde. Es kommt ebenfalls zu einer Verminderung des Effektes.

▶ **Funktionelle und physiologische Antagonisten**
Der funktionelle Antagonist übt an einem *anderen* Rezeptor eine agonistische Wirkung aus, was einen Reiz zur Folge hat, der dem

konkurrierenden Agonisten entgegenwirkt. Um beim Beispiel der Allergie zu bleiben, wird die Bronchokonstriktion durch Histamin mit β-adrenergen Substanzen wie z.b. Adrenalin aufgehoben.

▶ Chemische Antagonisten
Hierbei handelt es sich um eine Inaktivierung, die *unabhängig* vom Rezeptor abläuft. Man macht sich diesen Mechanismus besonders häufig bei Intoxikationen zunutze, indem man die chemische Reaktion des Toxins mit dem Antidot ausnutzt. So gibt man beispielsweise bei einer Intoxikation mit Bariumchlorid Natriumsulfat. Die Folge ist ein unlösliches und damit ungiftiges Reaktionsprodukt (Bariumsulfat).

Neben der Interaktion mit Rezeptoren ist ein weiterer Mechanismus für die Pharmakawirkung die Beeinflussung von Ionenkanälen. Folgende Arzneimittel besitzen diesen Wirkmechanismus:

- Antiarrhythmika wie Ajmalin und Procainamid (Natriumkanäle),
- Lokalanästhetika wie Lidocain (Natriumkanäle),
- Calciumantagonisten wie Nifedipin und Verapamil (Calciumkanäle),
- Benzodiazepine (Chloridkanäle),
- Barbiturate (Chloridkanäle),
- Alkohol (Chloridkanäle).

▶ Arzneimittelwirkungen an Transportsystemen
Durch die Beeinflussung des Elektrolyttransports wirken beispielsweise Diuretika wie Furosemid oder Herzglykoside.

▶ Arzneimittelwirkungen an Enzymen
Nicht-opioide Analgetika wie Acetylsalicylsäure oder Metamizol führen durch eine Hemmung bestimmter Enzyme (Cycloxygenase) zu einer schmerzhemmenden Wirkung. Das Antidot Physostigmin (Anticholium®) wird bei Intoxikation mit parasympatholytisch wirkenden Substanzen eingesetzt und wirkt als Blocker der Cholines-

terase. Die positiv inotrope Substanz Amrinon (Wincoram®) hemmt das Enzym Phosphordiesterase, wodurch es zu dem gewünschten Effekt kommt.

2.2 Dosierung

Die applizierte Menge eines Arzneimittels sollte so gewählt sein, dass sie zwar den gewünschten Effekt auslöst, jedoch keine toxischen Nebenwirkungen auftreten. Die Größe der Dosis ist von vielen Faktoren abhängig, die bei der Applikation berücksichtigt werden müssen. Körpergewicht, Lebensalter, Begleiterkrankungen, eingeschränkte Organfunktionen sind nur einige davon. In der Notfallmedizin sollen Arzneimittel einen raschen Wirkungseintritt besitzen und gut steuerbar sein, d.h. eine kurze Halbwertzeit aufweisen. Man unterscheidet dabei die Initialdosis und die Erhaltungsdosis. Die *Initialdosis*, auch als Bolusgabe bezeichnet, ist relativ hoch gewählt, um einen raschen Blutspiegel zu erreichen. Die *Erhaltungsdosis* dient der Aufrechterhaltung der Arzneimittelwirkung. Die ideale Dosierung wird unter anderem bestimmt durch die therapeutische Breite des Pharmakons. Dieser Quotient ist der Bereich zwischen der minimalen therapeutischen und der minimal toxischen Konzentration.

Ein Arzneimittel ist um so sicherer, je größer seine therapeutische Breite ist. Bei Herzglykosiden beispielsweise ist sie sehr gering. Bereits bei einer Dosismenge über 30% der Normaldosis treten Nebenwirkungen auf, bei 140% sind Intoxikationen möglich. Wenn man bedenkt, dass die mittlere Dosierung für Digitoxin 0,2 mg beträgt, wird klar, wie eng der therapeutische Spielraum ist.

Ein weiterer limitierender Faktor bei der Dosierung ist die Halbwertzeit des Arzneistoffes. Dies ist die Zeit, in der die Konzentration im Plasma auf die Hälfte des ursprünglichen Wertes abgefallen ist. Je kürzer die Halbwertzeit, desto kürzer ist die Wirkung und desto häufiger die Applikation. Ist die Halbwertzeit sehr gering (z.B. Dopamin = 1 Minute), so muss für eine kontinuierliche Zufuhr z.B. mit einer Injektionsspritzenpumpe zeit- und volumengesteuert vorgenommen werden. Von Vorteil ist hierbei jedoch, dass eventuell auftretende unerwünschte Nebenwirkungen nach Absetzen der Medikation rasch zurückgehen. Notfallmedikamente sollten deshalb eine kurze Halbwertzeit besitzen. Das Benzodiazepin Diazepam ist beispielsweise erst nach etwa 30 Stunden, wirksame Metaboliten sogar erst nach 80 Stunden um die Häfte abgebaut, das verwandte Midazolam (Dormicum®) hingegen bereits nach 5 Stunden. Die Halbwertzeit ist keine konstante Größe, sondern sie ist abhängig

- vom Alter und Geschlecht des Patienten,
- von genetischen Faktoren,
- von der Funktionsfähigkeit der Ausscheidungsorgane (Leber, Niere etc.).

Das Lebensalter spielt bei der Pharmakokinetik vieler Arzneistoffe eine besondere Rolle, da es Parameter wie Verteilung, Metabolisierung und Ausscheidung wesentlich beeinflusst. Im Säuglingsalter ist die Eliminationshalbwertzeit herabgesetzt, nimmt mit steigendem Alter zu, um wieder im hohen Alter abzunehmen. Beim Säugling sind die Ausscheidungsorgane Leber und Niere noch nicht vollständig entwickelt, woraus eine herabgesetzte Halbwertzeit resultiert und eine Dosisreduktion erforderlich wird. So ist nach etwa 22 Stunden die Hälfte einer Pethidindosis abgebaut, beim Erwachsenen hingegen bereits nach 3 Stunden! Die Größe der Differenz wird von den Stoffeigenschaften des Arzneistoffes bestimmt. Ebenfalls herabgesetzt sind in dieser Altersgruppe die Plasmaproteinbindung und die renale Ausscheidungsgeschwindigkeit. Erhält ein Säugling beispielsweise im ersten Lebensmonat Digoxin, so ist der Plasmaspiegel um 100 % höher als nach einer Gabe im zweiten bis zwölften Lebensmonat.
Geänderte Verhältnisse ergeben sich hingegen im Kindesalter. In diesem Lebensalter werden viele Arzneistoffe schneller als beim Erwachsenen umgewandelt. So beträgt die Halbwertzeit des Broncholytikums Theophyllin bei Kindern 3,7 Stunden, beim Erwachsenen 5,5 Stunden. Allgemein kann eine Umrechnung von Erwachsenen-

gesamtdosen auf die Gesamtkinderdosis mit Hilfe der Körperoberfläche F erfolgen:

$$\text{Kinderdosis} = \frac{F}{1{,}73}$$

Bei alten Menschen nimmt die Ausscheidungs- und Umwandlungsrate vieler Arzneistoffe ab, sodass eine Dosisanpassung notwendig ist. Dieser Grundsatz wird leider häufig bei der Pharmakotherapie außer Acht gelassen. Dies mag ein Grund dafür sein, dass bei alten Patienten häufiger Nebenwirkungen auftreten als bei jüngeren. Hinzu kommt, dass die Plasmaproteinbindung im Alter abnimmt, also mehr Arzneistoff ungebunden und damit wirksam im Körper zur Verfügung steht.
Auch Erkrankungen des Herz-Kreislauf-Systems können einen Einfluss auf die Pharmakokinetik eines Arzneistoffes ausüben. So beinflussen Hypertonie, Herzinsuffizienz und Schock die Verteilung und Ausscheidung mit Folge einer Änderung der Perfusion in den Ausscheidungsorgangen. Das Herzzeitvolumen kann dabei die Elimination beeinflussen.

2.3 Nebenwirkungen

*Neben*wirkungen sind Wirkungen eines Arzneimittels, die *neben* der Hauptwirkung auftreten. Im allgemeinen Sprachgebrauch sind damit *unerwünschte* Wirkungen gemeint. Sie lassen sich in verschiedene Gruppen einteilen:

▶ **Nebenwirkungen, die unmittelbar aus der unerwünschten Hauptwirkung resultieren**
Diese treten besonders bei Pharmaka auf, die an mehreren Organen wirksam sind. So steigert Atropin als Parasympatholytikum die Herzfrequenz und ist deshalb bei Bradykardien indiziert. Als Nebenwirkung treten eine verminderte Motilität der Muskulatur von Magen-, Darm- und Gallenwegen auf. Am Auge führt Atropin zu einer

Mydriasis. Im Rahmen einer Therapie von Bradykardien ist die Wirkung auf die Muskulatur nicht gewünscht und wird daher als (unerwünschte) Nebenwirkung betrachtet. Setzt man Atropin jedoch als Spasmolytikum ein, so wird gerade diese *Neben*wirkung zur *Haupt*wirkung und der positiv chronotrope (herzfrequenz-steigernde) Effekt zur Nebenwirkung. Es ist also immer eine Sache der Indikation, ob die begleitenden Wirkungen als erwünschte oder unerwünschte anzusehen sind. Ebenso untrennbar mit der Hauptwirkung verbunden sind solche Wirkeffekte, die eine Gegenregulation des Körpers auslösen. Dieses ist dadurch zu erklären, dass alle Organe in einer Wechselbeziehung zueinander stehen. Wird dieser Regelkreis durch die Änderung eines Parameters gestört, kommt es zu einer negativen Beeinflussung des gesamten Systems. So können z.B. vasodilatierend wirkende Calciumantagonisten (Nifedipin) zu einer Reflextachykardie im Sinne einer kompensatorischen Reaktion führen.

▶ **Nebenwirkungen, die unabhängig von der Hauptwirkung auftreten**
Dies können beispielsweise lokale Unverträglichkeitsreaktionen bei Injektionen oder Auswirkungen auf andere Organsysteme sein. So wird Glukagon zur Therapie von akuten Hypoglykämien eingesetzt, da es die Glukoseneubildung und -ausschüttung steigert. Unabhängig von diesem Wirkmechanismus besitzt es eine positiv inotrope, chronotrope und dromotrope Nebenwirkung. Dieser Effekt kann bei therapieresistenter, nicht auf Glykoside ansprechender Herzinsuffizienz genutzt werden.

▶ **Nebenwirkungen im Rahmen einer Arzneimittelüberdosierung**
Die bisher aufgeführten Nebenwirkungen können auch bei sachgemäßer Anwendung und bei therapeutischen Dosismengen auftreten. Dem gegenüber stehen solche unerwünschten Effekte, die bei einer Überdosierung, falscher Applikationsweise oder Verwechslung im Sinne einer Intoxikation auftreten. Der Terminus „Nebenwirkung" ist nicht korrekt, da es sich um eine Auswirkung in Folge unsachgemäßer Arzneimittelanwendung handelt.

▶ **Nebenwirkungen, die situations- und patientengebunden auftreten**

Bei diesen unerwünschten Effekten handelt es sich um solche, die nur bei besonders prädisponierten Personen auftreten:
- allergische Reaktionen,
- Nebenwirkungen in bestimmten Lebensphasen (Embryonal-, Kindes- und Greisenalter),
- Nebenwirkung in Verbindung mit bestimmten Organfunktionsstörungen (Niereninsuffizienz etc.),
- genetisch bedingte abnorme Reaktionen (Idiosynkrasie).

2.4 Arzneimittelwechselwirkungen

Bei der Wechselwirkung (Interaktion) kommt es im Körper zu einer gegenseitigen Beeinflussung der Pharmaka untereinander. Die Wirkung der einzelnen Medikamente kann dabei entweder abgeschwächt, aufgehoben oder verstärkt werden. Das Auftreten solcher Interaktionen in der Notfallmedizin scheint leicht vermeidbar, da die Zahl der eingesetzten Medikamente relativ gering ist. Doch diese Annahme stellt einen Trugschluss dar. Verglichen mit den auf dem Arzneimittelsektor verfügbaren Arzneimitteln (ca. 15.000) ist die Auswahl von etwa 50 im Rettungsdienst zwar gering, doch kann häufig nicht vorhergesehen werden, welche Arzneimittel der Patient zuvor bereits eingenommen hat. Auf dem Weg des Arzneimittels durch den Körper ergeben sich zahlreiche Möglichkeiten der Arzneimittelwechselwirkung:

▶ **Bei der Resorption**

Bei der Aufnahme (meist aus dem Magen) kann es zu einer Steigerung bzw. Verminderung der resorbierten Menge und/oder der Resorptionsgeschwindigkeit kommen. Dieser Vorgang ist von zahlreichen Faktoren abhängig, auf die hier jedoch nicht näher eingegangen werden soll, da die orale Applikation in der präklinischen Notfallmedizin eine untergeordnete Rolle spielt.

▶ Bei der Verteilung

Arzneistoffe werden reversibel an Gewebe und Plasmaproteine gebunden. Es handelt sich hierbei um eine Gleichgewichtsreaktion, die abhängig ist von den physikochemischen Eigenschaften des Arzneistoffes, der Affinität zum Rezeptor und der Gegenwart anderer Pharmaka. Bei der Gewebeverteilung kommt es dann zu Wechselwirkungen, wenn die Arzneistoffe um die gleiche Bindungsstelle konkurrieren.

Erhält der Patient Arzneistoff A, so besetzt dieser die entsprechende Bindungsstelle und übt einen Effekt aus. Gelangt zu diesem Zeitpunkt Arzneistoff B in den Körper zur Verteilung, kann er sich nicht an die entsprechende Stelle binden, da diese bereits von Arzneistoff A besetzt ist. Die Folge ist eine Verteilung im Blut.

Plasmaproteinbindung: Nur der freie, ungebundene Arzneistoff ist wirksam. Verdrängt ein Arzneistoff einen anderen aus seiner Bindung, so gelangt der vorher gebundene plötzlich zur Wirkung. Besonders bei Pharmaka mit hoher Plasmaproteinbindung kann eine

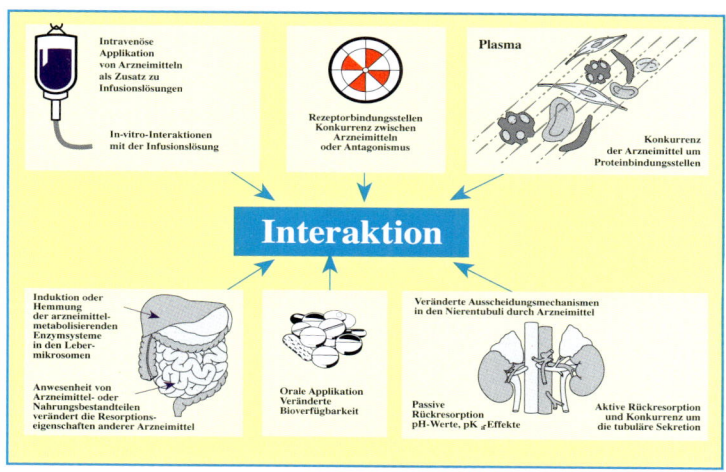

Mechanismen von Arzneimittelinteraktionen

▶ Relevante Arzneimittelinteraktionen in der Notfallmedizin

Arzneistoff A	Arzneistoff B	Interaktion A	Interaktion B	Wirkung
Acetylsalicylsäure	Heparin	▲	▲	Blutungsgefahr
	Marcumar	–	▲	Blutungsgefahr
Ajmalin	Herzglykoside	▲	–	antiarrhythmische Wirkung
	Diuretika	▲	–	antiarrhythmische Wirkung
Atropin	Pethidin	▲	–	parasympathol. Wirkung ↑
	Sympathomimetika	▲	▲	Broncholyse, Mydriasis
Adrenalin	Orciprenalin	▲	▲	kardiotrope Wirkung
β-Blocker	Narkotika	▲	–	Bradykardie
	Herzglykoside	▲	–	Bradykardie
Barbiturate	Herzglykoside	–	▼	kardiotrope Wirkung
Benzodiazepine	Muskelrelaxanzien	–	▲	Muskelrelaxation
	Opiat-Analgetika	▲	▲	Sedierung, Analgesie
Clonidin	Hypnotika	–	▲	Sedierung
	Propranolol	▲	▲	Hypotension ↑
Dextrane	Antikoagulantien	▼	▼	Hemmung der Blutgerinnung
Etomidat	Suxamethonium	▲	–	Atemlähmung
Furosemid	Antihypertensiva	▲	▲	Blutdrucksenkung
	Barbiturate	▲	–	hypotensive Wirkung
	Diazepam	▲	–	hypotensive Wirkung
Herzglykoside	Adrenalin	▲	–	Arrhythmien
	β-Blocker	▼	–	Bradykardie
	Calciumsalze	▲	–	erhöhte Toxizität
	Furosemid	▲	–	Hypokaliämie, erhöhte Toxizität
	Glucoselsg. (große Menge)	▲	–	Hypokaliämie
	Orciprenalin	▲	–	Arrhythmien
	Theophyllin	▲	–	Arrhythmien
Ipratropiumbromid	Orciprenalin	▲	–	Broncholyse
	Salbutamol	▲	–	Broncholyse
Nifedipin	Propranolol	▲	▲	Hypotension
Opiat-Analgetika	β-Blocker	▲	–	zentrale Effekte ↑
	Naloxon	▼	–	Wirkungsverlust
	Nalorphin	▼	–	Wirkungsverlust
	ZNS-Hemmstoffe	▲	▲	additive Effekte
Pancuronium	Furosemid	▲	–	Muskelrelaxation

Arzneistoff A	Arzneistoff B	Interaktion A	Interaktion B	Wirkung
Suxamethonium	Adrenalin	▼	–	Muskelrelaxation ↑
	Ajmalin	▲	–	Muskelrelaxation ↑
	Benzodiazepine	▼	–	Muskelrelaxation ↓
	β-Blocker	▲	–	Muskelrelaxation ↑
Phenothiazine (z.B. Atosil)	Benzodiazepine	▲	▲	Sedierung
	Opiat-Analgetika	▲	▲	Sedierung, Atemlähmung
	Adrenalin	▼		alphasympathol. Wirkung ↓
	Antihypertonika	–	▲	Blutdrucksenkung
Thiopental	Neuroleptika	▲	–	Blutdruck- und Herzfrequenzsenkung
Verapamil	Ajmalin	▲	–	Hemmung der AV-Überleitung
	β-Blocker	▲	–	Hemmung der AV-Überleitung
	Chinidin	▲	–	Hemmung der AV-Überleitung
Vitamin K	Cumarinderivate	–	▼	Blutgerinnung ↓

Legende: ▲ = *Verstärkung der Arzneistoffwirkung,* ▼ = *Abschwächung der Arzneistoffwirkung,* – = *keine Änderung*

solche Interaktion zu toxischen Plasmaspiegeln und damit zu Überdosierung im Sinne einer Intoxikation führen.
Das Ausmaß der Verdrängung ist abhängig von der Konzentration und der Affinität der beteiligten Pharmaka. Orale Antikoagulantien, Salicylate, Thiazid-Diuretika und Muskelrelaxanzien haben eine hohe Plasmaproteinbindung (über 90%). Appliziert man beispielsweise einem Patienten mit zurückliegendem Infarkt, der zur Reinfarktprophylaxe das Antikoagulans Marcumar® erhält, das Analgetikum Aspisol®, so verdrängt das Schmerzmittel den Gerinnungshemmer aus seiner Proteinbindung. Die mögliche Folge ist ein erhöhter Marcumarblutspiegel mit schweren Blutungskomplikationen in Folge einer Gerinnungsstörung.

▶ Bei der Elimination
Die Ausscheidung erfolgt über den Weg der Metabolisierung und der Exkretion über Niere und Galle. Beeinträchtigt ein Arzneistoff diesen Teil der Körperpassage, so kann die Halbwertzeit verändert

werden, d.h. der Wirkstoff kann kumulieren oder schneller abgebaut werden.

▶ **Bei der Biotransformation**
Pharmaka werden mit Hilfe von biochemischen Reaktionsprozessen umgewandelt. Fördert man dabei die Ausschüttung von abbauenden Enzymen, kommt es zu einem vermehrten Abbau und damit zu einer reduzierten Wirkung des Arzneistoffes.
Folgende Pharmaka können zu einer Enzyminduktion führen:
- Barbiturate,
- Tolbutamid (orales Antidiabetikum),
- Cortison,
- Diphenhydramin

und beeinflussen somit den Abbau folgender Arzneistoffe:
- Analgetika,
- Antikoagulanzien,
- Hypnotika,
- Antihistaminika,
- Antiphlogistika.

2.5 Inkompatibilitäten

Die zuvor besprochenen Wechselwirkungen zwischen Arzneimitteln laufen im Körper (in vivo) ab, wohingegen die Inkompatibilitäten bereits in vitro, also im Infusionsbehälter auftreten. Der Charakter einer Inkompatibilität ist ausschließlich negativ zu bewerten, da die pharmakologische Wirkung des Arzneistoffes herabgesetzt, aufgehoben oder verstärkt wird.
Zu diesem Mechanismus kann es bei der Zubereitung, Herstellung oder Lagerung kommen. Im Bereich der präklinischen Notfallmedizin trifft dies hauptsächlich bei der Zubereitung parenteraler Lösungen zu, z.B. wenn Arzneistoffe einer Infusionslösung zugesetzt werden oder eine Mischspritze hergestellt wird.

Folgende Reaktionen sind dabei möglich:

Der Arzneistoff reagiert mit:
- einem Hilfsstoff (Konservierungsmittel, Stabilisator, Puffer).

Der Arzneistoff reagiert mit:
- einem Lösungsmittel,
- einer Trägerlösung,
- dem Infusionsbehältnis,
- dem Zuleitungssystem,
- einem anderen Arzneimittel.

Das Lösungsmittel reagiert mit:
- dem Infusionsbehältnis oder der Trägerlösung.

Verschiedene Trägerlösungen reagieren untereinander. Hinzu kommen Faktoren wie:
- Licht,
- Luftsauerstoff,
- Temperatur,
- zu lange Lagerung im zubereiteten Zustand,
- falsche Verdünnung.

Viele Inkompatibilitäten lassen sich nicht vorhersehen, da, wie oben angeführt, neben dem eigentlichen Arzneistoff auch Hilfsstoffe für eine Interferenz verantwortlich sein können.
Diese Problematik stellt sich im besonderen Maße bei Generika, also Präparaten, die zwar vom Inhaltsstoff nach Art und Menge mit dem Originalpräparat identisch sind, jedoch nicht in der Zusammensetzung der Hilfsstoffe. Man sollte deshalb nur dann eine Mischung anfertigen, wenn man sicher ist, dass die entsprechenden Pharmaka miteinander kompatibel sind.
Es reicht hier nicht, sich auf sein Auge zu verlassen, denn neben sichtbaren Inkompatibilitäten, die durch Ausfällung, Niederschlag oder Farbveränderung charakterisiert sind, gibt es larvierte Unverträg-

lichkeiten. Hierbei laufen physikalisch-chemische Reaktionen wie Zersetzung, Adsorption, Komplex- und Salzbildung ab.
Neben einer „bloßen" Wirkungsverminderung sind Nebenwirkungen bis hin zur Intoxikation möglich.
Zur sichtbaren Ausfällung von Arzneistoffen kommt es meistens durch eine herabgesetzte Löslichkeit, z.b. infolge einer Verschiebung des pH-Wertes. Ein bekanntes Beispiel hierfür ist die Unverträglichkeit von Adrenalin mit Natriumbicarbonat.
Zu einem Aussalzeffekt kommt es, wenn ein Arzneistoff in Form eines Salzes in einer zu hohen Konzentration in ein Medium gelangt. Wird hierbei das Löslichkeitsprodukt überschritten, kommt es zur Ausfällung, so wie bei Furosemid, wenn die zugesetzte Menge zu hoch ist.
Inkompatibilitäten können durch verschiedene Umstände forciert werden. So ist die Gefahr beim Zumischen eines Arzneistoffes zu einer Infusionslösung größer als beim Zuspritzen zu einer laufenden Infusion. Grund hierfür ist die längere Kontaktzeit und die ungenügende Verteilung beim Zumischen.
Nachfolgend sollen einige Beispiele für häufige Inkompatibilitäten unterschiedlicher Relevanz angeführt werden:

▶ Häufige Inkompatibilitäten

Pharmakon A	Pharmakon B
Adrenalin	alkalische Lösungen
Akrinor	Dextrane
Alupent	alkalische Lösungen
Arterenol	alkalische Lösungen
Brevibloc	alkalische Lösungen, Furosemid, Diazepam, Thiopental
Euphyllin	Atosil, Glukose-, Fruktose-, saure Lösungen
Atosil	Euphyllin, Heparin, Kortikoide
Barbiturate	saure Lösungen, Succinylcholin
Brevimytal-Na	Jonosteril

Buscopan	alkalische oder oxidierende Lösungen
Calciumsalze	Atosil, Solu-Decortin H, Bicarbonat
Dextrane	Atosil, Barbiturate, Konakion, Streptokinase
Digitalisglykoside	nicht mischen
Distraneurin	Adsorption an PVC und Polyäthylen
Dobutrex	Furosemid, Heparin-Na, alkalische Lösungen oder Bisulfit (Stabilisator) und Ethanol
Dolantin	alkalische Lösungen
Dopamin	Furosemid, Euphyllin, Haemaccel, lichtempfindlich
Ebrantil	alkalische Lösungen
Effortil	alkalische oder oxidierende Lösungen
Gilurytmal	Lasix, alkalische Lösungen
Heparin-Na	Atosil, Hydrokortison, mit Zuckerlösungen begrenzt stabil
Isoptin	Marcumar, Novalgin, alkalische Lösungen
Lasix	Auskristallisation bei Konzentration über 40 mg in sauren Lösungen, Glukoselsg., HAES, Jonosteril
Narcanti	hochmolekulare oder alkalische Lösungen
Nitroglycerin	Adsorption an PVC
Novalgin	Isoptin, Psyquil, nicht zur Infusion geeignet, da Hydrolyse
Pantolax	Jonosteril
Paspertin	alkalische Lösungen
Psyquil	Euphyllin, Novalgin
Succinylcholin	alkalische Lösungen
Temgesic	nicht zumischen
Thiopental	Ringerlösung, Jonosteril
Tramal	Diazepam, Nitroglycerin, Rohypnol
Trapanal	alkalische Lösungen
Valium	HAES, Jonosteril, nicht mischen, da ethanolhaltig, auch Adsorption an PVC-Material
Xylocain	alkalische Lösungen

Häufige Inkompatibilitäten

3. Arzneimittelwirkungen am peripheren Nervensystem

3.1 Anatomie / Physiologie

Das Nervensystem mit seinen Sinnesorganen, den Rezeptoren und Erfolgsorganen dient dem Organismus als Informations-, Koordinations- und Steuerungssystem. Es hat dabei die Aufgabe, endo- oder exogene Reize aufzunehmen, umzuwandeln, zu übertragen und zu verarbeiten. Die Grundeinheit stellt dabei das Neuron dar, das

- aus Zellkörper mit Zellkern,
- dem effektorischen Leitungsbereich mit dem Neurit und Axon sowie Myelinscheide und
- der Motorischen Endplatte der Muskelfaser als Übertragungsbereich besteht.

Die Ausläufer des Zellkörpers, die Dendriten, dienen als rezeptorische Areale, die Neuriten haben effektorische Funktionen. An den Nervenendigungen, den Synapsen, erfolgt die Erregungsübertra-

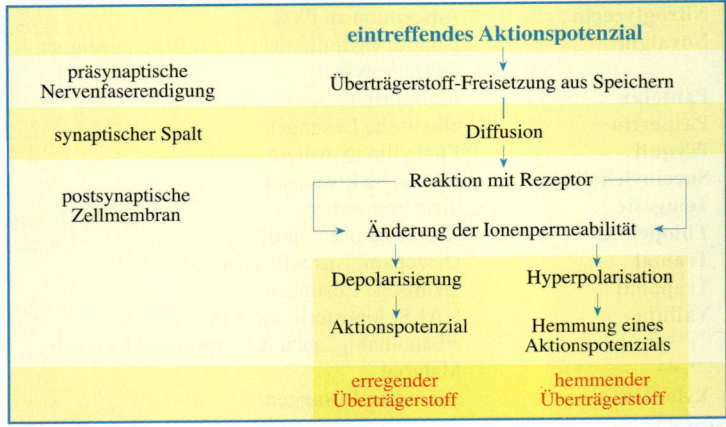

Physiologie Nervensystem

gung meist mit Hilfe von chemischen Botenstoffen, den so genannten Neurotransmittern. Die Nervenfasern des autonomen Nervensystems sind verantwortlich für die Steuerung

- der Hohlorgane,
- der Drüsen,
- den Energiestoffwechsel der Gewebe und
- für die Funktion des Blutgefäßsystems.

Auf der Ebene des Hirnstammes und des Rückenmarks trennen sich die Nervenfasern des peripheren autonomen Systems in zwei Systeme:

- den Parasympathikus und
- den Sympathikus, bestehend aus dem Grenzstrang, der durch rechts und links der Wirbelsäule liegende Ganglien gebildet wird, die zu den vegetativen Organen laufen.

Die meisten inneren Organe werden im Sinne einer zweizügeligen Steuerung von beiden Systemen beeinflusst. So ist eine unterschiedliche Organaktivität und eine adäquate Adaption an exogene Einflüsse möglich.
Sympathikus und Parasympathikus üben meist eine entgegengesetzte Wirkung am betreffenden Organ aus. Eine sympathische Erregung löst eine ergotrope Reaktion aus, d.h. die Fähigkeit zur Arbeitsleistung und Auseinandersetzung mit der Umwelt wird erhöht. Eine parasympathische Beeinflussung hingegen führt zu einer trophotropen Reaktion, die der Wiederherstellung der Leistungsfähigkeit dient. So wird hierbei die Tätigkeit der Verdauungsdrüsen und der Darmmuskulatur gesteigert, während die Kreislauf- und Atemtätigkeit abnimmt.
Die Funktion der vegetativen Organe wird von zusätzlichen Neuronen beeinflusst, die als Überträgerstoffe auch Serotonin, Histamin, Aminosäuren und Peptide benutzen.
Eine Vielzahl von Arzneimitteln haben ihren Hauptangriffspunkt im Bereich des sympathischen und parasympathischen Nervensystems.

Man kann sich beide Systeme dabei als Balkenwaage vorstellen. Je nachdem, wessen Waagschale stärker belastet wird, dessen System wird angeregt. Arzneimittel können dabei eine anregende (agonistische) oder blockierende (antagonistische) Wirkung ausüben, die sich auf eines oder auf beide Nervensysteme bezieht.
Um das pharmakologische Profil der Arzneimittel mit Wirkung, Nebenwirkung und Toxikologie vollständig verstehen zu können, ist die Kenntnis der Physiologie des autonomen Nervensystems unerlässlich. Bevorzugte Angriffspunkte von Pharmaka im peripheren Nervensystem sind:

- Synapsen und Ganglien,
- Synapsen am Ende von Nerven des autonomen Nervensystems (postganglionär),
- Synapsen an motorischen Endplatten,
- die Neuronen selbst.

3.2 Ganglienblocker

Die Erregungsübertragung in den Synapsen der sympathischen und parasympathischen Ganglien erfolgt durch Acetylcholin als Überträgerstoff (cholinerg). Stoffe, die hier eine Erregungsübertragung blockieren, heißen Ganglienblocker. Als Arzneimittel sind sie nicht relevant. Ein typischer Vertreter dieser Gruppe ist das Nikotin.
Postganglionäre Erregungsübertragung:
Die Synapse zwischen dem Ende der postganglionären Nervenfaser und dem Erfolgsorgan ist ein weiterer Angriffsort für Arzneimittel. Die Erregungsübertragung wird durch unterschiedliche Neurotransmitter ausgelöst:

- beim postganglionären Sympathikus durch Noradrenalin (adrenerg),
- am postganglionären Parasympathikus durch Acetylcholin (cholinerg).

3.3 Postganglionäre Erregungsübertragung am Sympathikus

Der Botenstoff Noradrenalin wird in den sympathischen Nervenenden gebildet und in den synaptischen Bläschen (Vesikeln) gespeichert. Durch den Impuls einer Erregung wird mit Hilfe von Kaliumionen das gespeicherte Noradrenalin in den synaptischen Spalt freigesetzt und löst eine Erregung an den adrenergen Rezeptoren aus, die zu einer Wirkung am Erfolgsorgan führt. Im Nebennierenmark gebildetes Noradrenalin und Adrenalin gelangen außerdem über die Blutbahn zu den Rezeptoren und lösen eine Wirkung aus. Es existieren zwei Gruppen von adrenergen Rezeptoren:

- α-Rezeptoren, deren Erregung eine Kontraktion der Gefäßmuskulatur auslöst, und
- β-Rezeptoren, deren Erregung zu einer Erschlaffung der Gefäßmuskulatur und am Herzen zu einer positiv inotropen und chronotropen Wirkung führt.

Die Wirkung von Adrenalin und Noradrenalin an einem Organ hängt von der Art der Rezeptoren und vom Grad der Erregung ab.

3.4 Am postganglionären Sympathikus angreifende Arzneimittel

Der Eingriff durch Arzneimittel auf die Erregungsübertragung geschieht über verschiedene Mechanismen:

a) Direkte Sympathomimetika: Diese erregen die adrenergen Rezeptoren wie Adrenalin und Noradrenalin. Beispiel: α-sympathomimetisch sind Norfenefrin (Novadral®), β-sympathomimetisch Orciprenalin (Alupent®) und Salbutamol (Sultanol®).
b) Indirekte Sympathomimetika: Sie fördern die Freisetzung von Noradrenalin aus dem Axon oder hemmen dessen Rückresorp-

tion aus dem synaptischen Spalt, wodurch es zu einer stärkeren Erregung der Rezeptoren kommt. Beispiel: Ephedrin.
c) Rezeptorenblocker: Blockieren adrenerge Rezeptoren, wodurch es zu einer herabgesetzten Erregung an den adrenergen Rezeptoren kommt. Beispiel: β-Sympatholytika (β-Blocker) wie Pindolol (Visken®).
d) Antisympathotonika: Diese Arzneimittel stören die Synthese, Freisetzung oder Speicherung von Noradrenalin, was zu einer herabgesetzten Erregung der adrenergen Rezeptoren führt. Beispiel: Clonidin (Catapresan®)

Hauptanwendungsgebiet der am postganglionären Sympathikus angreifenden Substanzen ist das Herz-Kreislauf-System.
Die Rezeptoren sind als Bindungsstellen in den Organen lokalisiert und dabei in verschiedene Klassen und Unterklassen differenziert.

α_1-Rezeptoren sind lokalisiert in
- Auge,
- Haut,
- Skelettmuskulatur,
- Abdominalgefäßen,
- Gehirn,
- Nieren,
- Venen,
- Speicheldrüsen,
- Sphinkter im Magen-Darm-Trakt,
- innerem Blasenschließmuskel,
- Uterus.

α_2-Rezeptoren in
- Pankreas,
- Magen-Darm-Trakt.

β_1-Rezeptoren in
- Herz,

- Niere (Reninsekretion),
- Fettzellen des Stoffwechsels.

β_2-Rezeptoren in
- Skelettmuskulatur,
- Herzkranzgefäßen,
- Magen-Darm-Trakt,
- Bronchialsystem,
- Blasenwandmuskulatur,
- Uterus,
- Leber,
- Skelettmuskulatur (Glykogenbildung).

Es wird ersichtlich, dass ein und derselbe Rezeptortyp in unterschiedlichen Organen vorkommt und dessen Anregung bzw. Blockade unterschiedliche Reaktionen hervorruft. So bewirken ß-Blocker am Herzen einen negativ chronotropen, inotropen und bathmotropen Effekt, der z.B. im Rahmen einer Tachykardie erwünscht ist, gleichzeitig führen sie im Bereich der Bronchialmuskulatur zu einer Kontraktion und können so bei Asthmatikern einen Asthmaanfall provozieren, woraus sich eine Kontraindikation für diese Arzneimittelgruppe ergibt. Folgende Tabelle gibt einen Überblick über die Aktivierungseffekte von Sympathikus und Parasympathikus, bezogen auf adrenerge Rezeptoren.

▶ **Am Sympathikus angreifende Substanzen**

Effekte der Aktivierung von Sympathikus und Parasympathikus an verschiedenen Organen

Organ oder Organfunktion	Parasympathikus-Wirkungen	Sympathikus-Wirkungen	Adrenerger Rezeptor
Auge			
M. dilatator pupillae	Ø	Mydriasis	α_1
M. sphincter pupillae	Miosis	Ø	
Ziliarmuskel	Nahakkommodation	Ø	
Tränendrüse	Sekretion ↑	Ø	

Organ oder Organfunktion	Parasympathikus-Wirkungen	Sympathikus-Wirkungen	Adrenerger Rezeptor
Herz			
Sinusknoten	Herzfrequenz ↓	Herzfrequenz ↑	β_1
Vorhofmuskulatur	Kontraktilität ↓	Kontraktilität ↑	β_1
AV-Knoten	Überleitungsgeschwindigkeit ↓	Überleitungsgeschwindigkeit ↑	β_1
Kammermyokard	Ø	Kontraktilität ↑	β_1
Gefäße			
Haut, Schleimhaut	Ø	Vasokonstriktion	α_1
Skelettmuskulatur	Ø	Vasokonstriktion	α_1
		Vasodilatation	β_2
Abdominalbereich	Ø	Vasokonstriktion	α_1
Herzkranzgefäße	Ø	Vasokonstriktion	α_1
		Vasodilatation	β_2
Gehirn	Ø	Vasokonstriktion	α_1
Genitale		Vasodilatation	Ø
Niere	Ø	Vasokonstriktion	α_1
Venen	Ø	Vasokonstriktion	α_1
Magen-Darm-Trakt			
Speicheldrüsen	starke seröse Sekretion	schwache muköse Sekretion	α_1
Verdauungsdrüsen	Sekretionssteigerung	Amylaseaktivierung ↑	β_1
Gallenwege	Kontraktion	Erschlaffung	β_2
Motilität/Tonus	Zunahme	Abnahme	α_2, β_2
Sphinkteren	Erschlaffung	Kontraktion	α_1
Pankreas			
endokrin	Ø	Insulinsekretion ↓	α_2
		Insulinsekretion ↑	β_2
Bronchialsystem			
Muskulatur	Kontraktion	Erschlaffung	β_2
Drüsen	Sekretionssteigerung	?	
Haut			
Schweißdrüsen	Ø	Sekretion	cholinerg!
Niere und Harnwege			
Reninsekretion	Ø	Steigerung	β_1
Blasenwandmuskulatur	Kontraktion	Erschlaffung	β_2
innerer Schließmuskel	Erschlaffung	Kontraktion	α_1
Genitalorgane			
Uterus	Ø	Kontraktion	α_1
		Erschlaffung	β_2
Stoffwechsel			
Leber	(Glykogensynthese)	Glykogenolyse ↑	β_2
		Glukoncogenese ↑	β_2
Fettzellen	Ø	Lipolyse ↑	β_1
Skelettmuskel	Ø	Glykogenolyse ↑	β_2

Ø kein Effekt

nach MUTSCHLER

Am postganglionären Parasympathikus angreifende Substanzen:
Die Erregungsübertragung von der postganglionären parasympathischen Nervenfaser auf das Erfolgsorgan erfolgt durch den Überträgerstoff Acetylcholin, d.h. cholinerg. Speicherung und Freisetzung sind mit dem des Noradrenalin identisch. Das Acetylcholin reagiert am Erfolgsorgan an spezifischen Rezeptoren und löst eine Erregung infolge eines Aktionspotenzials aus. Der Überträgerstoff ist auch für die physiologische Spannung von glatter und quergestreifter Muskulatur verantwortlich. Um eine Dauerkontraktion im Sinne eines Krampfes zu verhindern, wird Acetylcholin im Bruchteil einer Sekunde durch das Enzym Acetylcholinesterase wieder abgebaut.
Es existieren folgende Arzneimittelgruppen, die ihren Angriffspunkt am postganglionären Parasympathikus haben:

a) Parasympathomimetika: Diese Pharmaka ahmen die Wirkung des Acetylcholins nach und führen an den cholinergen Rezeptoren zu einer Erregung. Beispiel: Pilocarpin zur Senkung des Augeninnendruckes, Muscarin aus dem Fliegenpilz. Indirekt wirken Physostigmin als Antidot und E 605 als Insektizid.

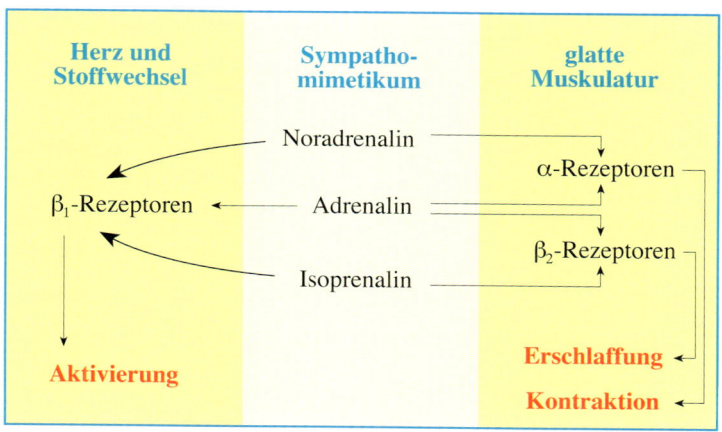

Angriffspunkte von Botenstoffen

b) Parasympatholytika: Sie verhindern oder hemmen eine Erregung der cholinergen Rezeptoren. Beispiel: Atropin, das Spasmolytikum Butylscopolamin (Buscopan®).

Arzneimittel, die die Erregungsübertragung vom Nerv auf den quergestreiften Muskel verhindern, werden als periphere Muskelrelaxanzien eingesetzt. Ein Beispiel ist Suxamethonium (Lystenon®).

C. Spezielle Pharmakologie

C. Spezielle Pharmakologie

1. Analgetika

1.1 Übersicht

Präparat	Wirkstoff	Gruppe	Ph.-Info
Aspisol®	Acetylsalicylsäure	nicht-opioid	360
Ben-u-ron®	Paracetamol	nicht-opioid	364
Buscopan®	Butylscopolamin	Spasmolytikum	367
Dipidolor®	Piritramid	opioid	373
Dolantin®	Pethidin	opioid	376
Fentanyl®	Fentanyl	opioid	383
Fortral®	Pentazocin	opioid	386
Ketanest®	Ketamin	Narko-Analgetikum	395
Morphin	Morphin	opioid	403
Novalgin®	Metamizol	nicht opioid	409
Temgesic®	Buprenorphin	opioid	417
Tramal®	Tramadol	opioid	420

Zu den Grundprinzipien einer jeden notfallmedizinischen Behandlung gehört neben der Sicherung von Atem- und Kreislauffunktion auch eine adäquate Schmerztherapie. Der Schmerz hat primär eine sinnvolle Funktion als Alarmsignal zur Erkennung schädigender Einflüsse auf den Organismus. Ziel einer Therapie am Notfallort ist eine angemessene Analgesie. Der Schmerz hat seine Funktion als diagnostisches Instrument dank moderner Diagnoseverfahren verloren. Die Zeit, in der vor einer kompletten diagnostischen Abklärung beim Abdominalschmerz keine analgetische Therapie eingeleitet wurde, gehört zum Glück der Vergangenheit an.

1.2 Schmerzentstehung

Mechanische, thermische oder chemische Reize führen zu einer Anregung der peripheren nervösen Meldestellen für den Schmerz,

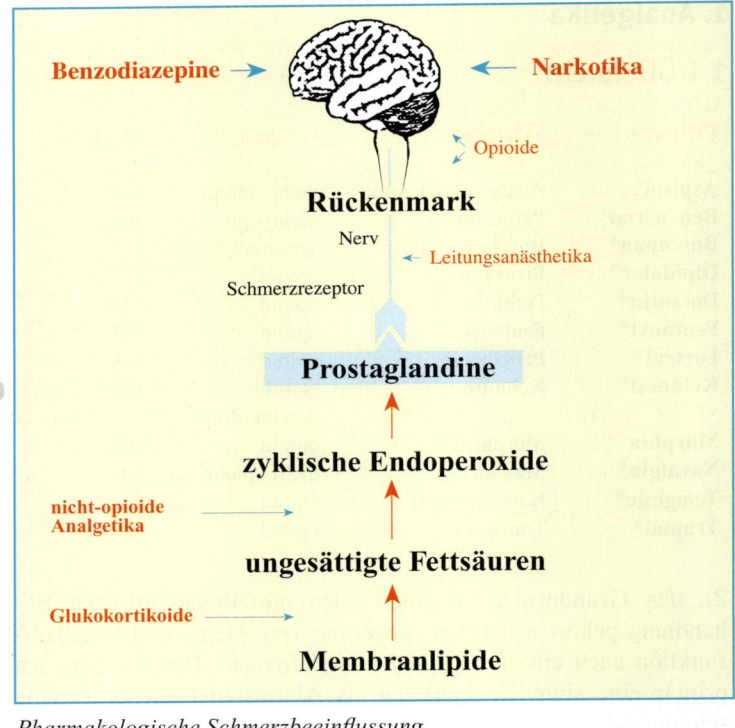

Pharmakologische Schmerzbeeinflussung

den so genannten Nozizeptoren. Dies sind frei endende Nervenfasern, die in allen Geweben vorkommen. Die Schmerzimpulse werden zum ZNS weitergeleitet und bereits auf Rückenmarksebene und in der Formatio reticularis, dem Thalamus und dem limbischen System verarbeitet. Man unterscheidet verschiedene Gruppen der Entstehungsmechanismen, wobei in der Notfallmedizin der *Nozizeptorenschmerz* am häufigsten anzutreffen sein dürfte. Er tritt bei Entzündungen oder Traumen auf und entsteht durch eine verstärkte Freisetzung bestimmter körpereigener Stoffe (alogener Substanzen), z.B. Kaliumchlorid, Wasserstoffionen, Serotonin. Auch wird die Bildung schmerzauslösender Substanzen wie Bradykinin und der Prostaglandine bewirkt, wodurch es zu einer verstärkten Erregung der Rezeptoren kommt.

Das Symptom Schmerz hat neben der Belastung des Patienten auch eine multiple negative Auswirkung auf viele Organfunktionen. Hauptgrund hierfür ist die mit dem Schmerz auftretende Stimulation des Sympathikus. Durch die damit verbundene Katecholaminfreisetzung kommt es zu einem Anstieg der Pulsfrequenz und des Blutdruckes. Der Sauerstoffbedarf des Herzens wird drastisch erhöht. Beim Myokardinfarkt beispielsweise kann die Inzidenz von Rhythmusstörungen und wahrscheinlich auch die Größe des nekrotisierten Gebietes durch eine frühzeitige Analgesie günstig beeinflusst werden. Mikrozirkulationsstörungen bis hin zum Organversagen im Schock sind möglich. Der Körper schüttet bei einer Verletzung selbst endogene Opiate, die so genannten Endorphine, aus, die zu einer Schmerzhemmung beitragen.

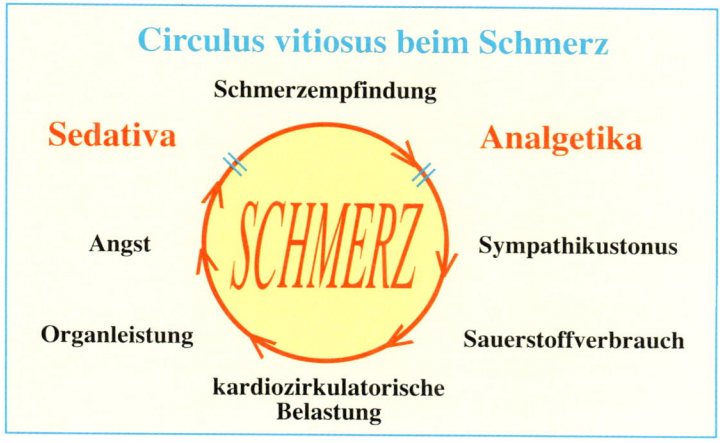

„Schmerzkreis"

1.3 Das *ideale* Analgetikum – bis jetzt ein Traum

Das ideale Schmerzmittel sollte folgende Anforderungen erfüllen:

- große therapeutische Breite,
- schneller Wirkungseintritt,
- intravenöse Applikationsform,
- hohe analgetische Potenz,
- gute Steuerbarkei,
- keine hämodynamische Beeinflussung,
- keine Atemdepression,
- keine anderen Nebenwirkungen (Erbrechen, Miosis etc.),
- keine Suchtauslösung,
- gute lokale Verträglichkeit,
- keine Interaktionen und Inkompatibilitäten.

Trotz der Vielzahl der auf dem Markt befindlichen Analgetika erfüllt bis jetzt keines diese genannten Anforderungen in vollem Umfang. Diese Tatsache darf jedoch nicht davon abhalten, eine pharmakologische Schmerzbekämpfung in angemessener Dosierung durchzuführen.

1.4 Schmerzanamnese

Bei der Auswahl des geeigneten Analgetikums kann eine strukturierte Anamnese sinnvoll sein. Hierzu bietet sich das PQRST-Schema an.

P wie provoziert
Durch was wurden die Schmerzen provoziert?
Gab es vorher Ereignisse, wie beispielsweise ungewohnte Bewegungen, einen Sturz oder Ähnliches?
Bei internistischen Erkrankungen muss intensiv nach den Ursachen gefragt werden, weil da Patient vielleicht keinen Zusammenhang

mit eventuellen Ursachen sieht. Bei Verdacht auf Traumata sollte die Bewegungseinschränkung erforscht werden, indem der Patient sich selbst vorsichtig bewegt oder eine Bewegung durch den Untersuchenden erfolgt.
Auch Haltungen oder Maßnahmen, die die Schmerzen erleichtern, sollten erfragt werden.
Als Beispiel gilt das Sitzen von Patienten mit Brustschmerz oder die Schonhaltung von Extremitäten.
Trotzdem gibt es aber auch Schmerzen, die aus unerklärlichen Gründen plötzlich auftreten können.

Q wie Qualität
Der Schmerz kann in vielen verschiedenen Facetten auftreten:

- (er)drückender Brustschmerz,
- stechender Kopfschmerz,
- brennender Brustschmerz oder Oberbauchschmerz,
- hämmernder Kopfschmerz,
- kolikartiger Bauchschmerz,
- schneidender Schmerz bei Verletzungen.

Viszeralschmerzen sind bekanntlich ganz andere Schmerzen als Schmerzen von Muskeln oder Knochen(haut)schmerz. Dumpfer, drückender Schmerz ist eher in der Tiefe lokalisiert.

R wie Region
In welcher Gegend tritt der Schmerz auf? Strahlt er eventuell aus, und wenn ja, wohin?
Verletzungen der Extremitäten sind meistens auf eine Stelle begrenzt. Schmerzen beim Herzinfarkt sind meistens retrosternal, können aber in die unterschiedlichen Regionen ausstrahlen. So sind auch schon Herzinfarktpatienten zum Zahnarzt gegangen, weil sie Schmerzen im Unterkiefer hatten.
Wichtiges Unterscheidungsmerkmal bei Viszeralschmerzen ist, dass sie sich nicht genau lokalisieren lassen. Der „Bauchschmerz" ist im

gesamten Abdomen präsent und nicht auf eine bestimmte Region zu projizieren.
Wichtig ist dabei, dem Patienten keine Suggestivfragen zu stellen. Statt „Tut Ihnen der Arm weh?" ist es sinnvoller zu fragen „Wo haben Sie Schmerzen?".

S wie Stärke
Die Schmerzintensität ist immer eine subjektive Wahrnehmung. Sinnvoll zur Erfassung ist eine in der Medizin gebräuchliche visuelle Analogskala. Auf ihr klassifiziert der Patient die Stärke seines Schmerzes von 1 bis 10.
Die Zuordnung 1 steht für einen kaum erwähnenswerten Schmerz und die Zuordnung 10 für einen Schmerz, der nicht mehr zu ertragen ist. Oft wird „die 10" auch als stärkster vorstellbarer oder stärkster bisher erlebter Schmerz umschrieben.

Gerade der Stärke des Schmerzes kommt in der (Notfall-)Medizin eine herausragende Bedeutung zu. Es soll nicht „der Herzinfarktschmerz" oder „der Frakturschmerz" therapiert werden, sondern der Schmerz, den der Patient empfindet. Schmerz ist immer ein subjektives Erleben. Jeder Patient empfindet seine Gallenkolik oder seine Nasenbeinfraktur anders. Dies liegt u.a. an der unterschiedlichen Anzahl der Schmerzrezeptoren, am Geschlecht (Frauen halten oft mehr Schmerzen aus), an bereits erlebten Schmerzereignissen oder an einer bestehenden Analgetikamedikation. Die Stärke des empfundenen Schmerzes sollte die Art der Maßnahmen und in besonderem Maße die Dosis des vom Arzt applizierten Schmerzmittels bestimmen.

T wie Time
Hier wird nicht nur nach dem Zeitraum gefragt, wann der Schmerz akut aufgetreten ist, sondern auch nach eventuell vorherigen Ereignissen der gleichen Art. Außerdem sollte auch danach gefragt werden, ob sich der Schmerz in dem Zeitraum seit dem Auftreten verändert hat.

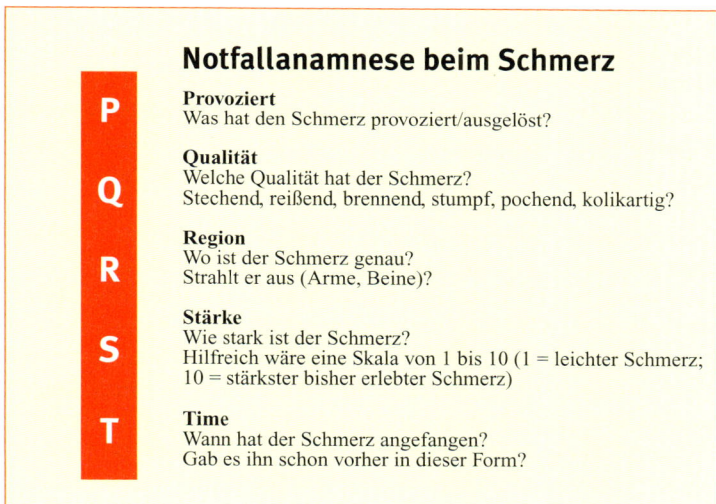

Notfallanamnese beim Schmerz

P — **Provoziert**
Was hat den Schmerz provoziert/ausgelöst?

Q — **Qualität**
Welche Qualität hat der Schmerz?
Stechend, reißend, brennend, stumpf, pochend, kolikartig?

R — **Region**
Wo ist der Schmerz genau?
Strahlt er aus (Arme, Beine)?

S — **Stärke**
Wie stark ist der Schmerz?
Hilfreich wäre eine Skala von 1 bis 10 (1 = leichter Schmerz; 10 = stärkster bisher erlebter Schmerz)

T — **Time**
Wann hat der Schmerz angefangen?
Gab es ihn schon vorher in dieser Form?

1.5 Einteilung der Analgetika

Die Nomenklatur der Einteilung von Analgetika unterliegt einem ständigen Wandel, der den neuesten Erkenntnissen zum Wirkmechanismus angepasst ist.

Die Gliederung in *schwach* und *stark wirkende* Analgetika kann nur bedingt richtig sein, da beispielsweise Acetylsalicylsäure bei bestimmten entzündlichen Erkrankungen den Schmerz stärker beeinflusst als Opiate. Ebenso ist die Teilung in *kleine* und *große* Schmerzmittel obsolet. Die in den meisten Lehrbüchern getroffene Bezeichnung *zentral* und *peripher wirkende* Analgetika hat sich als pharmakologisch unkorrekt erwiesen, da auch „schwach" wirkende Analgetika zentrale Effekte aufweisen und Opiate und Opioide auch in der Peripherie wirksam sind. Somit ist die chemische Klassifizierung in Opiat (Opioid-) und Nicht-Opiat-Analgetika, die den neuen Erkenntnissen derzeit am meisten Rechnung trägt.

▶ **Opioide Analgetika**

Pharmakologie der Opiate: Opium ist der getrocknete Milchsaft der unreifen Kapsel des Schlafmohnes. Der Name leitet sich vom griechischen Wort *opos* (= Saft) ab. Der Hauptwirkstoff ist das Morphin. Stoffe, die chemisch eng mit Morphin verwandt sind oder ähnliche pharmakologische Wirkungen aufweisen, bezeichnet man als Opioide.

Die meisten Effekte nach der Gabe eines Opiates bzw. Opioides kann man durch die Interaktion mit den Opiatrezeptoren erklären, die sich in verschiedenen Geweben befinden. Die unterschiedlichen unerwünschten Wirkungen wie Suchtauslösung und Atemdepression lassen sich dadurch erklären, dass es nicht *den* Opiatrezeptor gibt, sondern dass verschiedene Subtypen existieren. Pharmakologisch bedeutend sind die Rezeptoren δ *(Delta),* κ *(Kappa),* μ *(Mü)* und σ *(Sigma).* Um die spezifischen Wirkungen und Nebenwirkungen der Opiate verstehen zu können, ist eine Aufgliederung unerlässlich.

μ*-Rezeptor:* Dieser Rezeptor ist die Hauptbindungsstelle für Opioide vom Morphin-Typ. Bewiesen ist ein Zusammenhang mit der Entstehung einer Atemdepression, einer Toleranzentwicklung, einer Miosis und der Ausbildung von Entzugssymptomen. Ebenfalls belegt ist die Beteiligung an der Entstehung der supraspinalen Analgesie und der Euphorie. Nach neueren Erkenntnissen wird noch eine weitere Unterteilung in μ, $μ_1$ und $μ_2$ vorgenommen, auf die hier jedoch nicht näher eingegangen werden soll.

κ*-Rezeptor:* Der κ-Rezeptor ist verantwortlich für eine Sedierung, eine spinale Analgesie, eine antikonvulsive Wirkung und eine Miosis. Der Wirkstoff Nalbuphin (Nubain®) hat an diesem Rezeptor seinen Angriffspunkt.

σ*-Rezeptor:* Diese Bindungsstelle wird mit Nebenwirkungen wie Tachykardie, Toleranz, Mydriasis und Halluzinationen in Verbindung gebracht.

δ*-Rezeptor:* Der δ-Rezeptor vermittelt Wirkungen wie Atemdepression, Toleranz, Hypotonie und Entzugssymptome.

Ausschlaggebend für die erwünschten und unerwünschten Wirkungen eines opioiden Arzneimittels ist die Affinität zu den unter-

schiedlichen Rezeptorsubtypen. Ziel ist es, ein Opioid zu entwickeln, das so spezifisch wirksam ist, dass man eine gut steuerbare Analgesie ohne Atemdepression und Sucht erreicht.
Am Rezeptor unterscheidet man verschiedene Bindungsarten:

- reine Agonisten:
  besetzen den Rezeptor und lösen einen Reiz aus, z.B. Endorphine, Morphin und andere Opiate.
- partielle Agonisten:
  Vertreter dieser Gruppe stimulieren den Opioid-Rezeptor wie die Agonisten, jedoch mit geringerer Aktivität.
  Beispiel für einen partiellen Agonisten ist Tramal®.
- gemischte Agonisten/Antagonisten:
  Diese Opioide haben sowohl agonistische als auch antagonistische Eigenschaften, d.h. auf den einen Opiat-Rezeptor haben sie eine blockierende (antagonistische), auf den anderen eine anregende (agonistische) Wirkung. So ist es möglich, dass sie zwar analgetisch wirksam sind, aber gleichzeitig Entzugssymptome bei einem Opiat-Abhängigen auslösen.
  Ein Beispiel ist Fortral®. An μ-Rezeptoren reagiert es als partieller Antagonist, an κ- und σ-Rezeptoren dagegen als partieller Agonist.
  Dies ist auch der Grund, weshalb man Opioide verschiedener Substanzklassen nicht wahllos kombinieren kann.
  Ein solcher „Schmerz-Cocktail" birgt die Gefahr unüberschaubarer Nebenwirkungen bis hin zur Aufhebung der analgetischen Wirkung.
- reine Antagonisten:
  Sie blockieren die Opiat-Rezeptoren, ohne eine Eigenwirkung auszuüben, und werden deshalb bei Intoxikationen als Antidot eingesetzt. Naloxon und Naltrexon gehören in diese Gruppe.

Opioide Analgetika

▶ Pharmakologische Daten opioider Analgetika

	Atemdepression	Pulsfrequenz	RR	Ceiling-Effekt*	Sedierung	Wirkstärke
Dolantin®	+	⇵	⇵	+	II	0,1-0,2
Tramal®	–	–	–	+	II	0,2
Fortral®	(+)	←	←	+	I	0,3
Dipidolor®	+	–	–	–	III	0,7
Morphin®	+	(↓)	(↓)	+	III	1
Temgesic®	+	(↓)	(↓)	+	III	40
Fentanyl®	++	–	–	–	I	100-300

Pharmakologische Daten opioider Analgetika   * Dosissteigerung führt nicht zur Wirkungszunahme

Dipidolor®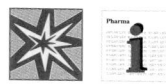

Zusammensetzung
Eine Ampulle zu 2 ml enthält 15 mg Piritramid.

Wirkung
- Der Agonist Piritramid ist etwas schwächer wirksam als Morphin, 15 mg entsprechen 10 mg Morphin. Die sedierende Wirkung ist stärker ausgeprägt. Ein Ceiling-Effekt tritt nicht auf.

Dosierung
Bei der i.v.-Gabe erhält der Patient 7,5 bis 15 mg, i.m.: 15 bis 30 mg. Nach 6 Stunden kann eine Repetition erfolgen. Die Wirkung tritt erst nach 10 bis 20 Minuten ein, hat nach 20 bis 30 Minuten ihr Maximum erreicht und hält 4 bis 6 Stunden an.

Nebenwirkungen
- Die Atemdepression ist geringer ausgeprägt als bei Morphin. Initial kann es zu einem leichten Blutdruckanstieg infolge einer peripheren Widerstandserniedrigung kommen.
- Die Myokardkontraktilität und der Pulmonalisdruck werden nicht beeinflusst.

Dolantin®

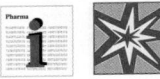

Zusammensetzung
1 ml Injektionslösung enthält 50 mg Pethidinhydrochlorid.

Wirkung
- Pethidin ist eines der ältesten morphinartigen Analgetika. Es reagiert mit den µ- und κ-Rezeptoren und besitzt ein dem Morphin ähnliches Wirkprofil. An Galle, Darm und Harnblase wirkt es jedoch weniger spasmogen.
- Es ist etwa 1/10 so wirksam wie die Muttersubstanz. Bei 10 bis 20% der Patienten sind die sedierenden und euphorischen Effekte stärker ausgeprägt als bei Morphin.
- Pethidin besitzt einen Ceiling-Effekt, d.h. wenn alle Opiatrezeptoren besetzt sind, kommt es trotz Dosissteigerung zu keiner Wirkungszunahme und zu keiner Steigerung der Atemdepression. Dies ist bei einer Dosis ab etwa 200 mg der Fall.

Dosierung
50 bis 100 mg (1 bis 2 ml) langsam i.v. mit 10 ml Glukose- oder Kochsalzlösung. Bei i.m.- und s.c.-Injektion erhält der Patient 0,5 bis 3 ml. Die Wirkung tritt nach 1 bis 2 Minuten ein, hat ihr Maximum nach 15 Minuten erreicht und hält 2 bis 3 Stunden an.

Nebenwirkungen
Nach rascher i.v. Applikation sind sowohl
- Bradykardie als auch Tachykardie möglich,
- außerdem Hypotonie, Bronchospasmen,
- Übelkeit und Überempfindlichkeitsreaktionen.

Interaktionen
Buprenorphin und Pentazocin schwächen die Wirkung von Dolantin® durch Antagonismus ab.

Inkompatibilitäten
Die Mischung mit alkalischen Infusionslösungen führt zu einem Ausfall von Pethidin und damit zum Wirkungsverlust.

Fentanyl®

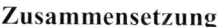

Zusammensetzung
Eine Ampulle zu 2 ml enthält 0,1 mg Fentanyl-Base, zu 10 ml 0,5 mg.

Wirkung
- Fentanyl ist ein Mü-Agonist und etwa 200-mal stärker analgetisch wirksam als Morphin.
- Weiteres Einsatzgebiet ist die Neuroleptanalgesie. Fentanyl besitzt keinen Ceiling-Effekt.

Dosierung
Initialdosis zur Anästhesie: 5,0 µg/kgKG i.v., Erhaltungsdosis 1,5 µg/kgKG. Analgesie: bis 1,5 µg/kgKG i.v. Das Wirkungsmaximum ist nach 1 bis 2 Minuten erreicht, die Wirkung hält 30 Minuten an.

Nebenwirkungen
- Die ausgeprägte Atemdepression erfordert ein kontinuierliches Monitoring und Intubationsbereitschaft.
- Die Kreislaufwirkungen entsprechen denen von Morphin. Initial kann eine Blutdrucksenkung auftreten. Bei hypovolämischen und hyperkapnischen Patienten kann die Hypotension eine Dosisreduktion erforderlich machen.
- Weiterhin sind Übelkeit und Erbrechen möglich.
- Die auftretende Sedierung ist teilweise erwünscht.

Kontraindikationen
Wegen des Tonusverlustes der Bronchialmuskulatur ist die Anwendung bei Asthmatikern umstritten.

Fortral®

Zusammensetzung
1 Ampulle zu 1 ml enthält 30 mg Pentazocin.

Wirkung
- Pentazocin ist ein gemischter Agonist-Antagonist. Die analgetische Wirkung beruht hauptsächlich auf der Interaktion mit dem Kappa-Rezeptor und unterscheidet sich somit von der des Morphins.
- Die Wirksamkeit ist drei- bis sechsmal schwächer. Ab einer Dosierung von 1 mg/kg KG tritt ein Ceiling-Effekt auf.

Dosierung
Erwachsene erhalten 1 Ampulle (= 30 mg) i.v. Möglich ist auch die s.c.- (nur in Ausnahmefällen) und i.m.-Gabe (cave: Herzinfarkt). Nach 3 bis 4 Stunden kann eine Repetition erfolgen. Die maximale Tagesdosis beträgt 360 mg.
Die Wirkung tritt nach 2 bis 6 Minuten ein, erreicht nach 20 Minuten ihr Maximum und hält 3 bis 4 Stunden an.

Nebenwirkungen
- Fortral besitzt sedierende und atemdepressive Effekte.
- Durch sympathomimetische Wirkungen mit Erhöhung von Adrenalin- und Noradrenalinspiegel kommt es zu einem Anstieg von Blutdruck und Herzfrequenz.
- Die Folge ist eine Erhöhung des myokardialen Sauerstoffverbrauchs.
- Beobachtet wird auch ein Anstieg des Pulmonalarteriendruckes. Bei kardialen und pulmonalen Notfällen ist deshalb der Einsatz von Fortral® abzuschätzen.

Interaktionen
Da Fortral® auch partiell antagonistische Eigenschaften aufweist, kann es andere Opioide vom Rezeptor verdrängen und die Wirkung teilweise aufheben.

Fortral®

⇒ 386

Inkompatibilitäten

Fortral® ist unverträglich mit Bicarbonatlösungen, Diazepam (Valium®), Barbituraten (Trapanal®), Aminophyllin und Furosemid (Lasix®). Da diese Medikamente häufig bei Erkrankungen eingesetzt werden, die z.T. auch Fortral® als Indikation auflistet, ist besondere Vorsicht geboten.

Morphinum hydrochloricum Amphiolen®

Zusammensetzung
Eine Amphiole Morphinum hydrochloricum® zu 1 ml enthält 10 bzw. 20 mg Morphinhydrochlorid.
Auch stehen zur oralen Applikation MST Mundipharm® Tabletten zur Verfügung, die 10, 30, 60 oder 100 mg Morphinsulfat enthalten.

Wirkung
Die analgetische Wirkung von Morphin und seinen Verbindungen unterscheidet sich von der der nicht-opioiden Analgetika durch eine deutliche psychotrope Komponente.

- Im limbischen System wird die emotionale, negativ-affektive Schmerzreaktion vermindert. Der Patient kann den Schmerz zwar lokalisieren, empfindet ihn aber nicht mehr als bedrohlich.
- Im Rückenmark wirkt Morphin durch eine segmentale Hemmung des nozizeptiven Impulsstromes.
- Weiterhin werden im Bereich des verlängerten Markes (Medulla oblongata) Schmerzhemmsysteme aktiviert.

Neuere Untersuchungen belegen, dass Opiate auch peripher an kutanen und viszeralen sensorischen Nervenendigungen angreifen. Dies würde neue therapeutische Möglichkeiten eröffnen, da diese Substanzen nicht die Blut-Hirn-Schranke durchdringen und somit auch keine Sucht auslösen können.
Der Agonist Morphin ist bezüglich seiner analgetischen Wirkung als Leitsubstanz anzusehen. Der linksventrikuläre enddiastolische Druck (LVEDP) und der Pulmonalarteriendruck (PAP) werden nicht beeinflusst. Bei myokardialen Erkrankungen bewirkt die i.v.-Gabe eine Senkung des Sauerstoffverbrauchs und eine Abnahme des LVEDP um durchschnittlich 10%. Da Morphin ebenfalls sedierende und euphorisierende Eigenschaften besitzt, ist es deshalb besonders zur Schmerztherapie bei Myokardinfarkt geeignet.

Dosierung
10 bis 30 mg = 1 bis 3 Amp. zu 10 mg s.c.

Morphinum hydrochloricum Amphiolen®

⇒ 403

> **Periphere Effekte von Morphin:**
>
> *Magen:* Hemmung der Sekretion
> Tonuserhöhung
> Entleerungsverzögerung
>
> *Darm:* Spasmen der Ringmuskulatur,
> des Analsphinkters
> Obstipation
>
> *Gallengänge:* Tonuszunahme
>
> *Pankreas:* Hemmung der exokrinen Sekretion
>
> *Harnblase:* Tonuszunahme des Sphinkters
> Harnverhaltung
>
> *Blutdruck:* durch zentrale Sympathikolyse
> und Histaminfreisetzung Blutdruckabfall

Die höchste Einzeldosis beträgt 30 mg, die Tageshöchstdosis 100 mg. Die Wirkung tritt nach 3 bis 5 Minuten ein und hält 3 bis 5 Stunden an. I.v.-Applikation: 2,5 bis 15 mg = $1/4$ bis $1 1/2$ Ampullen zu 10 mg über 5 Minuten.

Nebenwirkungen

- Die wohl gravierendste Nebenwirkung ist das Auftreten einer Atemdepression, die bereits bei subanalgetischer Dosierung von 4 mg auftreten kann. Die Ursache ist eine Wirkung auf den $Mü_2$-Rezeptor im Hirnstamm. Die Empfindlichkeit auf CO_2-Stimulation nimmt ab, und bei höherer Dosierung kommt es zu einer Verlangsamung der Atmung. Bei i.v.-Applikation therapeutischer Dosen setzt die Atemdepression nach 7, bei i.m. nach 30 und bei s.c. nach 90 Minuten ein und hält ca. 4 bis 5 Stunden an. Im Gegensatz dazu wird das Gefühl der Atemnot unterdrückt.
Der Patient verspürt keine Motivation zu atmen, er vergisst es einfach, wenn er dazu nicht aufgefordert wird. Die Gabe darf deshalb

Morphinum hydrochloricum Amphiolen®

nicht bei bewusstseinsgetrübten Patienten erfolgen, wenn keine Intubation möglich ist.
- Durch eine Stimulation der Chemorezeptoren in der area postrema des Hirnstammes wird bei 40% der Patienten *Übelkeit*, bei 15% *Erbrechen* ausgelöst. Beim liegenden Patienten ist der emetische Effekt weniger ausgeprägt.
  Bei wiederholter Gabe tritt eine Blockade des Brechzentrums auf.
- Morphin bewirkt eine ausgeprägte *Miosis*. Im Falle einer Intoxikation sind diese stecknadelkopfgroßen Pupillen eines der Leitsymptome. Liegt beim Patienten eine Hypoxie vor, so kann hingegen eine Mydriasis auftreten.
- Durch eine Herabsetzung der sympathischen Aktivität bei gleichzeitiger Vagusaktivierung kann in höheren Dosen eine *Bradykardie* und durch eine periphere Vasodilation und Freisetzung von Histamin eine Hypotension auftreten, die bei bestehender Hypovolämie besonders gravierend ist.

Bei den Opioiden treten die gleichen Nebenwirkungen auf. Sie sind dosisabhängig stärker oder schwächer ausgeprägt. Zusätzlich kann es zu substanzspezifischen unerwünschten Wirkungen kommen.

Kontraindikationen
Wegen der tonuserhöhenden Wirkung auf die glatte Muskulatur ist Morphin bei kolikartigen Schmerzen und akuter Pankreatitis nicht geeignet.

Temgesic®

Zusammensetzung
1 Amp. enthält 0,3 mg, eine Sublingual-Tablette 0,2 mg Buprenorphin.

Wirkung
- Buprenorphin ist gemischter Agonist-Antagonist. Es wirkt ca. 25- bis 50-mal stärker als Morphin und besitzt einen Ceiling-Effekt.

Dosierung
1 bis 2 Ampullen i.v. Nach 8 Stunden kann eine Repetition erfolgen. Nachteilig für den Bereich der präklinischen Notfallmedizin ist die Tatsache, dass die Wirkung erst nach 5 bis 15 Minuten eintritt und nach 45 Minuten ihr Maximum erreicht. Positiv ist hingegen die lange Wirkdauer von 6 bis 8 Stunden. Die Gabe kann auch in Form einer Sublingual-Tablette geschehen: 1 bis 2 Tabletten unter der Zunge zergehen lassen, Wiederholung der Dosis nach 8 Stunden.

Nebenwirkungen
- Das Maximum der Atemdepression tritt erst nach 45 Minuten ein. Die negativen hämodynamischen Auswirkungen sind gering und treten erst bei höherer Dosierung auf. Hierbei kann es durch Senkung des pulmonalen und peripheren Widerstandes zu einem Blutdruckabfall und zu einer Senkung der Pulsfrequenz kommen.
- Ein Anstieg des Pulmonalisdruckes ist nicht zu erwarten.
- Verglichen mit Morphin ist die emetische Potenz geringer. Bei einer Überdosierung sind Opiatantagonisten wie Narcanti® (Naloxon) nicht wirksam! Bei einer Atemdepression wird das Analepticum Dopram® angewendet.

Kontraindikationen
Das Präparat darf nicht bei Opiatabhängigen gegeben werden.

Interaktionen
Die Wirkung von anderen Opiaten (Agonisten) kann durch Temgesic® abgeschwächt werden.

Tramal®

Zusammensetzung
1 Ampulle zu 1 ml enthält 50 mg, zu 2 ml 100 mg Tramadolhydrochlorid.

Wirkung
Tramadol ist ein Partialagonist, der nicht unter das BtM-Gesetz fällt. Seit der Unterstellung von Fortral® unter die BtM-pflichtigen Substanzen ist Tramal® vielerorts an dessen Stelle getreten. Es ist das einzige injizierbare Opioid-Analgetikum, das nicht der BtM-Pflicht untersteht. Die antagonistischen Eigenschaften sind nur gering ausgeprägt. Die analgetische Wirkung ist drei- bis fünfmal geringer als die von Morphin und etwa mit Pentazocin vergleichbar.

Dosierung
Initialdosis: 1,0 bis 1,5 mg/kgKG langsam i.v., ggf. Repetition.
Die Wirkung setzt nach 5 bis 8 Minuten ein, erreicht nach 20 Minuten ihr Maximum und hält 3 bis 4 Stunden an.

Nebenwirkungen
- Es können Schwitzen und Sedierung auftreten.
  In therapeutischen Dosen hat Tramal® keinen relevanten Einfluss auf die Atmung und den Pulmonalarteriendruck.
- Die Wirkung auf Blutdruck und Herzfrequenz ist nur sehr gering ausgeprägt.
- Besonders bei rascher Injektion treten sehr häufig Übelkeit und Erbrechen auf.

Interaktionen
Andere Opiate verdrängen Tramadol wegen der größeren Affinität vom Rezeptor und heben damit seine Wirkung auf.

Inkompatibilitäten
Tramal® ist nicht mischbar mit Diazepam (Valium®) und beschränkt verträglich mit Flunitrazepam (Rohypnol®) und Glycerolnitrat (Nitrolingual®).

▶ Rechtliche Aspekte zum Umgang mit BtM im Rettungsdienst

Im Januar 1993 ist die novellierte Fassung der Betäubungsmittel-Verschreibungsverordnung (BtMVV) in Kraft getreten. Sie hat den Umgang mit BtM z.T. erheblich liberalisiert und trägt den Bedürfnissen der Praxis Rechnung.

Neu ist der § 8a BtMVV, der das Verschreiben von BtM für Einrichtungen des Rettungsdienstes und deren Teileinheiten regelt.

Nach § 2 Abs. 4 Satz 2 BtMVV dürfen BtM bis zur Menge eines durchschnittlichen Zweiwochenbedarfs der Rettungsdiensteinrichtung bzw. ihrer Teileinheit, mindestens jedoch die kleinste Packungseinheit verschrieben werden. Die Vorratshaltung soll für jedes BtM den Monatsbedarf nicht überschreiten.

Der Rettungsassistent bzw. -sanitäter darf Arzneimittel, die der Betäubungsmittelverschreibungsverordnung unterstehen, nicht selbstständig verabreichen (§ 13 BtMG).

Es ist dem nichtärztlichen Assistenzpersonal erlaubt, dem Arzt bei der Applikation zu assistieren und für die ordnungsgemäße Lagerung der BtM sowie der Betäubungsmittelbücher zu sorgen.

Betäubungsmittel-Verschreibungsverordnung –- BtMVV
in der Fassung vom 23. Dezember 1992 (BGBl. I S. 2483, 2487)

§ 8a Verschreiben für Einrichtungen des Rettungsdienstes

(1) Für das Verschreiben des Bedarfs an Betäubungsmitteln für Einrichtungen und Teileinheiten von Einrichtungen des Rettungsdienstes finden die Vorschriften über das Verschreiben für den Stationsbedarf nach § 2 Abs. 4 entsprechende Anwendung.

(2) Der Träger oder der Durchführende des Rettungsdienstes hat einen Arzt damit zu beauftragen, die benötigten Betäubungsmittel nach § 2 Abs. 4 zu verschreiben und die monatliche Prüfung nach § 8 Abs. 3 durchzuführen.

(3) Die Aufzeichnung des Verbleibs und Bestandes der Betäubungsmittel nach § 9 in den Einrichtungen und Teileinheiten der Einrichtungen des Rettungsdienstes obliegt dem jeweilig behandelnden Arzt. Es sind Betäubungsmittelbücher nach § 9 Abs. 1 Satz 3 zu führen.

(4) Der Träger oder der Durchführende des Rettungsdienstes hat einen Apotheker damit zu beauftragen, die Verschreibungen über Betäubungsmittel zu beliefern und die Betäubungsmittelvorräte in den Einrichtungen bzw. Teileinheiten der Einrichtungen des Rettungsdienstes mindestens halbjährlich insbesondere auf deren einwandfreie Beschaffenheit sowie ordnungsgemäße und sichere Aufbewahrung zu überprüfen. Zur Beseitigung festgestellter Mängel hat der beauftragte Apotheker dem Träger oder Durchführenden des Rettungsdienstes eine angemessene Frist zu setzen und im Falle der Nichteinhaltung die nach § 19 Abs. 1 Satz 3 des Betäubungsmittelgesetzes zuständige Landesbehörde zu unterrichten.

▶ Nicht-opioide Analgetika

Im Gegensatz zu den opioiden Analgetika sind die Vertreter dieser Gruppe sehr heterogene Verbindungen, die aufgrund ihres Wirkmechanismus ein ähnliches Wirkprofil aufweisen.

Die Tatsache, dass für die präklinische Notfallmedizin vorrangig parenteral zu verabreichende Pharmaka in Betracht kommen, schränkt die Auswahl erheblich ein.

Wirkmechanismus: Prostaglandine sind Gewebshormone, die neben ihren physiologischen Funktionen an der Schmerzentstehung wesentlich beteiligt sind, jedoch selbst nicht schmerzerzeugend wirken. Sie sensibilisieren die Schmerzrezeptoren (Nozizeptoren), indem sie die Schwellendosis für andere Schmerzmediatoren wie Bradykinin, Histamin und Serotonin herabsetzen. Prostaglandine lassen sich in verschiedene Unterklassen aufteilen, die teilweise entgegengesetzte Wirkungen aufweisen. Nachfolgend eine Auswahl von beeinflussten Funktionen:

- Thrombozytenaggregation – Aggregationshemmung (Blutgerinnung),
- Broncholyse – Bronchokonstriktion (Analgetika-Asthma),
- Vasodilatation – Vasokonstriktion (Kreislaufwirkung),
- Ödembildung,
- Hyperalgesie,
- Fieberauslösung,
- Schleimsekretion (Schutz der Magenschleimhaut).

Es leuchtet ein, wenn man pharmakologisch eine Hemmung einer endogenen Stoffgruppe bewirkt, die so unterschiedliche Angriffspunkte hat, dass es zu einer Anzahl von Wirkungen und Nebenwirkungen kommt. Dabei entscheidet das Anwendungsgebiet, ob der ausgelöste Effekt therapeutisch erwünscht oder unerwünscht ist. Gibt man beispielsweise Acetylsalicylsäure (Aspirin®) gegen Schmerzzustände, so ist die Hemmung der Blutgerinnung und damit die Gefahr von Magenblutungen etc. als unerwünschte Nebenwirkung anzusehen. Im Rahmen einer Infarktprophylaxe oder -therapie ist sie hingegen erwünscht.

Die nicht-opioiden Analgetika führen peripher zu einer Hemmung der Bildung von körpereigenen Prostaglandinen und somit zu einer Schmerzlinderung, einer Fiebersenkung und einer Unterdrückung entzündlicher Reaktionen. Darüber hinaus weisen sie mehr oder weniger zentrale analgetische Effekte auf.
Für die Notfallmedizin stehen zwei Wirkstoffe zur Verfügung, die teilweise erhebliche Unterschiede in ihrem Wirkungsspektrum aufweisen.

Aspisol®

Zusammensetzung
Eine Injektionsflasche enthält als Trockensubstanz 0,9 g DL-Lysinomonoacetylsalicylat = 0,5 g Acetylsalicylsäure. Eine Ampulle mit Lösungsmittel enthält 5 ml Wasser für Injektionszwecke.

Indikation
- Aspisol® ist für leichte bis mittlere Schmerzzustände, besonders bei koronarer Herzerkrankung, Entzündungszuständen und zur Thromboseprophylaxe geeignet.
- Es kann mit opioiden Analgetika kombiniert werden und bewirkt so einen analgetisch additiven und antiphlogistischen Effekt.

Wirkung
Die in Aspisol® enthaltene Verbindung stellt die wasserlösliche und damit injizierbare Form der Acetylsalicylsäure (Aspirin®, ASS) dar. Die Wirkstärke zur oralen Applikationsform ist wesentlich größer, wobei das Wirkspektrum qualitativ der oralen Form entspricht. Der Wirkstoff wirkt durch Hemmung der Prostaglandinbiosynthese
- analgetisch,
- antiphlogistisch,
- antipyretisch und
- hemmt die Thrombozytenaggregation (Blutgerinnung).

Daneben zeigt ASS eine Beeinflussung des Zentralnervensystems, wodurch die Wärmeregulation und damit Fiebersenkung erklärt werden kann.

Bei der Behandlung thrombotischer Erkrankungen wie Myokardinfarkt etc. steht die Hemmung der Thrombozytenaggregation im Vordergrund. Hierbei wird die Synthese von aggregationsauslösend und gefäßkonstriktorisch wirkenden Thromboxan A2 bewirkt. Dieses Prostaglandin führt zu einer Verklumpung der Blutplättchen und damit zu einer Gerinnung und Eindickung des Blutes, was bei einem Myokardinfarkt das Geschehen negativ beeinflusst. In der Frühphase kann der Thrombus wieder aufgelöst und damit die Reperfusion ermöglicht werden. Die intrakoronare Lysetherapie oder eine klinische Ballondilatation (PTCA) bleiben hiervon unbeeinflusst.

Aspisol® ⇒ 360

Der frühe Einsatz von Acetylsalicylsäure (ASS) beim Herzinfarkt ist inzwischen in der Therapie etabliert. Die sehr frühe Gabe beim ischämischen Hirninfarkt wurde hingegen nicht ausreichend untersucht. In einer chinesischen Studie mit über 20.000 Patienten erhielt ein Teil der Patienten 160 mg ASS pro Tag. Die Gabe erfolgte innerhalb von 48 Stunden nach den ersten klinischen Zeichen eines Insultes. Die Therapie wurde in der Klinik bis zu vier Wochen weitergeführt. Die relative Risikoreduktion für die Mortalität betrug 14%, dafür stieg die Gefahr von zerebralen Blutungen. Insgesamt betrug der absolute Unterschied nur 0,68% bezogen auf die Sterblichkeitsrate. Die ISIS-2-Studie hat ergeben, dass in den ersten sechs Stunden der Zeitpunkt der Gabe nichts an der Letalitätsrate ändert.

Diskutiert wird die Gabe von ASS beim Tauchunfall, wobei das Medikament Sekundärschäden wie Ödembildung und Gerinnungsstörungen günstig beeinflussen soll. Nach parenteraler Gabe von ASS kommt es nach 2 bis 5 Minuten zu einer signifikanten Hemmung der Plättchenaggregation und zu einer Hemmung unterschiedlicher Prostaglandine. Kapillardurchlässigkeit und Ödembildung werden reduziert. Obwohl zahlreiche Fallberichte die positive Wirkung belegen, fehlen für den Beweis aussagekräftige Studien. Zur kausalen Therapie der schweren Dekompressionskrankheit (DCS) und der zerebralen arteriellen Gas-Embolie (CAGE) steht die rasche Rekompression zur Verfügung. ASS kann in diesen Fällen die Therapie unterstützen. Die Dosierung beträgt in diesem Fall 160 mg i.v., sodass das Risiko von zusätzlichen hämorrhagischen Komplikationen nicht gegeben ist.

Dosierung

Erwachsene erhalten eine Injektionsflasche = 0,5 g langsam i.v., bei starken Schmerzen die doppelte Dosis. Die maximale Tagesdosis beträgt 5 g. Der Eintritt der analgetischen Wirkung setzt nach 4 bis 10 Minuten ein, erreicht nach 20 Minuten ihr Maximum und hält 3 bis 4 Stunden an. Die Thrombozytenaggregationshemmung beginnt nach 2 Minuten. Die Lösung kann einer Kurzinfusion beigemischt werden.

Aspisol®

Nebenwirkungen
- Aspisol® zeigt keine Beeinträchtigung von Atmung und Kreislauf und keine verstärkenden Effekte von Anästhetika, Narkotika oder Sedativa.
- Es tritt keine Sedierung und keine Atemdepression ein.
- Auftreten können hingegen Magenbeschwerden bis hin zu Blutungen. Dies resultiert zum einen aus der gerinnungshemmenden Wirkung, zum anderen aus den negativen Auswirkungen auf die Schleimhaut-Schutzschicht des Magens.
Für die Notfallmedizin dürfte dies, negative Ulcusanamnese vorausgesetzt, von untergeordneter Bedeutung sein.
- Das Auftreten von Überempfindlichkeitsreaktionen wie „Analgetika-Asthma" und Hautveränderungen ist selten.
In sehr seltenen Fällen kann es bei Kindern zu der Auslösung des Reye-Syndroms kommen. Hierbei handelt es sich um eine sehr seltene, jedoch lebensbedrohende Erkrankung, die sich durch lang anhaltendes Erbrechen und Fieber äußert.

Kontraindikationen
Wegen der erhöhten Blutungsgefahr darf Aspisol® nicht angewendet werden bei:
- Magen- und Zwölffingerdarmgeschwüren oder bei erhöhter
- Blutungsneigung,

weiterhin bei
- Asthmatikern,
- werdenden Müttern im letzten Drittel der Schwangerschaft und bei
- gleichzeitiger Therapie mit gerinnungshemmenden Arzneimitteln (Marcumar® etc.).

Interaktionen
Die Wirkung von gerinnungshemmenden und blutzuckersenkenden Arzneimitteln wird erhöht, die von Diuretika (Furosemid, Spirolonacton) vermindert.

Ben-u-ron®

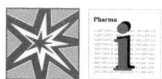

⇒ 364

Zusammensetzung
Ein Suppositorium enthält 125 mg, 250 mg, 500 mg bzw. 1.000 mg Paracetamol.
5 ml Saft (entspr. 1 Messb.) enthalten 200 mg Paracetamol.
Weiterhin stehen Tabletten und Kapseln mit 500 mg Wirkstoff zur Verfügung.
Das Präparat wird von zahlreichen Generika-Herstellern unter dem Wirkstoffnamen angeboten.
Als Perfalgan®: 1 ml enthält 10 mg Paracetamol.

Indikation
- leichte bis mittelstarke, nicht entzündliche Schmerzen,
- Fieber,
- Krämpfe in der Pädiatrie.

Wirkung
Paracetamol (PCM), auch als Acetaminophen bezeichnet, gehört chemisch zur Gruppe der p-Aminophenolderivate.
- Der analgetische Effekt entspricht etwa demjenigen von Acetylsalicylsäure, der antipyretische ist gleich oder etwas stärker, wohingegen der entzündungshemmende deutlich geringer ist.
- Das Analgetikum wirkt stärker hemmend auf die zerebrale Prostaglandinsynthese als ASS, ist jedoch in der Peripherie schwächer wirksam. Dies macht deutlich, warum es pharmakologisch nicht richtig ist, beim Paracetamol von einem „peripheren Analgetikum" zu sprechen.
- Im Hypothalamus wird durch eine Hemmung endogener Pyrogene das Temperaturregulationszentrum beeinflusst, wodurch es zur fiebersenkenden Wirkung kommt.

Paracetamol wirkt nicht direkt spasmolytisch oder antikonvulsiv, kann jedoch Fieberkrämpfe durch seine antipyretische Wirkung durchbrechen.
Seit kurzem steht mit Perfalgan® eine injizierbare Form zur Verfügung.

Ben-u-ron®

Dosierung
Paracetamol wird in Abhängigkeit von Alter bzw. nach Körpergewicht dosiert, in der Regel mit 10 bis 15 mg/ kgKG als Einzeldosis, bis 50 mg/kgKG als Tagesgesamtdosis.

Erwachsene: 500 bis 1.000 mg oral oder i.v., Repetition bis zur vierfachen Einzeldosis,
Kinder von 6 bis 12 Jahren: 250 mg oral oder 500 mg rektal,
Kinder von 1 bis 5 Jahren: 60 bis 120 mg oral oder 250 mg rektal,
Kinder unter 1 Jahr: 60 mg oral oder 125 mg rektal.

Weiterhin stehen Saftzubereitungen zur Verfügung.
Die maximale Plasmakonzentration setzt bei oraler Gabe nach 1 bis 2 Stunden und bei rektaler Gabe nach 3 bis 4 Stunden ein. Die Plasmahalbwertzeit beträgt 1 bis 3 Stunden, ist bei älteren Menschen und nach Überdosierung jedoch verlängert.

Nebenwirkungen
- allergische Hautreaktionen (gelegentlich),
- reversible Niereninsuffizienz (sehr selten).

Verglichen mit Acetylsalicylsäure sind die Nebenwirkungen auf den Magen-Darm-Trakt sowie anaphylaktische Reaktionen mit Bronchokonstriktionen deutlich geringer ausgeprägt, eine Hemmung der Blutgerinnung tritt nicht auf.

Ob Paracetamol bei chronischem Abusus in hohen Dosen ähnlich nierentoxisch wirkt wie Phenacetin, kann gegenwärtig noch nicht beurteilt werden. Über einen euphorisierenden und abhängigkeitsinduzierenden Effekt gibt es kontroverse Ergebnisse.

Bei sachgerechter Anwendung ist das Präparat als sicheres Arzneimittel anzusehen. Da es jedoch eine sehr geringe therapeutische Breite besitzt, kommt ihm aus toxikologischer Sicht eine besondere Bedeutung zu. Hinzu kommt, dass Paracetamol besonders in der Pädiatrie eine große Verbreitung gefunden hat. In Großbritannien stellt das durch Paracetamolvergiftung entstandene Leberversagen inzwischen die häufigste Indikation für die akute Lebertransplantation dar. Die Zahl der Suizide mit dem rezeptfreien Analgetikum in Deutschland ist auf 6% angewachsen.

Ben-u-ron®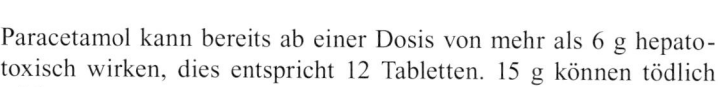

Paracetamol kann bereits ab einer Dosis von mehr als 6 g hepatotoxisch wirken, dies entspricht 12 Tabletten. 15 g können tödlich wirken.
Bei Überdosierung bildet sich ein toxischer Metabolit (N-Acetylchinonimin), der durch die Aminosäure Glutathion in den Hepatozyten abgefangen und entgiftet wird. Sind die Glutathionspeicher erschöpft, reagiert der Metabolit mit schwefelhaltigen Proteinen der Leberzellmembran, was eine Leberzellnekrose zur Folge hat. Ein Leberausfallkoma kann nach einer Latenzzeit von 24 bis 48 Stunden eintreten.
Von großem prognostischen Wert ist der Verlauf der Prothrombinzeit bei schwerem Leberversagen. Je größer die Prothrombinzeit, desto größer die Letalität. Bei einer kontinuierlichen Zunahme der Prothrombinzeit bis zum 4. Tag der Paracetamolaufnahme und einem Wert von über 180 s liegt die Sterblichkeit bei über 90%. In diesen Fällen muss eine Lebertransplantation in Betracht gezogen werden.
Als Antidot gibt man N-Acetylcystein i.v., das den endogenen Entgiftungsmechanismus durch die Zufuhr von schwefelhaltigen Verbindungen unterstützt.
Als sekundäre Gifteliminationsverfahren kommen in Extremfällen die Hämodialyse und die Hämoperfusion in Frage. Das Antidot N-Acetylcystein lässt man nach der Kartusche einlaufen.

Kontraindikationen
- schwere Nieren- und Leberfunktionsstörungen.

Buscopan®

Zusammensetzung
1 Ampulle zu 1 ml enthält 20 mg, eine Stechampulle zu 10 ml 200 mg N-Butylscopolaminiumbromid.

Indikation
- Spasmolyse bei Erkrankungen des Gallenganges und des Darmes,
- Harnleiterkoliken.

Wirkung
Butylscopolaminium gehört zur Gruppe der peripher wirksamen Parasympatholytika mit zusätzlicher neurogener Beeinflussung. Wie Atropin blockiert es als Antagonist die muscarinischen Cholinrezeptoren und verhindert so die Freisetzung von Acetylcholin an den postganglionären Bindungsstellen des parasympathischen Nervensystems. Durch die Verdrängung des Neurotransmitters wird eine Erregungsübertragung verhindert. Durch die Blockierung des Parasympathikus treten folgende erwünschte Wirkungen auf:
- Tonus- und Peristaltikverminderung der glatten Muskulatur im Bereich der abdominalen Hohlorgane,

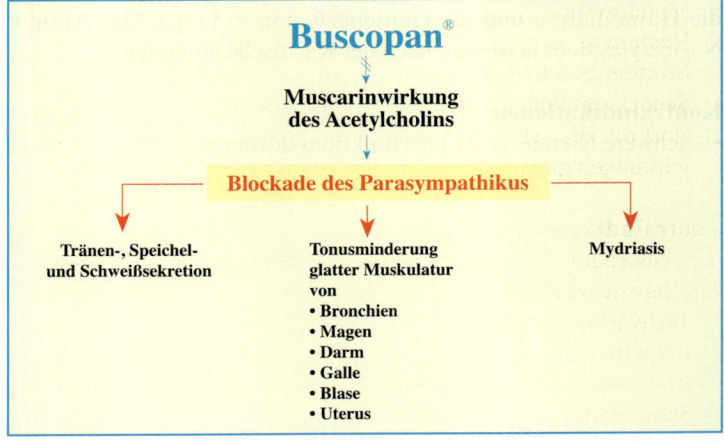

Wirkungsmechanismus Buscopan®

Buscopan® ⇒ 367

- Verminderung der Sekretion von Speichel-, Bronchial- und Schweißdrüsen (teilweise erwünscht).

Dosierung

1 ml (= 20 mg Butylscopolaminium) langsam i.v. oder s.c. Kinder erhalten ¼ Ampulle. Die Wirkung tritt nach 2 bis 4 Minuten (i.v.) bzw. 8 bis 10 Minuten (s.c./i.m.) ein und hält mehrere Stunden an. Gegebenenfalls kann eine Repetition erfolgen. Maximale Tagesdosis: 100 mg.

Nebenwirkungen

Die unerwünschten Wirkungen beruhen auf der parasympatholytischen Beinflussung.
- Infolge eines Wegfalls der schrittmacherhemmenden Parasympathikuswirkung wird die Herzfrequenz erhöht und die atrioventrikuläre Überleitung verkürzt.
- Beim Engwinkelglaukom wird durch eine Behinderung des Kammerwasserabflusses der Augeninnendruck erhöht.
- Durch Wirkung auf unterschiedliche Muskeln am Auge kommt es zu Mydriasis und Akkomodationsstörungen.
- Mundtrockenheit.
- Hemmung der Schweißsekretion mit Wärmestau.
- Miktionsbeschwerden bis zum Harnverhalten.
- Schockreaktionen sind möglich, jedoch sehr selten. Da der Wirkstoff die Blut-Hirn-Schranke nicht überwindet, sind die Nebenwirkungen quantitativ schwächer ausgeprägt als bei Atropin.

Kontraindikationen

Die Anwendungseinschränkungen ergeben sich aus den auftretenden Nebenwirkungen:
- Tachyarrhythmien,
- Engwinkelglaukom,
- Prostataadenom mit Restharnbildung,
- Stenosen im Magen-Darm-Trakt.

Buscopan®

Interaktionen
Die anticholinerge Wirkung von Antihistaminika, Pethidin und Phenothizinen kann bei gleichzeitiger Gabe verstärkt werden.
Die tachykarde Wirkung von β-Sympathomimetika kann erhöht werden.
Buscopan® kann die spasmolytische Wirkung von Novalgin® (Spasmo-Analgetika) oder Nitrolingual® verstärken. Im Einzelfall kann eine Kombination sinnvoll sein.

Novalgin®

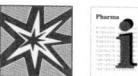

Zusammensetzung
Eine Ampulle zu 2 ml enthält 1g Metamizol-Natrium.

Indikation
- starke Schmerzzustände nach Verletzungen,
- Nieren- und Gallensteinkoliken,
- therapieresistentes Fieber.

Wirkung
Die analgetische Wirkung beruht neben der Prostaglandinhemmung wahrscheinlich auf einer Aktivierung von Neuronen der zentralen Schmerzhemmung. Es wirkt stärker analgetisch und antipyretisch als ASS und hat zudem einen spasmolytischen Effekt, der durch die Kombination mit Spasmolytika wie Buscopan® verstärkt werden kann. Die entzündungshemmenden Eigenschaften sind jedoch wesentlich geringer ausgeprägt. Um eine dem Morphin vergleichbare Wirkung zu erreichen, müssten *theoretisch* 2,5 g appliziert werden.

Dosierung
Erwachsene erhalten 10 bis 20 mg/kgKG = 1 bis 2 ml (= 500 bis 1.000 mg) langsam über 1 bis 2 Minuten i.v. Nach 4 Stunden kann eine Repetition erfolgen. Die Gabe sollte langsam und fraktioniert erfolgen. Die Wirkung setzt nach 4 bis 8 Minuten ein, erreicht nach 15 Minuten ihr Maximum und dauert 3 bis 4 Stunden an.

Nebenwirkungen
- Metamizol verursacht keine Atemdepression, keine Sedierung und keine gastrointestinalen Nebenwirkungen.
- Bei schneller Injektion kann es durch eine Tonusminderung der glatten Muskulatur und Senkung des peripheren Widerstandes zu einem Blutdruckabfall kommen.
- Eine extrem seltene, jedoch lebensbedrohende Nebenwirkung ist die Auslösung einer allergischen Agranulozytose.
  Diese Erkrankung hat eine Letalitätsrate von nahezu 10%, tritt jedoch nach der *BOSTON*-Studie in 1:1,1 Millionen Fällen auf.

Novalgin®

- Ebenfalls selten ist das Auftreten eines anaphylaktischen Schocks.

Kontraindikation
Wegen der möglichen Blutdrucksenkung ist bei Patienten mit einem Blutdruck unter 100 mm Hg eine Risikoabschätzung nötig.

Inkompatibilitäten
Lösungen mit einem sauren pH-Wert führen zu einer Ausfällung von Metamizol.

1.6 Kombinations- und Stufentherapie

Aus pharmakologischer Sicht erscheint eine Stufentherapie sinnvoll, die dem Arzt eine Empfehlung an die Hand geben soll. Darüber hinaus wird das Analgetikum Anwendung finden, mit dem der Benutzer gute Erfahrungen gemacht hat und das er somit sicher einsetzen kann.
- Bei leichteren Schmerzzuständen eignen sich nicht-opioide Analgetika.
- Bei stärkerer Schmerzintensität ist eine Kombination mit zentralen Schmerzmitteln, etwa Tramadol + Metamizol oder Tramadol + ASS möglich.
- Bei stärksten Schmerzen sind stark wirksame Analgetika vom Opioid-Typ Mittel der Wahl. Auch hier kann eine Kombination erfolgen, z.B. mit Sedativa wie Valium® oder Dormicum®. Dies trägt zu einer positiven Modifizierung des Schmerzerlebens und zu einer Schmerzdistanzierung bei. Eine weitere vorteilhafte Kombination ist die Gabe von Opiaten/Opioiden mit emetischem Potential mit dem Neuroleptikum Atosil® (Phenothiazin), welches den negativen Effekt der Übelkeit teilweise antagonisiert und zu einer Anxiolyse führt.

1. Stufe ↓	Metamizol	Acetylsalicylsäure
2. Stufe ↓	Tramadol + Metamizol *oder* Tramadol + Acetylsalicylsäure	
3. Stufe	Morphin	

Stufentherapie

1.7 Wann welches Analgetikum?

▶ Kolikartige Schmerzen
Bei spastischen Schmerzzuständen hat sich besonders Novalgin® bewährt, da es direkt auf den Muskeltonus wirkt. Auch Medikamente, die nicht zu den Analgetika gehören, können gegeben werden. So wirken Benzodiazepine wie Valium® im Bereich der Blase effektiv krampflösend. Bei Nieren- und Gallenkoliken ist der Vasodilatator Nitroglycerin vergleichbar wirksam wie Metamizol. Bei Krämpfen der Hohlorgane ist Morphin nicht geeignet.

▶ Myokardinfarkt
Nicht-opioide Analgetika reichen hier allein meist nicht aus. Bei geringer Schmerzintensität kann Tramal® gegeben werden, das keine atemdepressorischen Effekte aufweist. Geringe Auswirkungen auf die Herzleistung sind von Vorteil.
Durch die gute analgetische Wirkung und die Vorlastsenkung ist auch Morphin sehr gut geeignet. Eine Verstärkung der infarktbedingten Übelkeit kann mit Atosil® oder Psyquil® gemildert werden.

▶ Traumaschmerzen
Je nach Schwere der Schmerzen kommen Opiate/Opioide oder aber auch das Narkotikum Ketanest S® zum Einsatz (Cave: Schädelhirntrauma ohne).
Da im Schock der intravasale Verteilungsraum verkleinert ist, ist eine Dosisanpassung notwendig. Initial sollte nur die halbe der üblichen Dosis fraktioniert gegeben werden. Sinnvoll ist die Verdünnung des Analgetikums mit physiologischer Kochsalzlösung auf 10 ml, um eine genauere Titration vornehmen zu können.
Die pharmakologische Schmerztherapie in der Notfallmedizin lässt sich treffend mit einem Zitat von Pellegrino beschreiben:
„Wir alle können dafür entschuldigt werden, wenn wir Patienten nicht heilen können, aber nicht dafür, dass wir nicht versucht haben, das Leiden und den Schmerz zu lindern".

2. Narkosemittel

2.1 Übersicht

In dieser Gruppe werden Präparate zusammengefasst, die zur Einleitung einer Narkose verwendet werden. Erwähnt werden:

Präparat	Wirkstoff	Gruppe	Ph.-Info
Fentanyl®	Fentanyl	Neurolept-Narkotikum	383
Hypnomidate®	Etomidat	Barbituratnarkotikum	393
Ketanest S®	Esketamin	Analgo-Narkotikum	396
Lysthenon®	Suxamethoniumchl.	depol. Muskelrelaxans	400
Norcuron®	Vencuroniumbromid	periph. Muskelrelaxans	408
Trapanal®	Thiopental	Barbiturat	421

Auch Präparate aus der Reihe der Benzodiazepine, Valium® und Dormicum® werden zur Prämedikation eingesetzt.

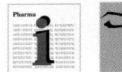

Hypnomidate®

Zusammensetzung
Eine Ampulle zu 10 ml enthält 20 mg Etomidat.

Indikation
- Antikonvulsivum bei Status epilepticus,
- Narkoseeinleitung,
- Supplementierung von Opioiden.

Wirkung
- Etomidat ist ein stark wirkendes, intravenös zu applizierendes Anästhetikum mit kurzer Wirkdauer. Es besitzt keine analgetische Wirkung und muss deshalb ggf. mit Analgetika kombiniert werden.
- Weiterhin besitzt es einen geringen koronardilatierenden Effekt.
- Es übt – ähnlich den Barbituraten Thiopental und Methohexital – wahrscheinlich eine anregende Wirkung auf die GABA-Rezeptoren (Gammaaminobuttersäure) aus. Hieraus resultiert eine dämpfende Wirkung auf die Formatio reticularis des Hirnstamms.
- Die Wirkung ist etwa 15-mal stärker als die von Thiopental. Die Schlafdauer hängt von der Höhe der verabreichten Dosis ab.

Es ergibt sich folgendes pharmakologisches Profil:
- Schlagvolumenindex: weitgehend unbeeinflusst
- Herzfrequenz: weitgehend unbeeinflusst
- LVEDP: weitgehend unbeeinflusst
- myokardialer Sauerstoffverbrauch: weitgehend unbeeinflusst
- peripherer Widerstand: geringfügige Abnahme
- HZV: geringfügige Zunahme
- mittlerer Aortendruck: gleichbleibend oder fällt etwas ab
- Koronardurchblutung: nimmt zu (um 20%)
- koronarer Gefäßwiderstand: nimmt ab
- Atemzugvolumen: nimmt ab (20%)
- Atemminutenvolumen: nimmt ab (20%)
- Atemfrequenz: steigt an (13%)

Hypnomidate®

Die Zahlenangaben in Klammern gelten für herzgesunde Patienten und beziehen sich auf eine Einleitungsdosis von 0,3 mg/kgKG.

Etomidat senkt den zerebralen Sauerstoffverbrauch und die Hirndurchblutung. Diese Effekte sind, verglichen mit den Barbituraten, schwächer ausgeprägt. Gleiches gilt für die Herabsetzung des intrakraniellen Druckes.
Eine Anwendung im Rahmen einer Intubation bei Patienten mit Schädelhirntrauma ist deshalb möglich.
Ob der tierexperimentell nachgewiesene hirnprotektive Effekt infolge einer Verhinderung einer Hypoxie bzw. Anoxie auf den Menschen übertragbar ist, wird kontrovers diskutiert.
Bereits in subhypnotischen Dosen um 0,2 mg/kgKG wirkt Etomidat antikonvulsiv und kann bei therapieresistentem Status epilepticus eingesetzt werden.
Wegen des fehlenden kardiodepressiven Effektes eignet sich Etomidat gut als Narkotikum für die Kardioversion.

Dosierung
Initial: 0,2 bis 0,3 mg/kgKG i.v., Repetition von 0,1 mg/kgKG, Maximaldosis 80 mg.
Intraarterielle Injektionen müssen vermieden werden.
Die Wirkung tritt innerhalb von 10 Sekunden ein und hält 2 bis 3 Minuten an.
Durch eine Vorinjektion von Fentanyl (0,05 bis 0,1 mg i.v.) oder Diazepam können Myoklonien und Dyskinesien verhindert werden.
Die Erholungsphase ist mit 45 bis 60 Minuten verhältnismäßig kurz.

Nebenwirkungen
Eine Gewöhnung, ein Nachschlafphänomen und eine Histaminfreisetzung treten nicht auf. Als unerwünschte Wirkungen können vorkommen:
- Injektionsschmerzen (häufig, tritt bei Etomidat-Lipauro® wegen Sojaöl als Grundlage seltener auf),
- unfreiwillige Muskelbewegungen,

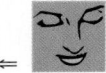

Hypnomidate®

- Die Funktion der Nebennierenrinde wird unterdrückt und führt zu einer Abnahme des Kortisolspiegels. Aus diesem Grund sollte keine kontinuierliche Infusion erfolgen.
- Ein 15 bis 30 Sekunden andauernder Atemstillstand, besonders bei geriatrischen Patienten, ist möglich.
- Da Reflexreaktionen nur wenig beeinflusst werden, kann es im Rahmen einer Intubation zum Anstieg des arteriellen Blutdruckes sowie der Herzfrequenz kommen.

Kontraindikationen
keine

Interaktionen
Bei gleichzeitiger Gabe von Fentanyl wird die Ausscheidung verzögert und die Aufwachphase verlängert.

Da Etomidat zu einer geringen Senkung des peripheren Widerstandes führt, kann die Wirkung von blutdrucksenkenden Pharmaka verstärkt werden.

Inkompatibilitäten
Bei gleichzeitiger Applikation mit Barbituraten, Benzodiazepinen, Furosemid und Katecholaminen kann es zu Ausfällungen kommen.

Ketanest S®

⇒ 396

Zusammensetzung
1 Injektionsflasche enthält 5 mg (5 und 20 ml) bzw. 25 mg (2 und 10 ml) Esketaminhydrochlorid pro ml.

Indikation
- als Kurznarkotikum für diagnostische und therapeutische Eingriffe,
- zur Analgesie bei der Rettung von eingeklemmten Patienten,
- therapieresistenter Status asthmaticus.

Narkoseeinleitung
Indikationen zur präklinischen Narkoseeinleitung sind Polytrauma, schwere Verbrennungen, ausgeprägter Schockzustand und nicht beherrschbarer Status asthmaticus.

Die Vorteile einer Narkoseeinleitung mit Intubation sind ein sicherer Aspirationsschutz, eine optimale Ventilation und eine effektive Analgesie. Wie jedes invasive medizinische Verfahren sind auch bei der Narkose Nachteile und Kontraindikationen zu beachten. Die Methode stellt besondere Anforderungen an Material und Rettungs-

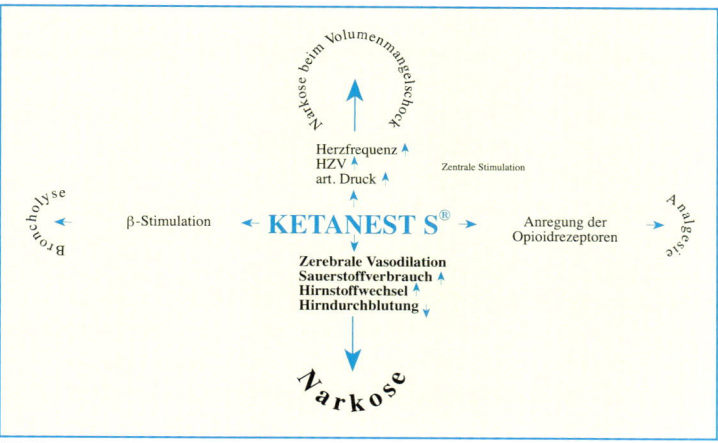

Wirkungsmechanismus Ketanest S®

Ketanest S®

dienstpersonal. Die Narkose am Notfallort birgt eine Reihe von Risiken: Hypoxie, Blutdruckabfall, Fehlintubation, Erbrechen, Aspiration und Überempfindlichkeitsreaktionen können auftreten.

Als *Analgetikum* ist Ketanest S® bei Schmerzen indiziert, die durch Verletzungen der Extremitäten sowie Verbrennung hervorgerufen wurden. Viszerale Schmerzen, wie sie etwa bei einem Bauchtrauma auftreten, werden ebenfalls beeinflusst. Von Vorteil ist hierbei, dass bei einer Untersuchung das Ergebnis nicht beeinträchtigt wird, da die Analgesie nur kurz anhält und damit gut steuerbar ist.

Wirkung

Ketamin ist ein Narkotikum mit kurzer Wirkdauer. Es ist chemisch mit Phencyclidin verwandt, was auch unter dem Namen PCP oder „Angel dust" als halluzinogene Rauschdroge bekannt ist. Ketamin besitzt jedoch nicht diese negativen Eigenschaften.

- Es ruft eine reversible Schmerzausschaltung und eine Sedierung hervor, bei der die Schutzreflexe (Husten und Schlucken) nicht negativ beeinträchtigt werden.
- Der Muskeltonus wird gesteigert.
- Der Patient fällt nach der Gabe in einen tranceähnlichen Zustand, wobei die Augen geöffnet bleiben. Diese Form der Narkose bezeichnet man als „dissoziative Anästhesie", die mit der Neuroleptanalgesie vergleichbar ist.
- Esketamin bewirkt eine zerebrale Vasodilatation und eine Zunahme des Sauerstoffverbrauchs, des Hirnstoffwechsels und des intrakraniellen Druckes, wobei die Hirndurchblutung leicht herabgesetzt wird. Der genaue Wirkmechanismus ist noch ungeklärt. Diskutiert werden cholinerge Mechanismen sowie die Beteiligung von Opioid-Rezeptoren.
- Durch eine Anregung der Kreislauffunktionen kommt es zu einem Anstieg der Herzfrequenz, des Herzminutenvolumens mit erhöhtem Sauerstoffverbrauch und des arteriellen Druckes.

Da die Schmerzhemmung durch Opiatantagonisten aufhebbar ist, vermutet man, dass die Analgesie durch eine Beeinflussung der Opiat-Rezeptoren ausgelöst wird. Bei diesem Rezeptortyp nimmt

Ketanest S®

man eine weitere Unterteilung vor. Esketamin bindet nur an den Typ, der für die Analgesie zuständig ist. Der Rezeptortyp, der für eine Suchterzeugung und eine Atemdepression verantwortlich ist, wird nicht besetzt. Die Analgesie tritt bereits bei Dosen ein, die unterhalb der anästhesierenden Wirkung liegen.

Besonders bei der Narkoseeinleitung beim Volumenmangelschock besitzt Esketamin gewisse Vorteile. In der Phase der Zentralisation wird durch die Gabe des Narkotikums durch den stimulierenden Effekt auf das kardiozirkulatorische System ein Zusammenbruch verhindert.

- Die Anwendung bei Patienten mit Schädelhirntrauma wird kontrovers diskutiert. Einige Studien sprechen für eine Anstieg des intrakraniellen Druckes, was bei diesem Krankheitsbild nachteilig wäre. Als Alternativmedikamente stehen hier Barbiturate oder Etomidat zur Verfügung, die hirndrucksenkende Eigenschaften besitzen.
- Die Wirkung von Ketanest S® beim therapieresistenten Status asthmaticus ist vielfach nachgewiesen, jedoch nicht ursächlich geklärt. Vermutet wird eine sympathomimetische Stimulation und eine damit verbundene Bronchodilatation.

Ketanest S® ist deutlich potenter als der Vorgänger Ketanest®. In Ketanest® lag der Wirkstoff als Gemisch (Racemat) zweier Molekülvarianten (Enantiomere) vor, die zwar die gleiche chemische Formel aufweisen, sich jedoch in der optischen Drehung anders verhalten. Die Annahme, dass Esketamin an den Opiat-Rezeptor bindet, ist nur teilweise richtig. Ein weiterer Hauptangriffspunkt ist der NMDA-Rezeptor (N-Methyl-D-Aspartat), der mit dem PCP-Rezeptor verknüpft ist. Diese NMDA-Bindungsstelle ist in die Gedächtnisfunktion und in die Schmerzinterpretation involviert. Ein NMDA-Agonist kann somit das Lernverhalten beeinflussen, analgetisch und antiepileptisch wirken sowie „neuroprotektive" Wirkungen aufweisen. Das linksdrehende Isomer Esketamin greift bevorzugt am NMDA-Rezeptor an, sein „Bruder", das R (−) Ketamin, hingegen am Opiat-Sigma-Rezeptor. Hierdurch erklärt sich das zum Teil gänzlich

Ketanest S®

unterschiedliche pharmakologische Verhalten in Wirkqualität und -quantität.

Vorteile von S (+) Ketamin gegenüber R (–) Ketamin
- weniger Spontanbewegungen,
- weniger Arrhythmien,
- therapeutischer Index um Faktor 2,5 größer,
- kürzere Aufwachphase,
- anterograde Amnesie geringer,
- Konzentrationsfähigkeit weniger beeinflusst,
- höhere analgetische und anästhetische Potenz.

Anästhetische Potenz von Ketamin: Das Esketamin ist anästhetisch wirksamer als das Racemat Ketanest.

Die Stimulation des Herz-Kreislauf-Systems durch Esketamin wird durch den direkten peripheren Effekt infolge Katecholaminfreisetzung und, das ist möglicherweise die Hauptursache, durch die zentrale sympathische Stimulation ausgelöst. Vergleicht man die kardiozirkulatorischen Effekte beider Ketamine, so ergibt sich hinsichtlich der Blutdrucksteigerung kein Unterschied. Die HF steigt unter S (+) Ketamin deutlich geringer an.

Analgesie: S (+) Ketamin ist gegenüber dem Racemat um den Faktor 1,7 potenter.

Diskutiert wird ein antikonvulsiver, Antiparkinson- und neuroprotektiver Effekt. Um hierüber Beurteilungen treffen zu können, sind weitere Studien notwendig.

Dosierung

Narkotika werden nach der Beurteilung der Narkosetiefe dosiert. Es können deshalb nur Richtwerte genannt werden.
Narkoseeinleitung: initial 0,5 bis 1 mg/kgKG langsam i.v. Als Erhaltungsdosis gibt man 250 mg auf 500 ml NaCl oder Glukose.

Ketanest S® ⇒ 396

Im Perfusor gelangen 250 mg auf 50 ml zum Einsatz.
Analgesie: 0,25 bis 0,5 mg/kgKG i.m., 0,125 bis 0,25 mg/kgKG i.v.
Status asthmaticus: 0,5 bis 1 mg/kgKG.
Die Wirkung tritt nach etwa 30 bis 60 Sekunden ein und hält nach einmaliger i.v. Injektion 5 bis 10 Minuten an. Die Anästhesie dauert ca. 40 Minuten und die Amnesie hält 1 bis 2 Stunden an.
Bei der intramuskulären Injektion beträgt die Initialdosis zur Anästhesie 4 bis 8 mg/kgKG, der Wirkungseintritt ist nach wenigen Minuten erreicht, die Wirkdauer beträgt bis zu 25 Minuten.

Nebenwirkungen
- Bei sehr rascher i.v.-Injektion sind Atemdepressionen möglich.
- Durch die sympathomimetische Wirkung kann es zu Blutdruckanstieg (häufig) und
- Tachykardie (um 15 Schläge/min) kommen. Diese negativen Effekte können mit Diazepam (Valium®) abgeschwächt werden.
- Wegen einer Übererregung der Larynxreflexe kann es zu einer verstärkten Salivation kommen.
- Aufwachreaktionen sowie eine Steigerung des Hirndruckes sind möglich. Halluzinogene Erscheinungen in der Aufwachphase wurden bisher nicht bei Kindern und älteren Patienten beobachtet.

Kontraindikationen
Ketanest S® wirkt sich ungünstig auf den myokardialen Sauerstoffverbrauch aus, weshalb die Gabe bei Herzinfarkt kontraindiziert ist. Beim Schädelhirntrauma mit fehlender Beatmungsmöglichkeit sowie bei Apoplex darf das Narkotikum wegen seiner hirndrucksteigernden Eigenschaften nicht gegeben werden.

Interaktionen
Gemeinsam mit Schilddrüsenhormonen können schwere Hypertonien und Tachykardien auftreten.

Trapanal®

Zusammensetzung
1 Stechflasche zu 20 ml enthält 0,5 g Thiopental-Natrium als Trockensubstanz, die mit 20 ml Aqua für Injektionszwecke in Lösung gebracht wird. 1 ml der zubereiteten Lösung enthält 25 mg Wirkstoff.

Indikation
- Narkoseeinleitung und
- zerebrale Protektion bei Schädelhirntrauma (SHT).

Bei der *Narkose* handelt es sich um einen iatrogenen, reversiblen Verlust des Bewusstseins. Im Gegensatz zum natürlichen Schlafzustand ist der Patient auch durch starke Reize nicht zu erwecken.

Die Haupttodesursache bei einem SHT ist der erhöhte intrakranielle Druck (ICP). Man versucht den erhöhten Druck durch Kurzzeithyperventilation, Oberkörperhochlagerung oder durch pharmakologische Maßnahmen zu senken. Hierzu eignen sich bestimmte Diuretika (Mannitol), Kortikoide und Barbiturate. Für alle Methoden liegen kontroverse Studienergebnisse vor.

Die Barbiturate erfüllen nicht die Hoffnungen, die man eingangs in sie gesetzt hat. Sie werden nicht mehr im Rahmen einer Reanimation

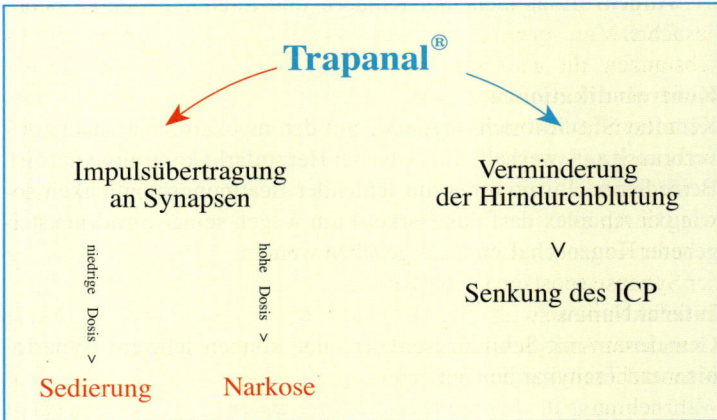

Wirkungsmechanismus Trapanal®

Trapanal®

oder bei posttraumatischer Hirnschädigung eingesetzt, hohe Dosierungen (bis zu 30 mg Thiopental/kg KG), wie sie Safar nach einer Hirnhypoxie vorschlug, gelten als obsolet.

Wirkung
Thiopental gehört zur Stoffgruppe der Barbiturate. Diese so genannten Schlaf erzwingenden Hypnotika wirken je nach Dosierung und Applikationsweg:
- sedativ,
- hypnotisch oder
- narkotisch sowie
- antikonvulsiv.

Außerhalb der Notfallmedizin werden Vertreter dieser Stoffgruppe wegen ihrer geringen therapeutischen Breite und ihres Abhängigkeitspotenzials kaum noch angewendet. Die Benzodiazepine (z.B. Valium®, Dormicum® etc.) sind an ihre Stelle getreten.

Im Bereich der Notfallmedizin treten die erwähnten Nachteile in den Hintergrund, da Barbiturate nur kurzfristig und bei schweren Erkrankungen eingesetzt werden.

Der Wirkmechanismus der Barbiturate ist bisher nicht geklärt.

Der Angriffspunkt liegt in einer relativ undifferenzierten Hemmung des ZNS. Man vermutet eine Beeinflussung bestimmter Überträgersubstanzen, die auch von den Benzodiazepinen gehemmt werden, sowie eine Hemmung des zerebralen Energiestoffwechsels. Thiopental hemmt die Impulsübertragung an den Schaltstellen der Nervenendigungen (Synapsen).

In niedriger Dosierung wird eine sedierende und hypnotische Wirkung durch eine Hemmung *vor* der Synapse (präsynaptisch) und in höherer Konzentration eine Narkose durch eine Beeinflussung *hinter* der Synapse (postsynaptisch) erreicht.

In tiefer Narkose wird eine Muskelrelaxation bewirkt. Im Gegensatz zu anderen Anästhetika, wie beispielsweise Ketanest S®, tritt keine Schmerzhemmung ein. Thiopental führt sogar zu einer verstärkten Wahrnehmung der Schmerzreize. Wegen dieser Hyperalgesie erfolgt die kombinierte Gabe mit einem Analgetikum.

Trapanal®

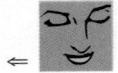

Für den hirnprotektiven Effekt nach SHT können mehrere Faktoren angenommen werden. Durch eine Verminderung der Hirndurchblutung wird eine Senkung des ICP erreicht. Durch eine Vasokonstriktion in gesunden Hirnbezirken kommt es zu einem Anstieg des Perfusionsdruckes in den minderversorgten Arealen und so schließlich zu einer besseren Versorgung derselben. Der gesteigerte Stoffwechsel nach einer Hypoxie wird unterdrückt und die Bildung „freier Radikale", d.h. schädlicher Stoffwechselprodukte, nach einem Sauerstoffdefizit verhindert. Entscheidend für die Wirkung ist eine frühzeitige Applikation.

Ein vergleichbares Barbiturat ist Brevimytal® (Methohexital), das jedoch 2,5-mal stärker wirkt und eine kürzere Wirkdauer besitzt.

Dosierung

Die Dosierung hat individuell nach Wirkung und Allgemeinzustand des Patienten zu erfolgen.

Zur Narkoseeinleitung gibt man Erwachsenen 3 bis 5 mg/kgKG über 10 bis 15 Sekunden i.v. Maximale Gesamtmenge 1 g. Die Wirkung tritt nach etwa 20 Sekunden ein und hält 5 bis 10 Minuten an. Der Nachschlaf dauert 10 bis 30 Minuten. Bei der Hirnödemprophylaxe erhält der Patient initial die gleiche Gabe, wobei nach jeweils 5 bis 10 Minuten die halbe Dosis nachinjiziert werden kann.

Nebenwirkungen

- Recht häufig treten *erregende Effekte* wie Husten, Schluckauf und Laryngospasmen zu Beginn der Narkose auf.
- Ein *Abfall des Blutdruckes* ist nach i.v.-Gabe sehr häufig.
  Beim kreislaufgesunden Patienten ist die kardial depressive Wirkung von Trapanal® nur gering ausgeprägt. Bei Personen mit Hypertonie, Myokardinsuffizienz sowie Hypovolämie sind die negativ inotropen Wirkungen häufiger.
- Bei Überdosierung kann es zu *ventrikulären Arrhythmien* kommen.
- Eine Abflachung der Atmung bis hin zum *Atemstillstand* ist möglich.

Trapanal® ⇒ 421

- Die Lösung ist durch die Zugabe von Lösungsvermittlern stark alkalisch und somit *gewebetoxisch*. Paravenöse Injektionen sind unbedingt zu vermeiden.
- Geschmacksmissempfindung (Knoblauchgeschmack).

Kontraindikationen
- Bei Intoxikationen mit zentraldämpfenden Pharmaka und Alkohol darf Trapanal® wegen einer Wirkungsverstärkung nicht angewendet werden.
- Gleiches gilt bei obstruktiven Atemwegserkrankungen wie Asthma, bei Schockzuständen, Herzrhythmusstörungen, drohendem Kreislaufversagen und schweren Leberschädigungen (Porphyrie).

Interaktionen
Zentraldämpfende Arzneimittel und Alkohol führen zu einer Wirkungsverstärkung.

Notizen

3. Kreislauf

3.1 Übersicht

In dieser Gruppe stehen Präparate, die überwiegend kreislaufwirksam sind, wobei die Übergänge zu anderen Organsystemen wie Herz etc. z.T. fließend sind.

Präparat	Wirkstoff	Gruppe	Ph.-Info
Akrinor®	Theophyllinderivat	Kreislauf-Analeptikum	354
Arterenol®	Noradrenalin	Sympathomimetikum	359
Catapresan®	Clonidin	α-Sympathomimetikum	369
Dobutrex®	Dobutamin	Sympathomimetikum	375
Dopamin Giulini®	Dopamin	endogene Katecholamine	377
Ebrantil®	Urapidil	Sympatholytikum	379
Effortil®	Etilefrin	Sympathomimetikum	380
Lasix®	Furosemid	Diuretikum	398
Novadral®	Norfenefrin	Sympathomimetikum	–

Akrinor®

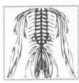

Zusammensetzung
1 Ampulle zu 2 ml enthält 200 mg Cafedrinhydrochlorid und 10 mg Theoadrenalinhydrochlorid.

Indikation
- Hypotonie durch vegetative Dysregulation. Die Ursachen für eine Hypotonie durch akute Vasodilatation sind vielfältig:
  - orthostatische Kreislaufregulationsstörungen,
  - starke Schmerz- oder Schreckreize,
  - Stoffwechselerkrankungen.

Auch Medikamente können, besonders bei Überdosierung, einen auslösenden Faktor darstellen. In Frage kommen Antihypertonika, Antidepressiva sowie Phenothiazine.
Häufig folgt einer starken Hypotension eine Bewusstlosigkeit. Hält diese nur sehr kurzzeitig an und wird durch die liegende Position aufgehoben, so spricht man von einer Synkope. Die erste Maßnahme ist hier eine Autotransfusion mit anschließender Schocklage.
Die Gefäßdilatation kann kombiniert mit einer Bradykardie auftreten, wodurch das Herzzeitvolumen so weit herabgesetzt werden kann, dass durch eine zerebrale Hypoxie Bewusstlosigkeit eintritt.
Für die Therapie des hypovolämischen Schocks ist Akrinor® nicht geeignet, da hierbei bereits eine maximale Gefäßverengung vorliegt, die sich durch die Gabe des vasokonstriktorisch wirkenden Arzneistoffes nicht verstärken lässt. Beim anaphylaktischen Schock sind neben Kortikoiden Adrenalin und Volumen die Mittel der Wahl.
Hauptanwendungsgebiet ist eine Hypotension mit oder ohne Synkope, die durch vegetative Beeinflussung ausgelöst wurde.

Wirkung
Akrinor® ist eines der wenigen in der präklinischen Notfallmedizin gebräuchlichen Arzneimittel, das mehr als einen Wirkstoff enthält. rundsätzlich sind Monopräparate vorzuziehen, da Wirkung und Nebenwirkung überschaubarer sind, was insbesondere bei anaphylaktischen Reaktionen oder Überdosierungen gilt. Ein Kombinations-

Akrinor®

⇒ 354

präparat sollte immer nur dann angewendet werden, wenn klare Vorteile für diese Kombination sprechen.

Bei Akrinor® wirken beide Arzneistoffe synergistisch, d.h. sie ergänzen sich gegenseitig in ihrer antihypotonen Hauptwirkung. Die Wirkung von Theoadrenalin (gebildet aus Theophyllin und Noradrenalin) setzt rasch ein, klingt jedoch schnell wieder ab. Cafedrin (aus Theophyllin und Norephedrin) besitzt hingegen einen verzögerten Wirkungseintritt mit langer Wirkdauer. Das Kreislaufanaleptikum gehört zur Gruppe der β-Sympathomimetika. Beide Wirkstoffe sind Verbindungen des Bronchospasmolytikums Theophyllin und bewirken eine

- Erhöhung des arteriellen Blutdruckes. Während der systolische Wert stark ansteigt, ist die Erhöhung des diastolischen Druckes gering, sodass die Amplitude durch eine Vergrößerung des Herzschlagvolumens erhöht wird.
- Das Herzminutenvolumen wird gesteigert,
- die Herzfrequenz nimmt geringfügig ab.
- Die Durchblutung des Myokards wird verbessert und der Herzmuskelstoffwechsel positiv beeinflusst.
- Der Lungenarteriendruck und der enddiastolische rechtsventrikuläre Druck werden kurzfristig und geringfügig erhöht. Grund hierfür könnte eine Zunahme des venösen Rückstromes sein. Hinzu kommt eine Mobilisierung von Blutreserven aus dem kapazitiven Venensystem.

Dosierung

1 Ampulle zu 2 ml intramuskulär. In lebensbedrohlichen Situationen oder wenn ein sofortiger Wirkungseintritt erwünscht ist, $1/2$ bis 1 Ampulle langsam (1ml/min) intravenös.
Der Wirkungseintritt erfolgt bei der i.m.-Injektion nach 5 bis 10 Minuten und hält 60 bis 90 Minuten an. Nach der i.v.-Applikation tritt die Wirkung sofort ein und ist ausgeprägter, klingt aber schneller ab.
Zur Schockbehandlung: 1 bis 2 Ampullen (hierfür steht eine besondere Zubereitung zur Verfügung) in 500 ml Trägerlösung.

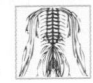

Akrinor®

Nebenwirkungen
- Bei Patienten mit schweren Erkrankungen der Herzkranzgefäße können pektanginöse Beschwerden verstärkt werden. Bei extremer Überdosierung kann als Antidot die Gabe von β-Blockern oder Vasodilatanzien erfolgen.

Kontraindikationen
- Akrinor® sollte nicht bei Patienten mit einer Mitralstenose angewendet werden, da es beim Vorliegen dieser Abflussbehinderung zu einem stärkeren Anstieg des systolischen Druckes und des mittleren Pulmonalarteriendruckes kommen kann. Hiermit verbunden ist eine Widerstandserhöhung in der Lungenstrombahn. Eine weitere Anwendungseinschränkung ist das Engwinkelglaukom sowie Volumenmangelzustände.
- Vereinzelt kann es bei Asthmatikern durch das zugesetzte Stabilisierungsmittel Natriumdisulfit zu Überempfindlichkeitsreaktionen (Erbrechen, Asthmaanfall) kommen.

Wechselwirkungen
Eine kombinierte Anwendung mit β-Blockern kann eine Verstärkung der negativ chronotropen Wirkung nach sich ziehen.

Catapresan®   ⇒ 369

Zusammensetzung
Eine Ampulle zu 1 ml enthält 0,15 mg Clonidin.

Indikation
- Hauptanwendungsgebiet ist die hypertensive Krise, deren Pathophysiologie beim Medikament Ebrantil® besprochen wird.
- Seit einiger Zeit wird Clonidin auch bei der Behandlung der Opiatentwöhnung und bei
- Delirium tremens nach Alkoholentzug eingesetzt.

Der *Alkoholentzug* ist gekennzeichnet durch morgendliches Zittern (Prädelir), epileptische Anfälle, akustische Halluzinationen, Paranoia und Delirium tremens als schwere Form. Beim Alkoholdelir kommt es zu psychischen Symptomen wie Desorientiertheit, Verwirrtheit, Angst, Unruhe bis hin zu schwerster Erregtheit und optischen Halluzinationen. Körperliche Symptome sind Ataxie, epileptische Grand-mal-Anfälle sowie grobschlägiges Zittern. Der Katecholaminspiegel ist im Plasma und im Urin erhöht. Die Letalität beim unbehandelten Delir liegt bei 15 bis 30%. Ab einem bestimmten Zeitpunkt ist eine Durchbrechung des Anfalls durch

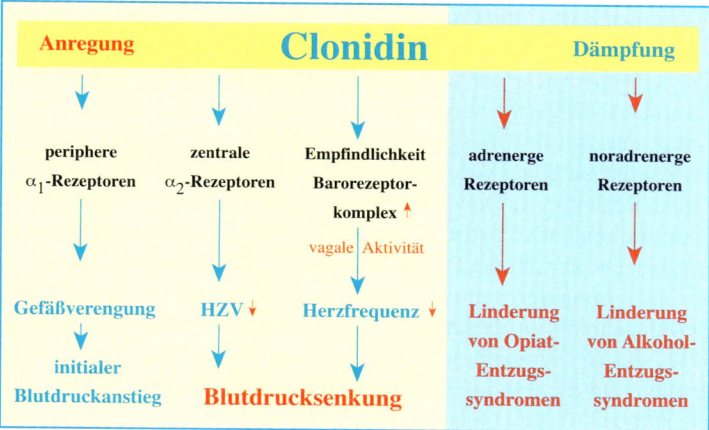

Wirkungsmechanismus Clonidin

Catapresan®

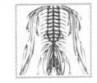

Alkoholzufuhr nicht mehr möglich. Zum Alkoholdelir kommt es in der Regel nur nach regelmäßigem, über zehn Jahre andauernden Alkoholabusus. Die Pharmakotherapie besteht aus der Gabe von Clomethiazol (Distraneurin®), Neuroleptika und Benzodiazepinen.

Wirkung
Clonidin gehört zur Gruppe der α-Sympathomimetika mit zentralem und peripherem Angriffspunkt.
- Als solches stimuliert es die α_2-Rezeptoren und bewirkt eine Senkung des arteriellen Blutdruckes durch eine
- Herabsetzung des Herzzeitvolumens. Der periphere Widerstand wird hingegen kaum beeinflusst.
- Durch eine Erhöhung der Empfindlichkeit des Barorezeptorenreflexes wird die vagale Aktivität am Herzen verändert, was zu einer Abnahme der Herzfrequenz führt. Neben seiner blutdrucksenkenden Wirkung, durch die die Anwendung bei der hypertensiven Krise möglich ist, besitzt Clonidin noch
- analgetische, anxiolytische, zentral dämpfende und antimanische Eigenschaften. Diese psychische Wirkkomponente erklärt die günstige Beeinflussung bei der Behandlung des Opiatentzuges und beim Delirium tremens.

Die kontinuierliche exogene Zufuhr von Opiaten und Opioiden führt zu einer ständigen Stimulation von Opiat-Rezeptoren, was eine Hemmung der von dort ausgehenden noradrenergen Neuronen auslöst. Es kommt zu einer Verminderung der Empfindlichkeit bestimmter Opiat-Rezeptoren (Down-Regulation) und zu einer Steigerung der Empfindlichkeit von adrenergen Rezeptoren (Up-Regulation). Wird die exogene Zufuhr der Opiate beim Entzug unterbrochen, so entfällt die Hemmung der Neuronen, und es kommt zu einer überschießenden Gegenreaktion dieser zuvor gehemmten Nervenzellen. Durch die Gabe des α_2-Sympathomimetikums lässt sich die Aktivität wieder senken und die Entzugssymptome lassen sich mildern. Clonidin ist als Paracefan® zum Opiatentzug zugelassen.
Die Gabe von Clonidin beim Alkoholdelir ist empirisch und vom Bun-

Catapresan®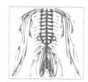

desgesundheitsamt als Zulassung noch nicht anerkannt. Die Wirksamkeit ist jedoch in zahlreichen klinischen Studien belegt. So werden die Symptome, die durch eine gesteigerte noradrenerge Aktivität bedingt sind, gemildert.

Dosierung

Bei der hypertensiven Krise gibt man initial $1/2$ bis 1 Ampulle Catapresan® verdünnt mit mind. 10 ml NaCl-Lösung dem liegenden Patienten. Die Lösung kann unverdünnt auch i.v. oder s.c. gegeben werden.

Einige Autoren empfehlen zur Akuttherapie auch die orale Applikation von Catapresan 150® (0,150 mg). Bis zum Therapieerfolg und unter Blutdruckkontrolle kann stündlich $1/2$ Tablette gegeben werden. Vorteil dieser Methode ist das Ausbleiben eines möglichen initialen Blutdruckanstieges.

Im Perfusor gelangen 3 Ampullen in 50 ml NaCl-Lösung mit 1 bis 5 ml/h (9 bis 45 µg/h) zum Einsatz. Die Wirkung tritt bei der i.v.-Gabe nach etwa 5 bis 10 Minuten ein und hält 1 bis 4 Stunden an. Nach intramuskulärer Injektion tritt die Wirkung nach 15 bis 20, bei oraler nach etwa 30 Minuten ein.

Beim Alkoholentzug erfolgt die Gabe nur oral. Mittlere Dosis sind 4 bis 5 µg/kgKG.

Nebenwirkungen

- Durch die Stimulation der *peripheren* α-Rezeptoren kommt es zu einer Verengung der Gefäße, sodass ein initialer Blutdruckanstieg möglich ist, weshalb die Anwendung bei der hypertensiven Krise in neuerer Zeit kontrovers diskutiert wird.
- Weiterhin möglich sind Sinusbradykardie und AV-Überleitungsstörungen (selten) sowie
- Mundtrockenheit (häufig) und
- Sedierung.

Bei einer Überdosierung ist der α-Rezeptorenblocker Priscol® (Trolazolin) wirksam. 10 mg antagonisieren etwa 0,6 mg oral appliziertes Clonidin.

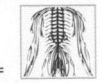

Catapresan®

Kontraindikationen
Die gleichzeitige Gabe mit Diuretika, Vasodilatantien, Neuroleptika und Hypnotika führt zu einer Wirkungsverstärkung.

Dobutrex®

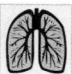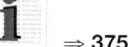

Zusammensetzung
Eine Injektionsflasche enthält 280 mg Dobutaminhydrochlorid, entsprechend 250 mg Dobutamin als Trockensubstanz.

Indikation
- *Herzversagen* bei Herzinsuffizienz und Kreislaufversagen, wo eine Steigerung der Kontraktionskraft des Herzens sinnvoll ist, z.B. Herzinfarkt und
- *kardiogener Schock.*

Bei der *Herzinsuffizienz* ist das Herz nicht mehr in der Lage, eine adäquate Organdurchblutung aufrechtzuerhalten. Die Kontraktilität ist stark herabgesetzt, was ein vermindertes Herzzeitvolumen zur Folge hat und sich in einem Rückstau des Blutes äußert.

Beim *kardiogenen Schock* kommt es zu einem Versagen des linken Ventrikels und damit zu einer Minderdurchblutung der Peripherie. Als Ursache kommen u.a. ein Myokardinfarkt, eine Lungenembolie oder eine Herzbeuteltamponade in Frage. Tachykarde Rhythmusstörungen können durch eine Verkürzung der Diastole zu einer Verschlimmerung eines bestehenden kardiogenen Schocks führen.

Wirkung
Dobutamin gehört wie Adrenalin, Noradrenalin und Dopamin zur Gruppe der Katecholamine, ist jedoch synthetischen Ursprungs. Es stimuliert als Sympathomimetikum vorwiegend die am Herzen vorkommenden β_1-Rezeptoren. Die α-Rezeptoren in den Gefäßen und die β_2-Rezeptoren werden kaum besetzt.

- Dobutamin führt somit zu einer Zunahme von Herzminuten- und Schlagvolumen, einer Steigerung der Koronardurchblutung, insbesondere im ischämischen Bereich, und zu einer Abnahme des peripheren Widerstandes.
- In höherer Dosierung steigert es die Herzfrequenz.
- Ein möglicher Blutdruckanstieg wird durch eine Volumenzunahme in Folge einer Steigerung des Herzminutenvolumens ausgelöst.

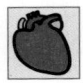 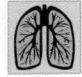

Dobutrex®

Bewährt hat sich die Kombination von Dobutamin mit Dopamin, bei der sich der kräftige inotrope Effekt des Dobutamins mit der Stimulation der α-Rezeptoren und der damit verbundenen verbesserten Nierendurchblutung durch Dopamin günstig verbindet. Diese Kombinationstherapie vereint die hämodynamischen Vorteile beider Substanzen und vermeidet unerwünschte Nebenwirkungen. Hauptindikation dieser Mischung ist die Phase nach erfolgreicher Schocktherapie, nach Reanimation sowie akute Myokardinsuffizienz mit Hypotonie und verminderter Nierenperfusion.

Dosierung

Der größte Teil der Patienten spricht auf eine Dosierung von 2,5 bis 10 µg/kg pro Minute ausreichend an. Die Maximaldosierung beträgt 15 µg/kg/min. Im Perfusor gelangt eine Ampulle in 50 ml Trägerlösung zum Einsatz (1 ml = 5 mg Wirkstoff). Die Trockensubstanz wird in Wasser für Injektionszwecke oder 5%iger Glukoselösung gelöst und direkt vor der Verabreichung weiter verdünnt. Dies kann mit Kochsalz- oder Ringer-Laktat-Lösung geschehen. Die Wirkung setzt 1 bis 2 Minuten nach der Applikation ein und erreicht nach 10 Minuten ihr Maximum. Wird über einen Zeitraum infundiert, der mehr als 72 Stunden beträgt, sind Wirkverluste von Dobutrex® beschrieben worden, die auf eine Verringerung der Rezeptoren zurückzuführen sind, für den präklinischen Einsatz jedoch keine Rolle spielen. Die Dosierung wird durch das Auftreten der klinischen Wirkung bestimmt.

Bei der Kombination Dobutamin/Dopamin wird das Mischungsverhältnis beider Pharmaka durch die Indikation bestimmt. Bei einem Myokardinfarkt als Ursache eines kardiogenen Schocks empfiehlt sich ein Mischungsverhältnis von Dobutamin zu Dopamin von 2:1. Bei einem Vorwärtsversagen nach der Reanimation mit unzureichender Urinproduktion ist das Mischungsverhältnis 1:1 vorzuziehen. Durch diese Kombination lassen sich Nebenwirkungen wie Frequenzsteigerung und Erhöhung des pulmonal-arteriellen Druckes, die für Dopamin typisch sind, weitgehend vermeiden. Je nach Reaktion des Organismus lässt sich die Kombination variieren und

Dobutrex®

somit den individuellen Bedürfnissen anpassen. Kommt es nicht zu einem erwünschten Ansteigen des arteriellen Blutdruckes, wird der Dopaminanteil erhöht; kommt es hingegen zu einer Tachykardie oder Arrhythmie, steigert man die Menge des Dobutamins. Mit einer Infusionspumpe werden beide Katecholamine genau dosiert.

Nebenwirkungen
- Arrhythmien,
- Übelkeit,
- Tachykardien,
- Anginaschmerz,
- Herzklopfen und
- Blutdruckanstieg sind Erscheinungen, die dosisabhängig sind und bei weniger als 10 µg/kg/min selten auftreten und sich meist nach einer Dosisreduktion zurückbilden.

Kontraindikationen
Bei tachykarden Arrhythmien und Volumenmangel sollte Dobutrex nicht angewendet werden.

Inkompatibilitäten
Physikalische Unverträglichkeiten bestehen mit alkalischen Lösungen wie Natriumbicarbonat, weiterhin mit Furosemid (Lasix®) und Heparin-Natrium.
Die Trockensubstanz sollte initial nicht in Salzlösungen gelöst werden, da diese die Löslichkeit von Dobutrex herabsetzen. Eine Weiterverdünnung mit diesen ist jedoch möglich. Vor der weiteren Verdünnung kann die Lösung ohne Aktivitätsverlust bei Raumtemperatur 6 Stunden aufbewahrt werden. Aus hygienischen Gründen sollte die Weiterverdünnung und Applikation jedoch baldmöglichst erfolgen. Lösungen, die Dobutrex® enthalten, können sich rosa verfärben. Diese Färbung kann durch Oxidation stärker werden und stellt keinen wesentlichen Wirkstoffverlust dar.

Dopamin Giulini®

Zusammensetzung
Eine Ampulle Dopamin Giulini® zu 5 ml enthält 50 mg,
eine Ampulle Dopamin Giulini® 200 zu 10 ml enthält 200 mg,
eine Ampulle Dopamin Giulini® 250 zu 50 ml enthält 250 mg,
eine Ampulle Dopamin Giulini® 500 zu 50 ml enthält 500 mg Dopaminhydrochlorid.

Indikation
Niedrige Dosierung:
- drohendes Nierenversagen,
- Einsatz sinnvoll zur forcierten renalen Ausscheidung bei Intoxikationen mit Antiarrhythmika und Barbiturat-Hypnotika.

Nierenversagen: Dopamin ist das einzige Katecholamin, das spezifisch die Durchblutung der Niere und damit die Diurese erhöht. Dieser Effekt kommt durch eine Gefäßerweiterung im Bereich des renalen Gefäßbettes zustande. Bei einer Dosierung um etwa 5 µg wird die Nierendurchblutung zusätzlich durch eine Erhöhung des HZV infolge β-Rezeptoren-Stimulation gesteigert.

Dopamin

Dosis	Rezeptoren	Kontraktilität	HZV	periph. R	RR	Nierendurchblutung	Indikation
niedrig	DA β_1	↑	↑	↓	0	↑	Nephrologie
mittel		↑↑	↑↑	↑	↑	0	Kardiologie
hoch	α	↑↑↑	↑↑	↑↑	↑↑	↓	sept. Schock

Wirkungsspektrum Dopamin

Dopamin Giulini®

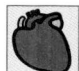 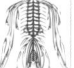

⇒ 377

Um einen synergistischen Effekt zu erreichen, ist eine Kombination mit dem Diuretikum Furosemid (Lasix®) möglich.

Intoxikationen: Bei Vergiftungen mit negativ chrono- und inotropen Arzneimitteln wird das Katecholamin eingesetzt, um die kardiodepressiven Wirkeffekte zu kompensieren. Bei Intoxikationen mit Hypnotika (Carbromal- und Barbitursäurederivate) ist hingegen der diuresesteigernde Effekt Grund der Anwendung. Positive Begleitwirkung ist dabei die Steigerung des häufig gesenkten Herzzeitvolumens.

Mittlere bis hohe Dosierung:
- kardiogener Schock,
- septischer Schock,
- Vorwärtsversagen des Herzens mit Blutdruckabfall,
- PEEP-Beatmung.

Bei *Schockzuständen* infolge niedriger Herzauswurfleistung ist neben der Basistherapie – Azidoseausgleich, Sauerstoff- und Volumengabe, Analgesie und Sedierung – Dopamin das Mittel der Wahl. Der Ausgleich eines Volumenmangels sowie die Therapie von Tachyarrhythmien sollte nach Möglichkeit vor der Applikation erfolgen.

Um beim *septisch-toxischen Schock* eine adäquate Wirkung zu erzielen, sind extrem hohe Dosen notwendig. Um die ausgeprägte periphere Vasodilatation bei dieser Schockform zu reduzieren, sind u.U. Gaben über 100 µg/kg/min notwendig.

Unerwünschte Effekte einer *Überdruckbeatmung* können eine Abnahme des HZV und eine verminderte Diurese mit Natriumretention sein. Ohne die Ventilationsverhältnisse nennenswert zu beeinflussen, führt Dopamin zu einer Kompensierung dieser Negativwirkung bei der PEEP-Beatmung.

Wirkung

Dopamin gehört wie Adrenalin und Noradrenalin zur Gruppe der endogenen Katecholamine. Im zentralen und peripher-vegetativen Nervensystem nimmt es die Stelle eines Neurotransmitters ein. Es bindet an α-, β_1-, β_2- und Dopamin-Rezeptoren. Je nach Höhe der

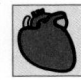 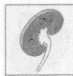

Dopamin Giulini®

Dosis kommt es zu einer unterschiedlich starken Interaktion mit den jeweiligen Rezeptortypen. Hieraus resultiert die Indikationstrias
- nephrologische Indikation bei niedriger,
- kardiale Indikation bei mittlerer und
- septischer Schock bei hoher Dosierung.

Niedrige Dosierung:
Bei einer Gabe von 2 bis 3 µg/kg/min kommt es zu einer
- Stimulierung von Dopamin-Rezeptoren (DA_1-Rezeptor) in der Niere, die mit einer Steigerung der renalen Durchblutung und der Diurese verbunden ist. Die Beeinflussung von β_1- und β_2-Rezeptoren bei einer Dosierung von 3 bis 5 µg bewirkt zusätzlich eine
- geringe Senkung des arteriellen Druckes,
- geringe Erhöhung des Herzzeitvolumens,
- geringe Steigerung der Kontraktilität.
Eine Aktivierung von β_2-Rezeptoren hat eine
- geringe Senkung des peripheren Widerstandes zur Folge.

Durch die Vasodilatation der Nieren- und Mesenterialgefäße werden die glomeruläre Filtrationsrate und die Urinausscheidung gefördert. Bei Patienten mit Herzinsuffizienz ist zusätzlich eine erhöhte Natriumausscheidung nachweisbar.
Der positiv inotrope Effekt resultiert aus einer indirekten α-Rezeptorwirkung, die zu einer Freisetzung von Noradrenalin führt, und aus der direkten β-sympathomimetischen Wirkkomponente des Dopamins. Eine Folge der Freisetzung von Noradrenalin kann eine Entleerung der präsynaptischen Speicher sein, wodurch es zur Wirkungsabschwächung von Dopamin kommen kann. Dieser Effekt besitzt jedoch nur bei längerer Therapiedauer eine Relevanz.

Mittlere Dosierung:
Bei einer Gabe bis zu 10 µg/kg/min werden überwiegend die β_1-Rezeptoren angeregt, woraus sich folgende hämodynamische Effekte ergeben:
- Nierendurchblutung unbeeinflusst,

Dopamin Giulini®

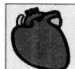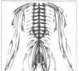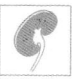

- geringer Anstieg des arteriellen Druckes,
- starke Erhöhung des Herzzeitvolumens,
- starke Steigerung der Kontraktilität.

Die Vasodilatation infolge β_2-Stimulation ist nur sehr gering ausgeprägt. Die Vasokonstriktion der peripheren Gefäße sowie die Blutdrucksteigerung (besonders des diastolischen Druckes) können im Einzelfall zu einer Afterload-Erhöhung im linken Ventrikel und zu einem Druckanstieg im Bereich der Pulmonalarterie führen.

Hohe Dosierung:
Bei Dosierungen über 10 µg/kg/min kommt es zu einer ausgeprägten Anregung der α-Rezeptoren und damit zu einer Wirkung wie beim Noradrenalin:
- Senkung der Nierendurchblutung,
- starker Anstieg des arteriellen Druckes,
- starke Erhöhung des Herzzeitvolumens,
- extreme Steigerung der Kontraktilität,
- mäßige Zunahme der Herzfrequenz,
- ausgeprägte Steigerung des peripheren Widerstandes.

Bei dieser hohen Dosisgabe sind Wirkungen am Dopamin- und β-Rezeptor kaum zu verzeichnen. Die Wirkung wird durch die Beeinflussung der α-adrenergen Rezeptoren geprägt.

Dosierung
Da Dopamin mit einer Wirkungsdauer von etwa einer Minute einem raschen Abbau unterliegt, ist eine kontinuierliche Infusion mit Hilfe des Perfusors nötig. Die Möglichkeit eines differenzierten Monitorings muss gegeben sein.
Die 5-ml-Zubereitung mit 50 mg und die 10-ml-Zubereitung mit 200 mg Dopamin werden mit Trägerlösung verdünnt. Dopamin Giulini 250 und 500® gelangen in der Infusionspumpe unverdünnt zum Einsatz. Die Dosierungsangaben stellen nur eine Richtlinie dar, die je nach Wirkung und Krankheitsbild modifiziert werden muss.

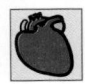

Dopamin Giulini®

Nephrologische Indikation: 2 bis 3 µg/kg/min (bei 70 kgKG: 1,6 bis 2,5 ml/h).
Kardiologische Indikation: 10 µg/kg/min (bei 70 kgKG: 8,4 ml/h).
Septischer Schock: 20 µg/kg/min (bei 70 kgKG: 16,8 ml/h) oder mehr, Dosierung nach Wirkung. Für diese Indikation stehen Zubereitungen mit 200 mg auf 10 ml und 500 mg Dopamin auf 50 ml in Form von Infusionskonzentraten zur Verfügung.

Die Infusion sollte nach Stabilisierung der Symptomatik nicht abrupt abgebrochen werden. Es empfiehlt sich, die Tropfenzahl ausschleichend zu reduzieren.
Die Dosisangaben beziehen sich auf 250 mg Dopamin in 50 ml Trägerlösung (NaCl).

Nebenwirkungen
Das Auftreten unerwünschter Wirkungen ist stark dosisabhängig.
- Durch die positiv chronotrope Wirkung sind Tachykardien und Tachyarrhythmien möglich.
- Durch eine Steigerung des myokardialen Sauerstoffverbrauchs kann es zu pektanginösen Beschwerden kommen.
- Bei höherer Dosierung nimmt das Risiko von Herzrhythmusstörungen und
- eines Ansteigens des linksventrikulären enddiastolischen Druckes zu.
- Hautnekrosen sind durch eine Blutumverteilung zuungunsten von Haut und Muskulatur möglich. Dies gilt in besonderem Maße bei höherer Dosierung oder bei Durchblutungsstörungen infolge von Gefäßerkrankungen. Bei paravenöser Injektion können zur Schadenslimitierung 5 bis 10 mg des α-Blockers Phentolamin (Regitin®) 1:10 verdünnt mit NaCl-Lösung s.c. appliziert werden, ggf. in Kombination mit einem Lokalanästhetikum.

Kontraindikationen
Das Präparat sollte nicht gegeben werden bei Tachyarrhythmien und Schilddrüsenüberfunktion. Durch den Zusatz des Stabilisators (Sul-

Dopamin Giulini®

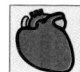 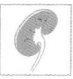 ⇒ **377**

fit) muss von einer Anwendung bei Asthmatikern mit entsprechender Überempfindlichkeit abgeraten werden.

Interaktionen
Dopamin ist ein gutes Beispiel dafür, dass Arzneimittelwechselwirkungen im Rahmen einer Kombination nicht immer nachteilig sein müssen.
Das Katecholamin lässt sich mit einer Reihe von Pharmaka kombinieren, um eine synergistische oder gar überadditive Wirkung zu erreichen und somit die Dosis zu reduzieren.

Dopamin/Dobutamin: Die kombinierte Behandlung mit diesen beiden Katecholaminen wird häufig bei kardiogenem und septischem Schock, Low-output-Syndrom und bei therapieresistenter Herzinsuffizienz angewendet. Der Folgeeffekt ist eine Zunahme des systemarteriellen Mitteldruckes, eine verbesserte Nierenperfusion und eine Ökonomisierung der Herzarbeit. Mögliche Nebenwirkung einer alleinigen Dopamin-Gabe wie Tachyarrhythmie und überproportionale Gefäßverengung können so vermieden werden (siehe auch Dobutrex®).

Dopamin/Nitroglycerin: Folge dieser Kombination ist eine größere Steigerung des Herzzeitvolumens und des Herzindex, wobei der linksventrikuläre Füllungsdruck abnimmt. Hieraus resultieren eine Zunahme des kardialen Fördervolumens und eine Druckreduktion im kleinen Kreislauf. Indikation dieser Therapie sind schwere hämodynamische Auswirkungen im Rahmen des kardiogenen Schocks und der Linksherzinsuffizienz.
Durch die gemeinsame Applikation mit einem Vasodilatator ist ein Einsatz auch bei erhöhtem Preload und herabgesetzter Kontraktilität möglich, wo eine Dopamin-Monotherapie pharmakologisch eher ungünstig wäre.

Dopamin/Adrenalin – Dopamin/Noradrenalin: Die gemeinsame Applikation dieser Katecholamine führt zu einer effizienteren Ver-

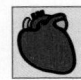 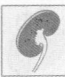

Dopamin Giulini®

besserung der hämodynamischen Situation als eine Dosissteigerung einer Dopamin-Monotherapie.
Indikation ist eine dopaminresistente arterielle Hypotonie.

Dopamin/Furosemid: Ziel dieser Kombination zweier Pharmaka mit unterschiedlichem Wirkungsort ist eine Steigerung der Diurese und Natriurese bei Nierenversagen mit Oligurie, wo eine Monotherapie keinen ausreichenden Behandlungserfolg erbracht hat.

Unerwünschte Interaktionen sind zu erwarten bei der gleichzeitigen Verabreichung mit Präparaten, die eine dopaminantagonistische Wirkung aufweisen und somit den vasodilatierenden Effekt von Dopamin aufheben, z.B. Phenothiazin (Atosil®). Über die Wirkungsbeeinflussung mit Haloperidol (Haldol®) liegen kontroverse Studienergebnisse vor.
Antidepressiva, die den Abbau der Monoaminoxidase hemmen (MAO-Hemmer wie Parnate®), führen zu einer Hemmung des Katecholaminabbaus, die eine Dosisreduktion auf $1/10$ erforderlich macht.

Inkompatibilitäten
Eine Inaktivierung von Dopamin findet durch alkalische Infusionslösungen (Natriumbicarbonat) statt.

Ebrantil®

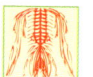

⇒ 379

Zusammensetzung
1 Ampulle zu 5 ml enthält 25 mg Urapidil.
1 Ampulle zu 10 ml enthält 50 mg Urapidil.

Indikation
Hypertensive Krise sowie kontrollierte Blutdrucksenkung bei Patienten während und/oder nach operativen Eingriffen.
Eine feststehende Grenze, ab wann man von einer hypertensiven Krise spricht, kann nicht angegeben werden. Ab systolischen Blutdruckwerten von 220 bis 250 mm Hg können beim Patienten irreversible Folgen auftreten. Die Ursachen für einen dramatischen Blutdruckanstieg können vielfältig sein:
- *kardiovaskulär* ein hyperkinetisches Herzsyndrom oder ein AV-Block,
- *neurogen eine* gesteigerte Sympathikusaktivität. Weiterhin kann die Hypertonie durch
- *hormonelle* Ursachen, durch
- Vergiftungen (Kohlenmonoxid) oder einfach durch das
- plötzliche Absetzen von blutdrucksenkenden Pharmaka ausgelöst werden.

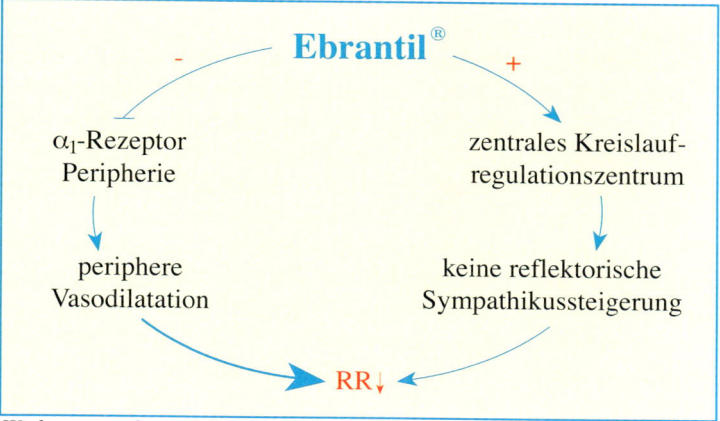

Wirkungsmechanismus Ebrantil®

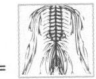

Ebrantil®

Wirkung

Ebrantil® gehört zur Gruppe der α-Sympatholytika, die auch als α-Blocker oder Adrenozeptorenblocker bezeichnet werden. Dies bedeutet, dass der Arzneistoff in der Lage ist, bestimmte Rezeptoren (Bindungsstellen) des Sympathikus zu blockieren und damit dessen Wirkung aufzuheben. Um eine genaue Beschreibung der Wirkung von Pharmaka vornehmen zu können, unterteilt man die α-Rezeptoren in $α_1$ und $α_2$. $α_1$-Rezeptoren befinden sich im

- Herzen (geringe Erhöhung der Kontraktionskraft),
- in den Gefäßen (Kontraktion = Blutdruckanstieg),
- in der Bronchialmuskulatur (Kontraktion),
- weiterhin in der Muskulatur des Uterus,
- im Urogenitaltrakt und
- am Auge.

$α_2$-Rezeptoren sind im Magen-Darm-Trakt und in den Stoffwechselorganen lokalisiert.

In Klammern sind jeweils die Wirkungen am Organ angegeben, wenn die Rezeptoren stimuliert werden. Da Urapidil eine Hemmung der Rezeptorwirkung vom $α_1$-Typ auslöst, wird das Gegenteil erreicht.

- Die Folge ist eine *periphere* Vasodilatation und damit eine Senkung des Blutdruckes.
- Weiterhin besitzt Urapidil einen *zentralen* Angriffspunkt: Es moduliert die Aktivität des Kreislaufregulationszentrums, wodurch eine reflektorische Zunahme des Sympathikustonus (der einen Blutdruckanstieg bewirken würde) verhindert wird.
- Die Herzfrequenz bleibt unter einer Urapidilgabe weitgehend konstant, und das Herzzeitvolumen wird nicht erniedrigt.

Neuere Untersuchungen belegen, dass Ebrantil® die Autoregulation der zerebralen Durchblutung nicht beeinflusst und den intrakraniellen Druck nicht erhöht. Diese negativen Eigenschaften besitzen hingegen viele blutdrucksenkende Arzneimittel (z.B. Verapamil, Nifedipin, Nitroglycerin u.a.). Aus diesem Grund ist Ebrantil® auch bei zerebraler, hypertoner Massenblutung geeignet. Ein initialer Druckanstieg soll wegen geringer peripherer Beeinflussung unterbleiben.

Ebrantil®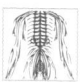

Dosierung

Unter laufender Blutdruckkontrolle werden 10 bis 50 mg Urapidil langsam intravenös appliziert. Sollte nach dieser Bolusgabe eine Blutdrucksenkung ausbleiben, kann eine repetitive Injektion erfolgen. Um das Blutdruckniveau aufrechtzuerhalten, wird eine Dauerinfusion durchgeführt. Dazu werden in 500 ml Trägerlösung (z.B. Kochsalz- oder Glukoselösung) 250 mg Urapidil gelöst. Im Perfusor gelangen 20 ml Injektionslösung (= 100 mg Wirkstoff) auf 50 ml verdünnt zum Einsatz. Die Tropfgeschwindigkeit wird durch das individuelle Blutdruckverhalten des Patienten bestimmt. Die initiale Richtgeschwindigkeit beträgt 2 mg/min, die Erhaltungsdodis 9 mg/h. Die Wirkung ist nach etwa 5 Minuten zu erwarten und dauert mehrere Stunden an.

Bei einer Überdosierung wird der Patient in Schocklage gebracht und eine Volumensubstitution durchgeführt. Sollte dies erfolglos bleiben, können gefäßverengende Pharmaka (z.B. Akrinor®, Effortil®) gegeben werden.

Nebenwirkungen

- Kopfschmerzen,
- Schwindel,
- Erbrechen und
- pektanginöse Beschwerden können bei zu rascher Blutdrucksenkung auftreten.
- Als Antwort auf die periphere Vasodilatation kann es in seltenen Fällen zu einer Reflextachykardie und damit zu einer teilweisen Kompensation der Blutdrucksenkung kommen.

Kontraindikationen

Ebrantil® sollte, soweit bekannt, nicht bei einer Aortenisthmusstenose angewendet werden. Hierbei handelt es sich um eine bestimmte Form einer Einengung im thorakalen Bereich. In der Schwangerschaft liegen für die Anwendung noch keine ausreichenden Erkenntnisse vor.

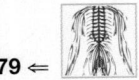

Ebrantil®

Interaktionen
Das Diuretikum Furosemid (Lasix®) kann die blutdrucksenkende Wirkung von Ebrantil® erhöhen.

Inkompatibilitäten
Wegen seiner sauren Eigenschaften sollte Ebrantil® nicht mit alkalischen Lösungen (z.B. Natriumbicarbonat) gemischt werden, da eine Trübung und Ausfällung möglich ist.

Effortil®

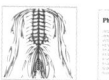 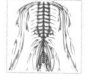

⇒ 380

Zusammensetzung
Eine Ampulle zu 1 ml enthält 10 mg,
eine Infusionsampulle zu 5 ml 50 mg Etilefrinhydrochlorid.

Indikation
- hypotone Kreislaufregulationsstörungen,
- Kollaps, Synkope,
- Schockzustände mit Verminderung des Herzzeitvolumens und des venösen Rückstroms infolge kardialer Grunderkrankung.

Wirkung
Etilefrin ist ein direktes Sympathomimetikum und in seiner Kreislaufwirkung dem Adrenalin ähnlich. Im Gegensatz zu diesem ist die Beeinflussung der α-Rezeptoren schwächer, die der β-Rezeptoren stärker ausgeprägt.
- Im Vordergrund der sympathomimetischen Wirkung steht die Stimulation der β_1-Rezeptoren am Herzen. Als Folge hiervon kommt es zu einer dosisabhängigen Steigerung der Kontraktionskraft und der Herzfrequenz bei Abnahme des peripheren Widerstandes. Hieraus resultiert eine Zunahme des Schlag- und Herzminutenvolumens und des systolischen Blutdruckes. Eine Auswirkung auf die β_2-Rezeptoren im Bronchialsystem und in den Stoffwechselorganen ist nur gering vorhanden.
- Da sich auch im Uterus β_2-Rezeptoren befinden, kann es bei schwangeren Patientinnen zu einer Relaxation der Gebärmuttermuskulatur kommen.

In hoher Dosierung (0,7 mg/min = 12 µg/kg/min) werden die α-adrenergen Rezeptoren angeregt, was zu einer peripheren Vasokonstriktion führt, die eine Erhöhung des diastolischen Blutdruckes nach sich zieht. Aufgrund reflektorischer Gegenregulation wird die vorangegangene Frequenzsteigerung unterdrückt. Eine Erhöhung des Herzzeitvolumens bleibt dennoch bestehen, da durch die gleichzeitige Gefäßverengung der Blutfluss zum Herzen verstärkt wird. Die Koronardurchblutung wird durch eine Erhöhung des mittleren Aortendruckes gesteigert.

Effortil®

Effortil® ist sicherlich kein ausgesprochenes Notfallarzneimittel. Dennoch sehen nach einer Studie immerhin 27% der befragten Notärzte das Medikament als unbedingt erforderlich und die gleiche Anzahl als wünschenswert an.

Nach Ansicht des Verfassers liegt der Einsatzschwerpunkt der Therapie bei nicht lebensbedrohenden Hypotensionen wie Synkopen oder solchen nach psychischer Überlastung.

Dosierung

Die intravenöse Anwendung sollte bevorzugt als Infusion erfolgen. Die mittlere Dosis beträgt 6 µg/kgKG/min. Dies entspricht 1 bis 4 ml Infusionslösung pro Stunde.

Bei schwerem Kreislaufversagen kann $^1/_2$ bis 1 Ampulle zu 1 ml langsam i.v. injiziert werden, die Wirkung tritt nach etwa 2 Minuten ein. Auch die intramuskuläre oder subkutane Anwendung ist möglich.

Die Dosierung erfolgt unter ständiger Kontrolle von Blutdruck und Puls. Der Effekt ist abhängig von der applizierten Menge. So steigt nach intravenöser Injektion von 2 mg der systolische Blutdruck um 10 bis 30 mm Hg an, bei 5 mg um 30 bis 50 und bei 10 mg um 30 bis 70 mm Hg. Bei der Infusion reichen 0,5 mg/min, um ein Steigerung um 10 bis 30 mm Hg zu bewirken.

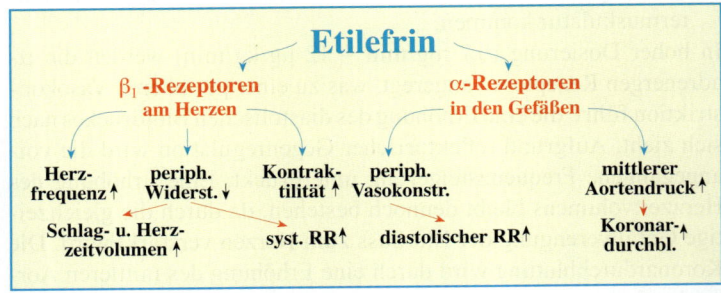

Wirkungsmechanismus Etilefrin

Effortil®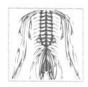

Nebenwirkungen
- Wegen der β-sympathomimetischen Wirkung kann es zu Herzklopfen und Tachykardie kommen.
- Bei älteren Patienten sind Angina-pectoris-artige Beschwerden möglich.
- Bei hohen Dosen und i.v.-Injektion besteht die Gefahr einer Arrhythmie.
- In seltenen Fällen kommt es im letzten Trimenon einer Schwangerschaft zum Einsetzen der Wehentätigkeit.
- Bei paravenöser Injektion ist die Gefahr von Gewebsnekrosen gegeben.

Kontraindikationen
- Bei Engwinkelglaukom und
- bekannter Hypothyreose sollte Effortil nicht gegeben werden.
- Vorsicht ist geboten bei älteren Patienten mit Arteriosklerose und Koronarinsuffizienz.

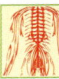 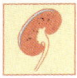

Lasix®

Zusammensetzung
Eine Ampulle Lasix® zu 2 ml (4 ml) enthält 20 mg (40 mg) Furosemid.
Eine Ampulle zu 25 ml als Infusionslösung enthält 250 mg Furosemid.

Indikation
Das Medikament wird eingesetzt bei
- hypertonen Krisen,
- Lungenödem, Ödembildung (Aszites, Schwangerschaftsödemen, renalen Ödemen)
- sowie zur Steigerung der renalen Giftelimination.

Die *forcierte Diurese* wird durchgeführt, um bei Vergiftungen die renale Ausscheidung des Toxins zu steigern. Mittel der Wahl ist hierzu das Diuretikum Furosemid®, das in Verbindung mit Elektrolyten und Glukose infundiert wird. Durch eine Anhebung oder Senkung des Urin-pH-Wertes kann der Erfolg der Diurese gesteigert werden. Eine Alkalisierung steigert die Ausscheidung schwacher Säuren (Analgetika von Salicylattyp, Hypnotika mit Barbitursäure). Eine Änderung des pH-Wertes in den sauren Bereich begünstigt die Elimination schwacher Basen wie Amphetaminen, Methadon und Ephedrin. Die-

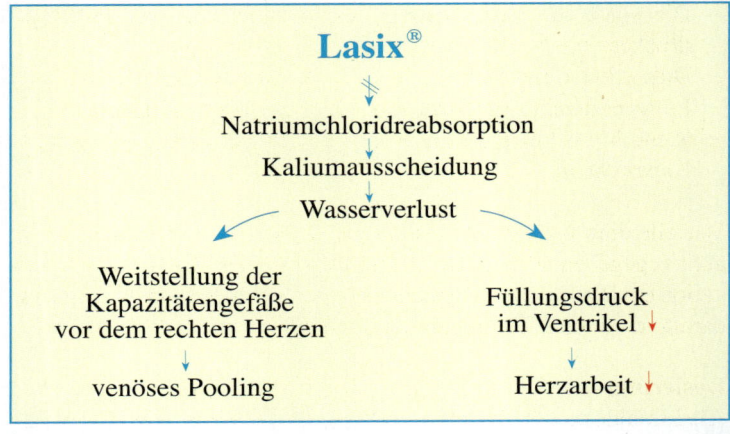

Wirkungsmechanismus Lasix®

Lasix®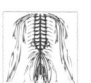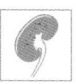

ses Verfahren ist nur bei wenigen Giftstoffen anwendbar, bei einigen kann es sogar schädlich sein.
Bei der *hypertonen Krise* wird Furosemid in Verbindung mit anderen Medikamenten (Nitraten u.a.) eingesetzt, um dessen Wirkung zu unterstützen.

Wirkung
- Furosemid gehört zur Gruppe der so genannten Diuretika.
- Es hemmt die Rückresorption von Natrium und Chlorid im aufsteigenden Teil der Henle-Schleife, weshalb man es zu den so genannten Schleifendiuretika rechnet.
- Als Folge der erhöhten Natrium-Konzentration nimmt auch die Ausscheidung von Kalium, Calcium und Magnesium zu. Die Elektrolyte binden osmotisch Wasser an sich, sodass es bei deren Ausscheidung zum gewünschten diuretischen Effekt kommt. Furosemid ist ein stark wirkendes Diuretikum. Je nach Dosis können bis zu 60 Liter Flüssigkeit in 24 Stunden ausgeschieden werden.
- In höherer Dosierung (1mg/kgKG) bewirkt Furosemid eine Weitstellung der Kapazitätsgefäße vor dem rechten Herzen, was zu einem „inneren Aderlass" (venöses Pooling) führt.
- Die Folge ist eine Abnahme des linksventrikulären Füllungsdruckes und damit eine Reduktion der Herzarbeit.
Dies erklärt die Wirkung beim hypertensiven Notfall und beim Lungenödem, die noch vor Einsetzen der Diurese eintritt.
- Weiterhin nehmen der Pulmonalarteriendruck ab und die venöse Kapazität zu.

Wie alle diuretischen Pharmaka darf Lasix® nur bei intaktem Harnabfluss gegeben werden. Bei Miktionsstörungen muss vor der Applikation ein Blasenkatheter gelegt werden, um einen Urinstau und eine damit verbundene Überdehnung der Blase zu verhindern.

Dosierung
Als Initialdosis gibt man 20 bis 40 mg der Injektionslösung langsam i.v. (max. 4 mg/min). Bei der Anwendung höherer Dosen (1 bis 2 g)

Lasix®

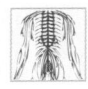
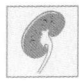

kommt die Infusionspumpe oder der Perfusor® zum Einsatz. Säuglinge und Kleinkinder erhalten 0,4 bis 0,6 mg/kgKG. Die Wirkung setzt innerhalb von 2 Minuten ein und hält ca. 2 Stunden an.

Nebenwirkungen
- Am häufigsten treten Störungen des *Wasser- und Elektrolythaushaltes* auf, wobei der Übergang von therapeutisch erwünschtem Effekt und unerwünschter Wirkung fließend ist. So kann es nach längerer Anwendung zu Hypokaliämie, Hypomagnesämie, Hyponatriämie und Hypochlorämie kommen.
- Durch einen möglichen *Anstieg der Harnsäure* kann bei gichtkranken Patienten ein Anfall ausgelöst werden.
- Nach schneller intravenöser Applikation hoher Dosen kann es durch eine Änderung der Elektrolytzusammensetzung der Lymphflüssigkeit im Ohr zu reversiblen *Hörverlusten* kommen. Die Gefahr wird durch eine Niereninsuffizienz verstärkt.
- Vereinzelt wird von paradoxen hämodynamischen Reaktionen berichtet, wobei es kurz nach der Verabreichung zu einer Vasokonstriktion mit chronischer Herzinsuffizienz kam. Später stellte sich dann der erwünschte Effekt der Abnahme des Füllungsdruckes und die Steigerung der venösen Kapazität ein.
- In seltenen Fällen sind allergische Reaktionen möglich.
- Bei manifester metabolischer Alkalose kann es unter der Gabe von Furosemid zu einer Verschlechterung kommen.

Kontraindikationen
Bei Nierenversagen mit Anurie sowie Überempfindlichkeit auf Antibiotika der Sulfonamidgruppe darf das Diuretikum nicht angewendet werden. In der Schwangerschaft muss eine strenge Indikationsstellung erfolgen.

Interaktionen
Bei gleichzeitiger Gabe von Herzglykosiden ist der Kalium-Serum-Spiegel zu kontrollieren, da es zu einer Wirkungsverstärkung der Glykoside durch Kaliumverluste kommen kann.

Lasix®   ⇒ 398

Durch Alkohol, Barbiturate und Benzodiazepine wird die hypotensive Wirkung verstärkt.
Antihypertensiva und Furosemid verstärken sich gegenseitig in ihrer hypotensiven Wirkung.

Inkompatibilitäten
Furosemid reagiert sehr empfindlich auf pH-Verschiebungen. Die Folge wäre ein Ausfällen des schwer wasserlöslichen Wirkstoffes als kristalliner Niederschlag. Es besteht eine Unverträglichkeit mit einer Vielzahl von Arzneistoffen, weshalb Lasix® grundsätzlich nicht in einer Mischspritze zu verabreichen ist.
Folgende Infusionslösungen dürfen nicht verwendet werden: Glucose, HAES sowie Jonosteril 5, HL 5 und Na 100.
Eine Mischung mit isotonischer Kochsalzlösung ist bis zu 24 Stunden verwendbar.

Notizen

4. Kardiaka

4.1 Übersicht

Unter dieser Gruppe, die zahlenmäßig die umfangreichste aller Medikamentengruppen in der Notfallmedizin darstellt, werden eine Vielzahl unterschiedlicher Pharmaka zusammengefasst. Die Unterschiede betreffen sowohl die Indikation als auch die chemische und pharmakologische Stoffklasse.

Präparat	Wirkstoff	Gruppe	Ph.-Info
Adalat®	Nifedipin	Calciumantagonist	351
Adrecar®	Adenosin	Antiarrhythmikum	352
Alupent®	Orciprenalin	Sympathomimetikum	355
Arterenol®	Noradrenalin	Sympathomimetikum	359
Atropin®	Atropin	Parasympatholytikum	362
Brevibloc®	Esmolol	Sympatholytikum	366
Calcium	Calcium	Mineral	368
Cordarex	Amiodaron	Antiarrhythmikum	371
Dobutrex®	Dobutamin	Sympathomimetikum	375
Dopamin®	Dopamin	Sympathomimetikum	377
Gilurytmal®	Ajmalin	Antiarrhythmikum	387
Isoket®	Isosorbiddinitrat	Nitrat	394
Isoptin®	Verapamil	Calciumantagonist	395
Lanitop®	Metildigoxin	Herzglykosid	
Magnesium	Magnesium	Mineral	402
Nitrolingual®	Nitroglycerin	Nitrat	407
Suprarenin®	Adrenalin	Sympathomimetikum	353
Visken®	Pindolol	Sympathomimetikum	423
Xylocain®	Lidocain	Antiarrhythmikum	424

Adalat®

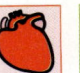
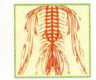

Zusammensetzung
1 Kapsel enthält 10 mg Nifedipin. Weiterhin gibt es Zubereitungen mit 5 und 20 mg, die für den Rettungsdienst jedoch ohne Bedeutung sind, sowie Injektions- und Infusionslösungen.

Indikation
- Angina pectoris,
- hypertensive Krise (nicht Mittel der 1. Wahl).

Die Pathophysiologie der hypertensiven Krise wurde beim Medikament Ebrantil® besprochen.
Bei *Angina pectoris* besteht ein Missverhältnis zwischen Sauerstoffangebot und Sauerstoffverbrauch, bei dem das Herz nicht mehr in der Lage ist, dies zu kompensieren. Die Folge ist eine Unterversorgung mit Sauerstoff am Herzmuskel, die dieser mit den typischen Symptomen quittiert. Es kommt zum Engegefühl im Sternumbereich, als werde der Brustkorb in eine Schraubstock gespannt, worauf auch die Bezeichnung der Erkrankung beruht, die soviel wie „Enge in der Brust" bedeutet.

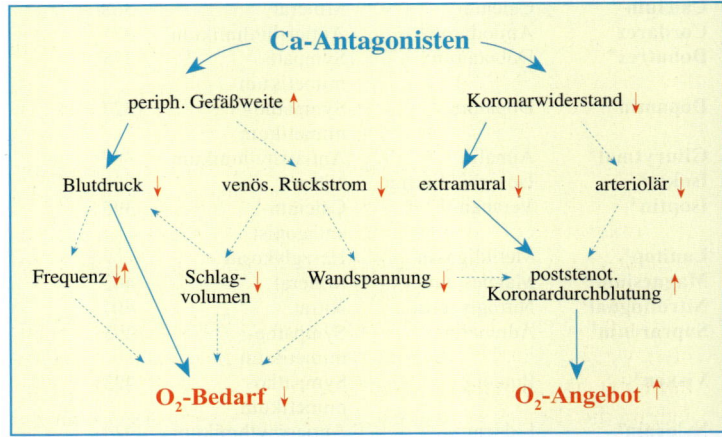

Wirkungsmechanismus Calciumantagonisten

Adalat®

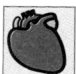 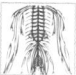

Wirkung

Calcium nimmt im Herz-Kreislauf-System eine wichtige Stellung ein: Am Herzen tritt es durch die Poren der Zellwand (Kanäle) in die Muskelzelle ein, setzt dort weiteres Calcium aus den Speichern frei und bewirkt so ein Ineinanderschieben von Aktin und Myosin. Dieses sind Zellstrukturen, die sich durch Energiezufuhr verkürzen und in allen Muskelzellen vorkommen. Dieser Vorgang stellt die eigentliche Kontraktion dar und wird wegen der notwendigen Anwesenheit von Ionen als *elektromechanische Koppelung* bezeichnet. An den Gefäßen bewirkt Calcium eine Kontraktion der Gefäßzelle und damit eine Engstellung.

Der Wirkstoff Nifedipin gehört zur Gruppe der Calciumantagonisten. Der Begriff *Antagonismus* bedeutet soviel wie „gegeneinander gerichtete Wirkungsweise". Calciumantagonisten, auch als Calcium-Kanal-Blocker bezeichnet, wirken dem körpereigenen Calcium entgegen und schwächen seine Wirkung ab oder heben sie in hoher Dosierung auf.

- Am Herzen kommt es durch eine Hemmung des Calcium-Kanals zu einer Verringerung der intrazellulären Calciumkonzentration und dadurch zu einer Abschwächung der Kontraktion (negativ inotrope Wirkung).
- Außerdem wird die Herzfrequenz vermindert und die Überleitung der Erregung verzögert.

Insgesamt bewirkt dies eine Verringerung der Herzarbeit und einen gesenkten Sauerstoffbedarf.

Das Ausmaß der Wirkung ist bei jedem Calciumantagonisten unterschiedlich. Bei Nifedipin im Adalat® steht die Gefäßwirkung im Vordergrund. Neben der Weitstellung der Gefäße und der Koronararterie werden auch die Gefäße anderer Kreislaufgebiete erweitert.

- Die Folge ist eine Abnahme des peripheren Widerstandes (Nachlast), was bei gleichbleibender Herzarbeit eine *Blutdrucksenkung* zur Folge hat. In therapeutisch üblichen Dosen beeinträchtigt Nifedipin die Kontraktionskraft der Herzmuskulatur nicht oder nur wenig.

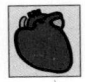 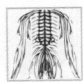

Adalat®

- Durch eine reflektorische Steigerung der Sympathikusaktivität werden lediglich die Herzfrequenz und das Herzminutenvolumen mäßig gesteigert.
- Im Gegensatz zu anderen Calciumantagonisten (z.B. Verapamil in Isoptin®) beeinflusst Nifedipin die kardiale Erregungsbildung und -leitung nicht und hat somit keine direkte antiarrhythmische Wirkung.

Die pharmakologische Wirkung der Blutdrucksenkung und der Herabsetzung des Sauerstoffbedarfs macht eine Anwendung bei der hypertonen Krise und beim Angina-pectoris-Anfall deutlich.

Nach neueren Untersuchungen sind Calciumantagonisten beim Herzinfarkt nicht mehr Mittel der 1. Wahl. Kurzwirksame Präparate vom Dihydropyridin-Typ wie Nifedipin und Nitrendipin (Bayotensin®) sind sogar nach einer Mitteilung des Bundesinstitutes für Arzneimittel und Medizinprodukte kontraindiziert! Auch die AHA und das ERC warnen vor der Gabe in der Akutphase des Infarktes. Der Grund ist eine vergleichsweise deutlich höhere Mortalitätsrate. Bei älteren Patienten wird dies besonders deutlich.

Hier muss ein therapeutisches Umdenken stattfinden, um das Risiko des Infarktpatienten nicht zusätzlich zu erhöhen. Diese Erkenntnisse machen es zumindest überdenkenswert, Nifedipin und Nitrendipin nicht mehr in der präklinischen Notfallmedizin anzuwenden.

Dosierung

Um im akuten Krankheitsfall einen schnellen Wirkungseintritt zu gewährleisten, werden 1 bis 2 Kapseln vom Patienten zerbissen und (möglichst mit Flüssigkeit) geschluckt. Ist er dazu nicht mehr in der Lage (Prothesenträger etc.), kann die Kapsel mit einer Kanüle angestochen und der Inhalt ausgelutscht werden. Bis vor einiger Zeit wurde vom Hersteller die sublinguale Applikation angegeben; seit 1989 trägt jedoch die Packungsbeilage den neuen Erkenntnissen Rechnung und empfiehlt im Akutfall die oben dargestellte Verabreichung. Nach oraler Gabe der unversehrten Kapsel setzt die Resorption nach

Adalat®

15 bis 20 Minuten ein, nach dem Zerbeißen schon nach 3 bis 5 Minuten. Die maximale Plasmakonzentration ist in beiden Fällen nach 1 bis 2 Stunden erreicht, die Wirkdauer beträgt ca. 6 Stunden. Bei der hypertensiven Krise kann zur Vermeidung eines erneuten Blutdruckanstieges zusätzlich eine Kapsel geschluckt werden.

Nebenwirkungen
- Durch die gefäßerweiternde Wirkung kommt es zu Kopfschmerzen, Rötung des Gesichtes (Flush), Wärmegefühl, überschießender Blutdrucksenkung (insbesondere in Kombination mit weiteren blutdrucksenkenden Pharmaka).
- In seltenen Fällen ist es möglich, dass nach der Gabe von Nifedipin ein Angina-pectoris-Anfall ausgelöst wird oder stenokardische Beschwerden und Übelkeit auftreten. Diese Nebenwirkungen können einen Myokardinfarkt vortäuschen und erfordern eine gründliche Differenzialdiagnostik.

Für das Auftreten dieser Auswirkungen gibt es in der Literatur unterschiedliche Auffassungen. Möglich ist, dass durch den gesenkten Blutdruck und/oder die gesteigerte Herzfrequenz der koronare Perfusionsdruck abfällt und dass damit sekundär eine Verschlechterung der energetischen Situation im ischämie-gefährdeten Myokardbezirk eintritt. Unwahrscheinlicher ist, dass Blutgefäße in den gesunden Gewebeteilen stärker erweitert werden als in den geschädigten Abschnitten, sodass die Durchblutung in den geschädigten Abschnitten noch weiter abnimmt. Dieses als *„Steal effect"* bezeichnete Phänomen wird auch für andere Pharmaka diskutiert.
In Studien wurde nachgewiesen, dass die Gabe von kurzwirksamen Calciumantagonisten vom Nifedipintyp, also auch Nitrendipin, die Mortalität bei einem Herzinfarkt erhöht. Das heisst, wenn ein Patient mit einem akuten Infarkt Nifedipin erhält, verringert diese Maßnahme seine Überlebenschancen. Die Ursache hierfür sind möglicherweise Rhythmusstörungen. Das Bundesinstitut für Arzneimittel und Medizinprodukte hat somit eine der bisherigen Indikationen (Herzinfarkt) zur Kontraindikation erklärt.

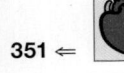 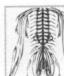

Adalat®

Die WHO-MONIKA-Studie, die MIDAS-Studie und anderes Datenmaterial belegen den nahezu gefährlichen Einsatz von Calciumantagonisten bei essentieller Hypertonie. Bei Patienten mit arterieller Hypertonie führte die Gabe von Calciumantagonisten im Vergleich zur Einnahme von Diuretika zu einer um etwa 60% erhöhten Myokardinfarkt-Inzidenz. Dieser ungünstige Effekt der Calciumantagonisten war sowohl bei der Monotherapie als auch bei Kombination mit Diuretika nachweisbar.

Auch der Vergleich von Calciumantagonisten mit Beta-Rezeptorenblockern bei der Behandlung hypertensiver Patienten ergab für die Calciumantagonisten ein um 60% erhöhtes Myokardinfarktrisiko. Die untersuchten Effekte traten bei Nifedipin, Diltiazem und Verapamil auf.

Dazu die *Hochdruckliga*: „Wichtig ist es, eine Unterscheidung der verschiedenen Calciumantagonisten vorzunehmen: Weitgehend gesichert sei, dass kurz wirksame Calciumantagonisten insbesondere in nichtretardierter Form bei Patienten mit koronarer Herzerkrankung zu Komplikationen führen können und heute nicht mehr verordnet werden sollten." (DAZ Nr. 99/24 S. 37; Anmerkung des Autors: Dies gilt für Nifedipin und Nitrendipin).
Auf der Homepage der Liga ist die aktuelle Empfehlung zur Behandlung der hypertensiven Krise wiedergegeben. Dort wird Nifedipin als Mittel der zweiten Wahl klassifiziert.
Das *Arzneibüro der ABDA* (Bundesvereinigung der Deutschen Apothekerverbände) nahm am 7. Juli 2000 wie folgt Stellung: „Nifedipin ist sicher nicht das Mittel der ersten Wahl (Anm: bei hypertensiver Krise); dazu hat es zu viele Nachteile: schwierig zu dosieren, starker, lang anhaltender und nicht mehr steuerbarer Blutdruckabfall bei Überdosierung, reflektorische Tachykardie, Anstieg des Hirndruckes, Kopfschmerzen."
Das *Arznei-Telegramm* schreibt: „... wegen schlechter Steuerbarkeit und möglicher lebensbedrohlicher Folgen verbietet sich somit die Anwendung von Nifedipin bei hypertensiven Notfällen." (AT 1/99)

Adalat®

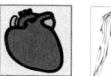 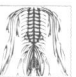 ⇒ 351

Zusammenfassend kann gesagt werden:
1. Nifedipin/Nitrendipin wird oral und nicht sublingual gegeben.
2. Nifedipin ist zur Therapie der hypertensiven Krise zugelassen.
3. Es ist nicht Mittel der ersten Wahl zur Behandlung der hypertensiven Krise.

Nifedipin ist ein sinnvolles Arzneimittel. Ob es für die präklinische Therapie geeignet ist, wird kontrovers diskutiert. Selbstverständlich darf ein Rettungsassistent dem Arzt im Rahmen der Delegation nicht die Gabe von Nifedipin verweigern.

Kontraindikationen
- akuter Herzinfarkt!
- schwere Hypotonie,
- Schock,
- Schwangerschaft,
- Eklampsie.

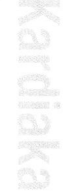

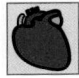

Adrecar®

Kardiaka

Zusammensetzung
Eine Injektionsflasche zu 2 ml enthält 6 mg Adenosin.

Indikation
- Akute paroxysmale supraventrikuläre Tachykardien (PSVT), die den AV-Knoten über den Reentry-Kreis involvieren, und solche, die durch Belastung und Katecholaminausschüttung ausgelöst werden.

Wirkung
Die kardiogenen Effekte von Adenosin wurden erstmalig 1929 beschrieben, Adenosintriphosphat wurde 1955 bei supraventrikulären Rhythmusstörungen erfolgreich eingesetzt, 1993 empfahl die American Heart Association in ihren „Guidelines for resuscitation and emergency care" das Pharmakon als Mittel der Wahl bei supraventrikulären Tachykardien.

Adenosin ist ein endogenes Purinnukleotid, das in allen Körperzellen vorhanden ist. Mit Hilfe von Enzymen wird aus Adenosintriphosphat (ATP) über einen Zwischenschritt Adenosin gebildet, ein weiterer metabolischer Abbauweg ist möglich. Bis heute ist nicht vollständig geklärt, welche Rolle Adenosin im physiologischen Regelkreis einnimmt. Bewiesen ist, dass es eine kontrollierende Funktion der Sauerstoffverwertung im Herzen und in anderen Organen ausübt.

Im Körper gibt es spezielle Bindungsstellen für extrazelluläres Adenosin, die so genannten Purinrezeptoren, die wiederum in A_1-, A_2- und A_3-Rezeptoren differenziert werden. Für die elektrophysiologische Wirkung sind die A_1-Rezeptoren und für die koronardilatierende Wirkung die A_2-Rezeptoren verantwortlich.

Bei der Elektrophysiologie des Herzens spielen so genannte Ionenkanäle eine entscheidende Rolle. An Natriumkanälen wirkt Lidocain, an Calciumkanälen beispielsweise Nifedepin, an natriumabhängigen Kaliumkanälen u.a. Herzglykoside. Daneben existieren Kaliumkanäle, die ATP-abhängig arbeiten. Diese so genannten ATP-abhängigen Kaliumkanäle finden sich im Pankreas, an der glatten Muskulatur und an der Myokardzelle. Sie werden unter den

Adrecar®

⇒ 352

physiologisch hohen ATP/ADP-Spiegeln geschlossen gehalten. Im Rahmen von Erkrankungen, die eine Ischämie hervorrufen, sinkt die Konzentration dieser Stoffe ab, und die Kanäle öffnen sich. Die Folgen sind eine Verkürzung des Aktionspotenzials und die Auslösung von Arrhythmien.

- Beim Angriff von Adenosin auf den A_1-Rezeptor wird u.a. der adenosinabhängige Kaliumkanal beeinflusst, der Ausstrom von Kalium aus der Zelle nimmt zu, und die diastolische Depolarisation im Sinusknoten wird verlangsamt, wodurch es zu einer negativ chronotropen Wirkung kommt.
- Der gesteigerte Kaliumauswärtsstrom wirkt sich im Vorhof in einer Hyperpolarisation der Zellmembran und einer Verkürzung der Dauer des Aktionspotenzials aus, die Folge ist ein negativ inotroper Effekt.
- Am AV-Knoten werden vorwiegend Calcium-Kanäle blockiert und Katecholamineffekte reduziert. Die Folge ist ein Senken der Reizleitungsfähigkeit des Herzens (negativ dromotroper Effekt).
- Am Ventrikel übt Adenosin keine Wirkung aus.
- Auf die Koronargefäße wirkt Adenosin durch die Beeinflussung der endothelialen A_2-Rezeptoren dilatierend.
- Adenosin reduziert in der Zelle die Konzentration von Kalziumionen und verhindert die Ausschüttung des Botenstoffes Noradrenalin.
- All das führt zu einer Senkung der Herzarbeit.

Adenosin ist auch ein physiologischer Schutzfaktor vor Ischämie. Bei einem Sauerstoffmangel im Herzmuskel kann nicht mehr genügend ATP gebildet werden. Die Folge ist eine Synthese von Adenosin, was zu einer Senkung von Herzarbeit und Herzzeitvolumen führt. Durch Autoregulationsmechanismen erweitern sich die Koronararterien, und die Durchblutung im Herzen wird erhöht. Gleichzeitig wird der Glukoseeinstrom gefördert. Jetzt, da ausreichend Energie und Sauerstoff zur Verfügung gestellt sind, kann Adenosin wieder zu ATP aufgebaut werden. Über A_2-Rezeptoren werden die Koronargefäße erweitert. Weiterhin wird die Plättchenaggregation gehemmt.

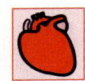

Adrecar®

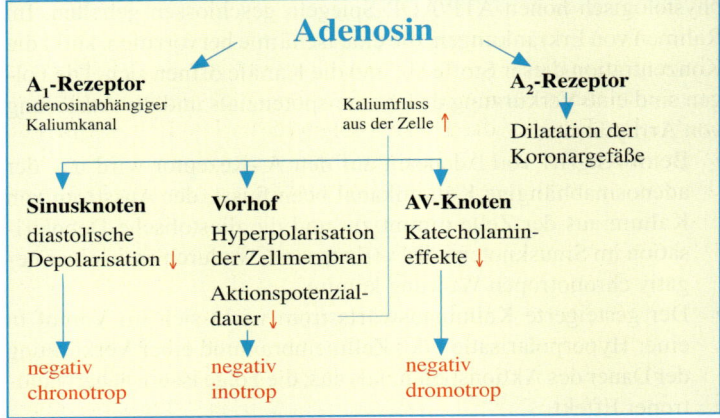

Pharmakologische Wirkungen von Adenosin

Das Pharmakon wirkt nach intravenöser Bolusinjektion nach ca. 10 Sekunden, hat eine Halbwertzeit, die unter 10 Sekunden (!) liegt, und ist somit hervorragend steuerbar. Es wird ohne Beteiligung von Leber und Niere metabolisiert, was eine Dosisanpassung bei Patienten mit Schädigungen dieser Organe überflüssig macht.

Vergleich mit anderen Antiarrhythmika

In einer Vergleichsstudie erwiesen sich Adenosin (Adrecar®) und Adenosintriphosphat hinsichtlich Wirkung und Nebenwirkung als nahezu gleichwertig.

Es ist mit der qualitativen Wirkung von Calciumantagonisten vergleichbar, verfügt jedoch über einen schnelleren Wirkungseintritt und eine deutlich kürzere Wirkdauer. In einer Studie erwies sich Adenosin dem Verapamil überlegen.

Nebenwirkungen

- Steigerung der Atemfrequenz,
- Bronchokonstriktion bei Prädisposition,
- Flush,

Adrecar®  ⇒ 352

- pektanginöse Beschwerden,
- Rhythmusstörungen.

Flush, Engegefühl im Brustbereich, Bronchospasmus, Übelkeit und Schwindel treten in mehr als 10% der Fälle auf. Seltener sind Hyperventilation, Bradykardie und sehr selten (unter 1%) Blutdruckabfall. Wegen der außerordentlich kurzen Wirkdauer werden die Beschwerden von Patienten gut toleriert und persistieren meist nach weniger als einer Minute.

Beim Umschlagen der Tachykardie in einen Sinusrhythmus kann es zu reversiblen supraventrikulären und ventrikulären Extrasystolen sowie zu Sinustachykardie, Sinuspause und AV-Blockierungen kommen. Wie bereits bei den oben erwähnten Nebenwirkungen kommt es ohne weitere therapeutische Maßnahmen zu einem Rückgang der Beschwerden. In Einzelfällen sind Torsades de pointes, Kammerflimmern und Asystolie möglich.

Kontraindikationen
- AV-Block II. oder III. Grades,
- Sick-Sinus-Syndrom,
- Vorhofflimmern oder -flattern,
- obstruktive Lungenerkrankungen,
- verlängertes QT-Intervall.

Dosierung
Initialdosis: 3 mg als Bolus i.v. über zwei Sekunden,
Repetition von 6 mg nach 1 bis 2 Minuten, falls keine Remission der supraventrikulären Tachykardie erfolgt,
dritte Injektion von 9 mg und
vierte Injektion von 12 mg Adenosin, falls die vorausgegangene Injektion nach 1 bis 2 Minuten keinen Erfolg zeigt.
Bei einer Dosierung von 12 mg konnte bei der Behandlung von PSVT eine Wirksamkeitsrate von > 90% erreicht werden.
Herztransplantierte Patienten, bei denen der Eingriff weniger als ein Jahr zurückliegt, zeigen eine erhöhte kardiale Empfindlichkeit gegenüber Adenosin.

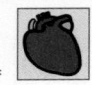

Adrecar®

Die Applikation von Adenosin muss unter Monitoring und Reanimationsbereitschaft durchgeführt werden.

Obwohl Adenosin in anderen Ländern bei Kindern mit gutem Erfolg angewendet wird, hat die Zulassungsbehörde für die Pädiatrie keine Empfehlung ausgesprochen. Der Grund hierfür, so die Herstellerfirma, sind unzureichende Dosisfindungsstudien in Deutschland. Eine Zulassung fehlt ebenfalls für die Anwendung als diagnostisches Instrument.

Alupent®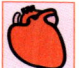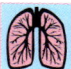

⇒ 355

Zusammensetzung
1 Ampulle (1 ml) enthält 0,5 mg Orciprenalinsulfat.
1 Ampulle (10 ml) enthält 5,0 mg Orciprenalinsulfat.
Weiterhin gibt es Alupent® als Dosieraerosol (Bronchospasmolytikum), Lösung zum Einnehmen und Inhalieren sowie Tabletten und Depotdragees. Die oralen Darreichungsformen haben im Rettungsdienst keine Bedeutung.

Indikation
Alupent® wird bei Erkrankungen eingesetzt, die auf den ersten Blick nichts miteinander gemein haben:
- Asthma bronchiale, als Prophylaktikum und zur Therapie, evtl. kombiniert mit anderen, inhalativ zu verabreichenden Medikamenten,
- bei bradykarden Reizbildungs- und Erregungsleitungsstörungen, Adam-Stokes-Anfall
- sowie als Antidot bei Überdosierungen von β-Blockern.

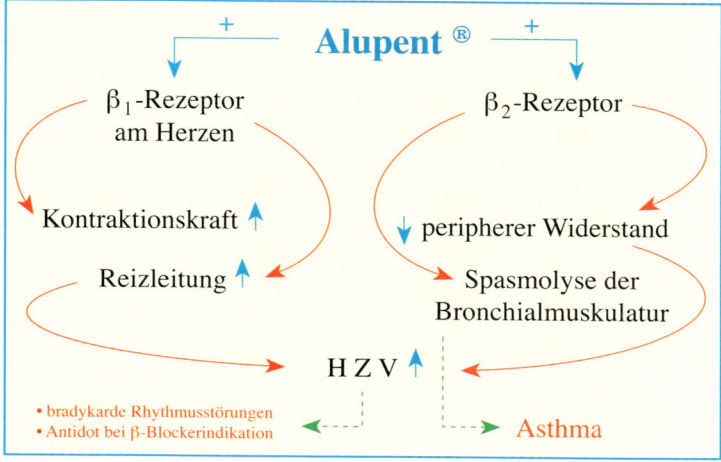

Wirkungsmechanismus Alupent®

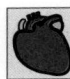 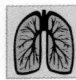

Alupent®

Die früher empfohlene Anwendung im Rahmen der kardiopulmonalen Reanimation ist heute nicht mehr zu vertreten, seine Rolle hat das Adrenalin übernommen. Die Hauptindikation im Rettungsdienst für Alupent® sind *bradykarde Herzrhythmusstörungen,* die auf eine Atropingabe nicht ansprechen. Somit ist dieses Medikament nicht Mittel der ersten Wahl. Bei asthmoiden Erkrankungen verlässt man sich lieber auf Pharmaka, deren herzwirksame Komponente weniger ausgeprägt ist und bei denen somit geringere Nebenwirkungen zu erwarten sind. Die Broncholytika Salbutamol (Sultanol®) und Fenoterol (Berotec®) haben sich hier als wirksamer erwiesen.
Bradykarde Rhythmusstörungen (Herzfrequenz unter 60/min) sind in der präklinischen Medizin erst dann therapiebedürftig, wenn durch ungenügende Förderleistungen des Herzens stärkere Durchblutungsstörungen von Herz, Gehirn oder anderen Organen zu befürchten sind und das Herzzeitvolumen erheblich absinkt. Ursache der Bradykardie kann eine herabgesetzte Reizfrequenz des Sinusknotens als Reizbildungsstörung oder eine verzögerte Reizleitung bzw. -blockierung als Erregungsleitungsstörung sein. Eine medikamentöse Therapie ist besonders dann angezeigt, wenn die Rhythmusstörungen vorübergehenden Charakter haben. Dies ist beispielsweise nach einem Herzinfarkt oder bei diagnostischen Eingriffen der Fall. Bei schweren Verlaufsformen kommt die Schrittmacherbehandlung zum Einsatz. Bei einem Adam-Stokes-Anfall mit Asystolie erfolgt initial ein präkordialer Faustschlag. Bei der *Intoxikation mit β-Rezeptorenblockern* wirkt Alupent® als Gegenspieler, der das Symptom der ausgeprägten Sinusbradykardie günstig beeinflusst. Empfehlenswert ist die Gabe als Dauerinfusion. Als wirksamstes Antidot hat sich Glukagon erwiesen, das seine Wirkung nicht über β-Rezeptoren entfaltet und somit auch dann wirksam ist, wenn diese Bindungsstellen blockiert sind. Beide Arzneimittel ergänzen sich in ihrer Wirkung und werden kombiniert verabreicht.

Wirkung
β-Rezeptoren befinden sich in Herz, Gefäßen, Bronchial- und Uterusmuskulatur, in der Niere, in den Stoffwechselorganen und im Uro-

Alupent®   ⇒ 355

genitaltrakt. Um die Arzneiwirkung besser beschreiben zu können, nimmt man eine weitere Klassifizierung vor: Im Herzen überwiegt die Anzahl der β_1-, in der Bronchialmuskulatur die der β_2-Rezeptoren.

Eine Anregung dieser Bindungsstellen führt am Herzen zu einer
- Steigerung der Frequenz, der Kontraktilität und der Überleitungsgeschwindigkeit und
- im Bronchialbereich zu einer Erschlaffung. Das in Alupent® enthaltene Orciprenalin ist ein direktes Sympathomimetikum, d.h. es ahmt die Wirkung des Sympathikus nach und regt die Rezeptoren an.

Da es sowohl β_1- als auch β_2-Rezeptoren besetzt, wirkt es
- am Herzen kontraktionskraftsteigernd (positiv inotrop),
- frequenzsteigernd (positiv chronotrop),
- es setzt die Reizschwelle herab (positiv bathmotrop) und
- steigert das Herzzeitvolumen.
- Bei Schrittmacherausfall wird die Reizbildung im tertiären Automatiezentrum angeregt.
- An den Bronchien wirkt es spasmolytisch und erleichtert somit die Atmung bei asthmatischen Erkrankungen.

Dosierung
$1/2$ bis 1 Ampulle (= 0,25 bis 0,5 mg) i.v. oder 1 bis 2 Amp. i.m. bzw. s.c. Als Infusion (evtl. Perfusor): Erwachsene 10 bis 30 mg/min, Kleinkinder und Säuglinge 2,5 bis 7,5 mg/min.

Zur Herstellung einer Infusionslösung wird 1 Amp. zu 5,0 mg /10 ml) zu einer Infusionsträgerlösung (z.B. Kochsalz, 5%ige Glukose oder Ringer-Lactat) gegeben. Die Mischung soll kurz vor Infusionsbeginn erfolgen. Bei 20 °C bleibt die Lösung 8 Stunden stabil. Die Infusionsdosis richtet sich nach Herzfrequenz und -rhythmus.
Nach intramuskulärer oder subkutaner Gabe setzt die Wirkung nach etwa 10 Minuten ein, die Halbwertzeit beträgt ca. 6 Stunden.

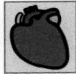 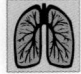

Alupent®

Nebenwirkungen
- Gesichtsrötung,
- Händezittern,
- Tachykardie bis hin zum Kammerflimmern,
- Blutdruckabfall,
- Extrasystolen.

Kontraindikationen
Bei Patienten mit frischem Myokardinfarkt muß die Behandlung mit Alupent® – besonders bei Überschreiten der empfohlenen Dosierungen – abgewogen werden. Im akuten Notfall ergeben sich jedoch keine Kontraindikationen.

Brevibloc®

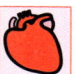

Zusammensetzung
10 ml Infusionslösung enthalten 100 mg, 10 ml Infusionslösungskonzentrat enthalten 2,5 g Esmololhydrochlorid.

Indikation
- Supraventrikuläre Tachykardien, soweit diese nicht durch eine vorzeitige Erregung des Herzens aufgrund atypischer Leitungsbahnen bedingt sind (Reentry-Mechanismen).
- Lungenödem als Folge einer akuten Tachyarrhythmie bei Patienten mit Mitralstenose. Hierbei liegt eine Sonderform der Herzinsuffizienz vor.
- Therapiebedürftige, nicht-kompensatorische Sinustachykardie.
- Hypertensive Krise.
- Hyperkinetisches Herzsyndrom.
- Für die Anwendung beim akuten Myokardinfarkt und instabiler Angina pectoris liegen positive Studienergebnisse vor. Der positive Effekt beruht auf der Senkung des myokardialen Sauerstoffverbrauchs infolge des negativ chronotropen und blutdrucksenkenden Effektes.

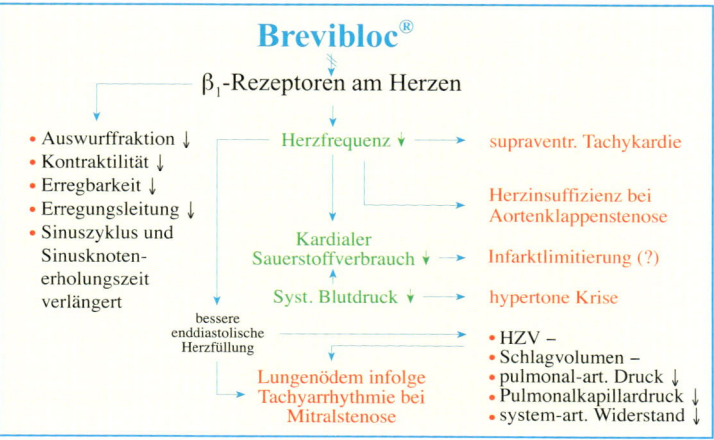

Wirkungsmechanismus Brevibloc®

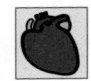

Brevibloc®

Um eine abschließende Bewertung vornehmen zu können, liegen jedoch noch keine ausreichenden Erfahrungen vor.

Wirkung
Esmolol gehört zur Gruppe der β-Sympatholytika (β-Blocker) und blockiert (relativ) selektiv adrenerge $β_1$-Rezeptoren am Herzen. Dies hat zur Folge, dass der stimulierende Einfluss des Sympathikus auf das Herz vermindert wird. Daraus resultieren folgende pharmakologische Wirkungen:
- Senkung der Herzfrequenz,
- Verminderung der Kontraktilität,
- Herabsetzung der Erregbarkeit,
- Verlangsamung der Erregungsleitung,
- Senkung des systolischen Blutdruckes,
- Reduktion des myokardialen Sauerstoffverbrauchs.

In therapeutischen Dosen besitzt Esmolol keine intrinsische sympathomimetische Aktivität, d.h. es übt neben der Blockade keine adrenerge Eigenwirkung am Rezeptor aus.

Wird ein β-Blocker in der Akutphase des Herzinfarktes gegeben, lässt sich die Gesamtletalität um 13% senken. Auch wenn der β-Blocker erst 7 bis 28 Tage nach dem Infarkt verabreicht wird, liegen die Sterblichkeit und die Rate der Reinfarkte niedriger als in der Placebogruppe. Diese Pharmaka sollten unter Beachtung der Kontraindikationen so früh wie möglich in der Akutphase des Infarktes gegeben werden. Die intravenöse Gabe von β-Blockern ist nach den Empfehlungen der amerikanischen und europäischen kardiologischen Gesellschaften eine so genannte First-Line-Indikation beim Myokardinfarkt. In Deutschland werden β-Blocker nur bei jedem zehnten Infarktpatienten eingesetzt.
Zu groß ist wohl die Angst, bradykarde Rhythmusstörungen auszulösen. Einige ältere Studien sprachen diesen Pharmaka auch jeglichen Nutzen in der Infarkttherapie ab. Doch die Wissenschaft macht Fortschritte, die akzeptiert, umgesetzt und in aktuelle Therapieempfehlungen einfließen sollten. β-Blocker senken beim akuten In-

Brevibloc®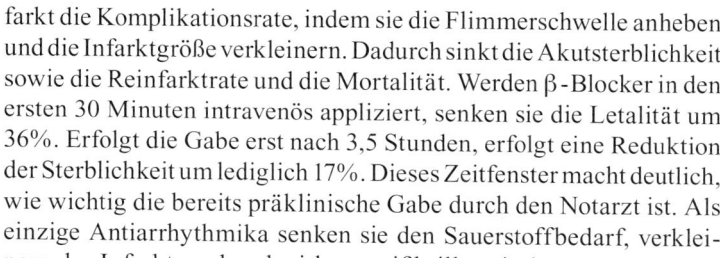

farkt die Komplikationsrate, indem sie die Flimmerschwelle anheben und die Infarktgröße verkleinern. Dadurch sinkt die Akutsterblichkeit sowie die Reinfarktrate und die Mortalität. Werden β-Blocker in den ersten 30 Minuten intravenös appliziert, senken sie die Letalität um 36%. Erfolgt die Gabe erst nach 3,5 Stunden, erfolgt eine Reduktion der Sterblichkeit um lediglich 17%. Dieses Zeitfenster macht deutlich, wie wichtig die bereits präklinische Gabe durch den Notarzt ist. Als einzige Antiarrhythmika senken sie den Sauerstoffbedarf, verkleinern das Infarktareal und wirken antifibrillatorisch.

In einer Vergleichsstudie zwischen dem ultrakurzwirksamen β-Blocker Esmolol (Brevibloc®) und intravenösem Metoprolol (Beloc®) wurde gezeigt, dass bradykarde und hypotensive Nebenwirkungen unter Esmolol viel seltener auftreten und problemlos therapiert werden können. Esmolol hat eine Halbwertzeit von nur 9 Minuten und ist somit sehr gut steuerbar. Bei eventuellen Nebenwirkungen unterbricht man die Infusion. Der Wirkstoff wird unabhängig von Leber und Niere ausgeschieden und macht deshalb bei einer beeinträchtigten Funktion dieser Organe keine Probleme.

Dosierung

Initial: 500 µg Esmololhydrochlorid/kgKG über 1 Minute, Erhaltungsdosis: 50 µg/kgKG/min. Wenn nach 4 Minuten keine Wirkung eintritt, können erneut 500 µg gegeben und die Erhaltungsdosis kann auf 100 µg gesteigert werden.
Die maximale Erhaltungsdosis beträgt 200 µg/kgKG/min.
Infusionslösungskonzentrat: 2 Ampullen (5 g Esmolol) werden in 500 ml Trägerlösung (Ringer-Lactat, NaCl, Dextrose) gelöst. Die Endkonzentration beträgt 10 mg/ml.
Verglichen mit anderen β-Blockern besitzt Brevibloc® eine ultrakurze Halbwertzeit von 9 Minuten. Der schnelle Wirkungseintritt innerhalb von 2 Minuten und eine gute Steuerbarkeit machen das Präparat zu einem „Notfall-β-Blocker".
Die Dosierung erfolgt nach Wirkung. Es ist eine Frequenz von 65 Schlägen/min anzustreben.

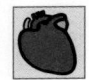

Brevibloc®

Nebenwirkungen

Da die Wirkung auf die β_1-Rezeptoren relativ selektiv ist, sind die Nebenwirkungen, die durch eine Blockade der β_2-Rezeptoren entstünden, gering ausgeprägt.
In therapeutischen Dosen kommt es zu keiner Erhöhung des Atemwegswiderstandes.
- Dennoch kann es, besonders bei empfindlichen Patienten, zu einem Bronchospasmus kommen. Weiterhin möglich sind
- Blutdruckabfall bis hin zur Hypotension,
- Bradykardie,
- AV-Block (selten),
- Übelkeit, Erbrechen,
- übermäßiger Anstieg der Herzfrequenz ca. 30 Minuten nach Infusionsende (Rebound-Phänomen).

Bei Überdosierung im Sinne einer Intoxikation steht als Antidot Glucagon zur Verfügung.

Kontraindikationen

Wegen der negativ chronotropen Wirkung darf Brevibloc® nicht bei Bradykardie gegeben werden.
Bei Patienten mit bronchospastischen Erkrankungen, Diabetes sowie kompensatorischer Herzinsuffizienz (Asthma bronchiale) muss eine strenge Nutzen-Risiko-Abschätzung erfolgen und die Dosis gering gewählt werden.

Interaktionen

Bei gleichzeitiger Gabe kann Brevibloc® die blutdrucksenkende Wirkung anderer Antihypertensiva, Narkotika oder Psychopharmaka verstärken. In Verbindung mit Clonidin (Catapresan®), Herzglykosiden (Lanitop® u.a.) oder Fentanyl ist eine Bradykardie möglich.
Calciumantagonisten vom Verapamil- oder Diltiazemtyp oder andere Antiarrhythmika können eine Herzinsuffizienz verstärken sowie Hypotonie, Bradykardie und Herzrhythmusstörungen auslösen.
Eine durch Succinylcholin aufgelöste neuromuskuläre Blockade wird durch Brevibloc® verlängert.

Brevibloc® ⇒ 356

Morphin erhöht die Blutkonzentration des β-Blockers, was besonders bei Patienten mit niedrigen Blutdruckwerten klinisch relevant sein kann.

Inkompatibilitäten
Es bestehen chemische Unverträglichkeiten mit Natriumhydrogencarbonat, Furosemid, Diazepam und Thiopental.

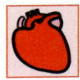

Gilurytmal®

Zusammensetzung
Eine Ampulle Gilurytmal® 2 à 2 ml zur Infusion enthält 50 mg Ajmalin.
Eine Ampulle Gilurytmal® 10 à 10 ml zur Injektion enthält 50 mg Ajmalin.

Indikation
- Supraventrikuläre Tachykardien, besonders bei AV-Knoten-Reentry und bei WPW-Syndrom und
- ventrikuläre Tachykardien auch bei Myokardinfarkt.
- Weiterhin als diagnostisches Instrument zur Risikoabschätzung bei WPW-Syndrom.

Beim *Wolf-Parkinson-White-Syndrom (WPW)* handelt es sich um eine elektrokardiographische Besonderheit, die durch eine vorzeitige Erregung basisnaher Myokardbezirke entsteht. Ursache sind anomale Muskelbrücken zwischen Vorhof und Kammer unter Umgehung des AV-Knotens. Im EKG kommt es zu einer Verkürzung der PQ-Strecke zugunsten einer Verbreiterung der QRS-Gruppe. Man erkennt

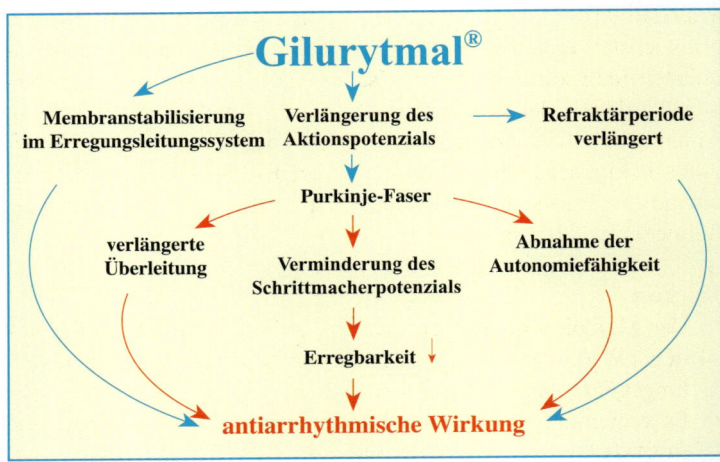

Wirkungsmechanismus Gilurytmal®

Giluytmal® ⇒ 387

breite Q-Zacken oder Deltawellen. Folge ist ein verzögerter initialer Kurvenverlauf von QRS mit entsprechender Störung der Erregungsrückbildung. Klinisch bedeutsam ist dieses Syndrom wegen der auftretenden Tachykardien durch kreisende Erregungswellen. Um diese Erkrankung von anderen Rhythmusstörungen abzugrenzen, gibt man Gilurytmal®. Handelt es sich um ein WPW-Syndrom, kommt es unter Ajmalin-Gabe nicht zu einer Leitungsblockierung in der akzessorischen Leitungsbahn (negativer Ajmalin-Test).

Die antiarrhythmische Therapie wird wahrscheinlich in der nächsten Zeit einige Änderungen erfahren. Auslöser hierfür ist die CAST-Studie (Cardiac Arrhythmia Supression Trial), die belegte, dass einige Antiarrhythmika keinen Nutzen für Postinfarktpatienten haben. Auch auf die Notfallmedizin bezogen scheint sich eine Änderung anzubahnen. In einigen Fällen, besonders bei stabilen Tachykardien mit breitem QRS-Komplex, bleibt die Gabe jedoch erfolglos. Einige Publikationen beschreiben hier die überlegene Wirksamkeit von Ajmalin. Lidocain hat bei normaler bis höherer Frequenz weniger Einfluss auf die Depolarisationsgeschwindigkeit als Ajmalin. Daraus resultiert die gute Wirksamkeit von Lidocain bei Arrhythmien mit höchsten Frequenzen, wobei Ajmalin auch schon bei niederfrequenten Tachykardien wirksam ist. Besonders bei stabilen Kammertachykardien in der chronischen Phase nach Myokardinfarkt scheint Ajmalin erheblich wirksamer als Lidocain. Die Studien wurden allerdings im klinischen Bereich durchgeführt. Es sind weitere notwendig, um die gute Wirksamkeit von Ajmalin auch in der präklinischen Notfallmedizin zu belegen.

Wirkung
- Das Alkaloid Ajmalin ist ein Antiarrhythmikum mit chinidinähnlicher Wirkung (Klasse Ia). Als solches wirkt es im Erregungsleitungssystem membranstabilisierend.
- Es vermindert die Geschwindigkeit des Aktionspotenzials und führt dadurch zu einer Verlangsamung der Erregungsleitung im Bereich des AV-Knotens und des His-Purkinje-Systems.

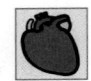

Gilurytmal®

- Die Aktionspotenzialdauer und, resultierend daraus, die Refraktärzeit werden verlängert,
- die Schrittmacheraktivität gehemmt.
- Im Purkinje-System nimmt die Autonomiefähigkeit infolge einer Abflachung der diastolischen Depolarisation ab. Das Schwellenpotenzial wird vermindert und die Erregbarkeit herabgesetzt.
- Die Kontraktionskraft nimmt durch die Gabe von Ajmalin geringfügig ab.

Die Wirkungen sind dadurch erklärbar, dass der schnelle Natriumkanal der Herzmuskelzelle blockiert wird, wodurch die Erregungsbildung und -ausbreitung gehemmt werden.

- Auf hämodynamische Parameter wie Schlag- und Minutenvolumen, peripheren Gefäßwiderstand sowie die Herzfrequenz hat das Medikament in therapeutischen Dosen keinen Einfluss.
- Vereinzelt kann es durch die Abnahme der Kontraktionskraft zu einem Blutdruckabfall kommen.

Dosierung
Als initiale Bolusgabe verabreicht man 1 Ampulle Gilurytmal® 10 (= 50 mg Ajmalin). Die Applikation sollte unter EKG- und Blutdruckkontrolle erfolgen. Die Spritzgeschwindigkeit muss mindestens 5 Minuten betragen, um zu vermeiden, dass der Wirkstoffspiegel in den toxischen Bereich gelangt. Bei nicht ausreichender Wirkung kann die Injektion nach 10 Minuten wiederholt werden.
Bei vorgeschädigtem Herzen, z.B. nach einem Myokardinfarkt oder dekompensierter Herzinsuffizienz bzw. eingeschränkter Leberfunktion, sollte die Injektionsdauer auf 15 bis 20 Minuten ausgedehnt werden.
Perfusor: 0,5 bis 1 mg/kgKG/h = 10 Amp. zu 2 ml (= 500 mg Ajmalin) in 30 ml Trägerlösung (= 10 mg Ajmalin/ml) bzw. 10 ml Ampullen unverdünnt.
Möglich ist auch eine Dauertropfinfusion mit Gilurytmal® 2 als Infusionskonzentrat. Die Richtdosis beträgt 0,5 bis 1 mg/kgKG/h.
Die Wirkung von Gilurytmal® tritt innerhalb von 2 bis 3 Minuten ein und hält ca. 20 bis 25 Minuten an.

Gilurytmal®

⇒ 387

Die kurze Halbwertzeit stellt einen besonderen Vorteil in der Notfalltherapie dar. Sollte es zum Auftreten unerwünschter Wirkungen kommen, so gehen diese rasch zurück.

Nebenwirkungen
- Die unerwünschte Wirkung besteht in einer Verminderung der Kontraktionskraft. Dieser negativ inotrope Effekt ist bei Patienten mit manifester Herzinsuffizienz deutlicher ausgeprägt als bei solchen ohne Myokardschädigung.
- Bei hoher Dosierung oder bei zu rascher Injektion kann es durch eine Hemmung der AV-Überleitung zu einem totalen AV-Block oder zu einer Asystolie kommen. Diese Erscheinungen sind jedoch sehr selten.
- Weiterhin sind eine QRS-Verbreiterung und eine Bradykardie möglich.
- Eine geringe Absenkung des Blutdruckes kann bei zu schneller Applikation erfolgen.
- In Einzelfällen sind allergisch bedingte Blutbildveränderungen wie Agranulozytose und Thrombopenie möglich.

Kontraindikationen
Das Präparat darf nicht bei
- Bradykardien,
- bei Reizleitungsstörungen und bei
- Tachykardien infolge einer Herzdekompensation angewendet werden. Dies gilt nicht für den u.U. lebensrettenden Einsatz bei Herzinfarkt.

Inkompatibilitäten
Gilurytmal® darf nicht zusammen mit dem Diuretikum Furosemid (Lasix®) sowie Natriumbicarbonat gegeben werden, da es aufgrund von pH-Verschiebungen zu Ausfällungen und Wirkungsbeeinflussungen kommt.

Isoket®

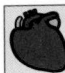
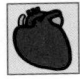

Zusammensetzung
Eine Ampulle Isoket® zu 10 ml enthält 10 mg Isosorbiddinitrat. Eine Stechkappenflasche zu 100 ml enthält 100 mg bzw. zu 50 ml (0,05%ige Lösung) 25 mg Wirkstoff.
Ein Spraystoß des Dosieraerosols enthält 1,25 mg Wirkstoff.

Indikation
Die parenteralen Zubereitungen werden bei
- akutem Myokardinfarkt und/oder
- Linksherzinsuffizienz sowie bei schweren Formen der
- Angina pectoris und bei
- kardialem Lungenödem eingesetzt.

Das Dosieraerosol findet zusätzlich in der Therapie und Prophylaxe der Angina pectoris Anwendung.

Bei der *koronaren Herzkrankheit* (KHK) liegt meist eine stenosierende Koronarsklerose oder eine spastische Einengung der Koronararterien vor. Die Folge ist ein Missverhältnis zwischen Sauerstoff-Angebot und Sauerstoff-Bedarf. Der O_2-Verbrauch des Herzmuskels ist abhängig von der Herzfrequenz, der Kontraktilität und der myokardialen Wandspannung, die wiederum durch den Blutdruck und das linksventrikuläre Volumen bestimmt wird. Kommt es zu einem Defizit an Sauerstoff, so ist ein gestörter Kontraktionsablauf mit einer Abnahme des Schlagvolumens die Folge. Daraus resultiert eine Zunahme des enddiastolischen Volumens und des enddiastolischen Druckes, die gemeinsam die Vorlast des Herzens darstellen. Es kommt zu einem Circulus vitiosus, da durch die Zunahme des Volumens die myokardiale Wandspannung verstärkt wird, die wiederum zu einer Vergrößerung des Sauerstoff-Bedarfs führt.

Beim *kardialen Lungenödem* sind der Lungenkapillardruck sowie der enddiastolische Druck in der linken Herzkammer erhöht.

Wirkung
Isosorbiddinitrat gehört wie Nitroglycerin in die Gruppe der organischen Nitrate, wirkt jedoch langanhaltender als dieses. Nitrate durchbrechen den Teufelskreis bei der KHK durch eine Herabset-

Isoket® 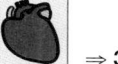 ⇒ 394

zung des Sauerstoff-Bedarfs und eine Umverteilung des Blutes zu den ischämischen Bezirken.
- Dabei werden die venösen Gefäße des Lungen- und Körperkreislaufs sowie die größeren epikardialen Koronararterien erweitert.
- Die Folge ist eine Senkung der Vorlast und des Sauerstoffverbrauchs. Die Abnahme der Vorlast führt zu einer verbesserten Durchblutung und zu einer Senkung des Lungenkapillardruckes, was die Wirkung bei kardialem Lungenödem erklärt.
- Nitrate sind in der Lage, die Ischämiezone bei einem Infarkt zu begrenzen.

Weiterhin werden folgende Parameter gesenkt:
- Venendruck,
- Vorhofdruck,
- enddiastolischer Druck,
- Wandspannung des linken Ventrikels,
- Schlagvolumen,
- Austreibungszeit.

Dosierung

Parenteral gibt man zunächst 2 mg/h. Die Dosierung wird entsprechend der Kreislaufsituation um 1 mg/h bis auf 7 bis 10 mg/h gesteigert. Der Inhalt der Ampulle bzw. Stechkappenflasche wird unmittelbar vor der Anwendung der Infusionslösung (z.B. Ringer- oder Kochsalzlösung) zugesetzt. Die 0,1%ige Lösung ist ausschließlich als Dauertropfinfusion anzuwenden, die 0,05%ige Lösung kann unverdünnt über eine Infusionspumpe gegeben werden. Bei der Applikation ist eine engmaschige Herz-Kreislauf-Überwachung notwendig.

Vom Isoket-Spray® erhält der Patient 1 bis 3 Sprühstöße im Abstand von 30 Sekunden. Es ist nur dann eine exakte Dosierung gewährleistet, wenn das Dosieraerosol vor Gebrauch geschüttelt wird und der Patient während der Spraygabe einatmet. Dies kann u.U. dann problematisch werden, wenn ein schwerer Angina-pectoris-Anfall vorliegt.

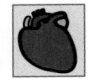

Isoket®

Nebenwirkungen
- Wegen der gefäßerweiternden Wirkung kann es zu orthostatischen Fehlregulationen wie Blutdruckabfall, Schwächegefühl, Übelkeit und Erbrechen kommen.
- Durch eine Erweiterung der Hautgefäße sind eine Hautrötung (Flush) im Gesicht sowie ein Wärmegefühl möglich.
- Durch die Absenkung des Blutdruckes kann eine reflektorische Tachykardie ausgelöst werden. Bei hohen Dosen ist ein starker Druckabfall mit Kollaps und Synkope denkbar.
- Vereinzelt sind paradoxe Reaktionen beschrieben worden. Dabei wird durch Anstieg der Herzfrequenz und durch den Abfall des koronaren Perfusionsdruckes die energetische Situation im ischämiegefährdeten Infarktbereich ungünstig beeinflusst und die pektanginösen Beschwerden werden verstärkt.
- Steht der Patient unter erhöhtem Alkoholeinfluss, kann die gefäßerweiternde Wirkung ausgeprägter auftreten.

Kontraindikationen
Bei hypotonen Kollapszuständen, kardiogenem Schock, ausgeprägter Herzinsuffizienz, AV-Block und hypertoner Krise mit neurologischer Symptomatik sollte Isoket® nicht angewendet werden.

Interaktionen
Keinesfalls dürfen Nitrate gemeinsam mit Potenzmitteln wie Sildenatil oder ähnlichen Stoffen eingenommen werden (siehe hierzu S. 183, Nitrolingual®).

Isoptin®

Zusammensetzung
Eine Ampulle zu 2 ml enthält 5 mg, zu 20 ml 50 mg Verapamil.

Indikation
Isoptin® ist als Antiarrhythmikum wirksam bei
- paroxysmalen supraventrikulären Tachykardien,
- Vorhofflimmern/-flattern mit Tachyarrhythmie,
- supraventrikulärer und ventrikulärer Extrasystolie, soweit diese durch Myokardischämie ausgelöst wurde. Weitere Anwendungsgebiete sind die
- hypertone Krise und bestimmte Formen der
- Angina pectoris, die Koronarspasmen (Prinzmetal-Angina) als Ursache haben.
- Torsades de pointes bei jungen Patienten mit Synkopeneigung infolge Erregung (Therapieversuch).

Um Extrasystolen prophylaktisch entgegenzuwirken, gibt man bei der Wehenhemmung (Tokolyse) durch β-sympathomimetika zusätzlich Verapamil®, wodurch die tachykarde Wirkung der Tokolytika kompensiert wird.

Wirkung
Verapamil® gehört, wie auch beispielsweise Adalat®, zur Gruppe der Calciumantagonisten. Calcium ist an der Kontraktion und damit am Sauerstoffverbrauch der Gefäße beteiligt.
- Eine Hemmung des Calciumeinstroms durch einen Calciumantagonisten bewirkt eine Vasodilatation, die sich stärker auf die Venen als auf die Arterien auswirkt. Diese Gefäßerweiterung erklärt die Wirkung bei der hypertonen Krise, wobei Verapamil® jedoch nicht Mittel der 1. Wahl ist.
- Durch einen Angriff in anderen Kreislaufgebieten sinkt der periphere Widerstand ohne eine Herabsetzung der Vorlast.

Calcium nimmt neben seiner Gefäßwirkung eine wichtige Stellung bei der Elektrophysiologie des Herzens ein.

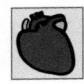 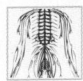

Isoptin®

- Isoptin® hemmt den Calciumeinstrom, der beim Aktionspotenzial für die Plateauphase und die langsame Depolarisationsphase verantwortlich ist und die Erregungsausbreitung am Sinus- und AV-Knoten reguliert.
- Besonders bei erhöhter Schlagfolge kommt es zu einer Verringerung der Sinusfrequenz und zu einer
- Hemmung der AV-Überleitung.
  Aus dieser verlangsamten Erregungsleitung und einer verlängerten Refraktärzeit resultiert die antiarrhythmische Wirkung und eine Verbesserung der kardialen Hämodynamik.

Neueste Metaanalysen der dänischen Studien DAVIT I und II (Danish Verapamil Infarction Trial) belegen, dass eine Langzeitbehandlung mit Verapamil nach akutem Myokardinfarkt einen signifikanten Rückgang der Gesamtmortalität, schwerer Folgeereignisse und der Reinfarktrate bewirkt.

Dosierung
Eine Ampulle zu 2 ml (5 mg Verapamil) langsam über 2 bis 3 Minuten i.v., nach 10 bis 15 Minuten kann eine Repetition erfolgen. Die Wirkung hält etwa vier Stunden an. Falls erforderlich, ist eine Dauertropfinfusion mit 5 bis 10 mg/h möglich, wobei die maximale Gesamtdosis 100 mg/Tag beträgt.
Im Perfusor gelangen 2 Ampullen zu 20 ml (100 mg Verapamil) in einer Dosis von 2 bis 4 ml/h zum Einsatz.

Nebenwirkungen
- In hoher Dosierung kann Isoptin® eine AV-Blockierung auslösen.
- Weiterhin möglich sind eine Sinusbradykardie, eine
- Verstärkung der Insuffizienzsymptome und eine
- Absenkung des Blutdruckes, die je nach Krankheitsbild als unerwünscht gelten kann.

Isoptin®

⇒ 395

Kontraindikationen
- Bei totalem AV-Block,
- kardiogenem Schock,
- schwerer Hypotonie und
- Bradykardie sowie bei
- manifester Herzinsuffizienz sollte Isoptin® nicht eingesetzt werden.
- Bei Vorhofflattern beim WPW-Syndrom, da ein Übergang zu Kammertachykardie oder -flimmern möglich ist.

Interaktionen

Bei mit Digoxin (z.B. Novodigal®) digitalisierten Patienten kann die Gabe von Verapamil zu einem Anstieg des Herzglykosidspiegels führen, wodurch die Toxizität dieser Pharmaka erhöht wird.

Die Wirkung anderer Arzneimittel, wie beispielsweise β-Blocker und Antiarrhythmika, die kardiodepressorisch wirken bzw. die Erregungsbildung oder -leitung beeinflussen, kann bei gleichzeitiger Anwendung von Isoptin® verstärkt werden.

Cave: Verapamil i.v. nie gemeinsam mit β-Blockern verabreichen!

Inkompatibilitäten

Alkalische Infusionslösungen wie Natriumbicarbonat können beim Mischen mit Verapamil® zu einer Ausfällung des Wirkstoffes und damit zu einem Wirkungsverlust führen.

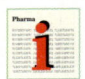 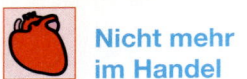

Nicht mehr im Handel

Lanitop®

Lanitop® steht nicht mehr als parenterale Applikationsform zur Verfügung. Da Alternativen geplant sind, wird es hier dennoch erwähnt.

Zusammensetzung
Eine Ampulle zu 2 ml enthält 0,2 mg Metildigoxin (sowie 5 Vol.-% Alkohol).

Indikation
Lanitop® wird bei
- verminderter Leistungsfähigkeit des Herzens,
- bei paroxysmalen Tachykardien und bei
- Lungenödem eingesetzt.

Bei der *Herzinsuffizienz* ist eine adäquate Blutversorgung der Organe nicht mehr gewährleistet.
Die Ursachen hierfür sind multifaktoriell:
- Pumpstörungen durch Stoffwechselerkrankungen, Myokarditis oder koronare Herzkrankheit,

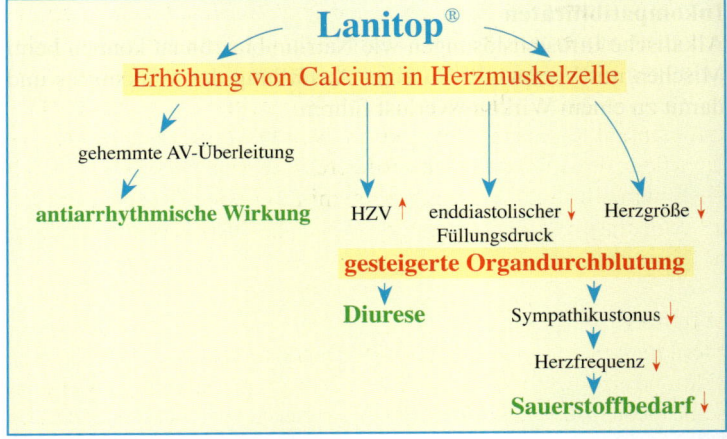

Wirkungsmechanismus Lanitop®

Lanitop®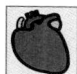

- Füllungsstörungen durch Bradykardie oder Tachykardie,
- Druckbelastungen durch Hypertonie und Lungenembolie sowie
- Volumenbelastungen können Auslöser sein.
- Häufigste Ursache ist jedoch eine ausgeprägte Myokardischämie bei koronarer Herzerkrankung.

Man nimmt eine Einteilung in Vorwärts- und Rückwärtsversagen vor, wobei dies pathophysiologisch betrachtet lediglich eine Vereinfachung darstellt. Beim Vorwärtsversagen liegt eine verminderte Auswurfleistung des linken Ventrikels vor, die einen Schock und eine Lungenstauung nach sich ziehen kann. Beim Rückwärtsversagen des linken Ventrikels sind hingegen ein Lungenödem und eine Steigerung des Blutdruckes möglich. Das Leitsymptom bei Herzinsuffizienz ist die inspiratorische Dyspnoe. Weiterhin zeigen sich ein Galopprhythmus, Tachykardie sowie Kaltschweißigkeit. Bei der Rechtsherzinsuffizienz steht die Halsvenenstauung im Vordergrund. Hinzu kommen Symptome wie schmerzhafte Leberstauung, Zyanose und Dyspnoe.

Die Therapie der akuten Herzinsuffizienz hat in den letzten Jahren eine erhebliche Änderung erfahren. Waren früher noch Herzglykoside das Mittel der Wahl, so sind diese heute durch Nitroglycerin als Vasodilatator und Diuretika verdrängt worden. Grund mag die schlechte Steuerbarkeit, die geringe therapeutische Breite sowie der langsame Wirkungseintritt sein. Obwohl sie in der präklinischen Notfallmedizin ihren Stellenwert verloren haben, besitzen sie in der Dauertherapie ihren festen Stand. Doch auch hier geht man neuerdings dazu über, diese Pharmaka in geringerem Umfang einzusetzen. Nach einer Statistik von *Sefrin* sehen immerhin 34% der Notärzte Lanitop® als unbedingt erforderlich und 15 % als wünschenswerte Ausstattung auf dem Rettungsmittel an. 50% halten es für entbehrlich.

Wirkung

Metildigoxin gehört zur Gruppe der herzwirksamen Digitalisglykoside und stammt ursprünglich aus dem Fingerhut. Es führt durch seine positiv inotrope Wirkung beim herzinsuffizienten Patienten zu einer

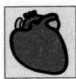

Lanitop®

- Erhöhung des Herzminutenvolumens und zu einer
- Abnahme des enddiastolischen Füllungsdruckes sowie der Herzgröße durch eine verbesserte Entleerung der Kammern.

Die Folge ist eine
- gesteigerte Organdurchblutung, was u.a. eine erhöhte Diurese nach sich zieht (Wirkung beim Lungenödem).

Dadurch werden bei einer Rechtsherzinsuffizienz Stauungen im Körperkreislauf und bei einer Linksherzinsuffizienz solche im Lungenkreislauf zurückgebildet. Die Herzfrequenz nimmt durch eine Senkung des Sympathikustonus ab und bewirkt eine Ökonomisierung der Herzarbeit durch einen verminderten Sauerstoffbedarf.

Wie alle Herzglykoside (z. B. Novodigal®, Lanicor®) besitzt Lanitop® eine negativ dromotrope Wirkung, die – je nach Krankheitsbild – als erwünschte Haupt- bzw. unerwünschte Nebenwirkung gelten kann. Diese Hemmung der atrioventrikulären Überleitung wird beispielsweise bei supraventrikulären, tachykarden Arrhythmien oder bei tachykarden Formen der Herzinsuffizienz ausgenutzt.

Der Wirkungsmechanismus für die positiv inotrope Wirkung ist sehr komplex und noch nicht vollständig geklärt. Man weiß, dass Calciumionen dabei eine Schlüsselrolle einnehmen. Digitalis-Glykoside erhöhen das Angebot an freiem Calcium in der Herzmuskelzelle und verstärken dadurch die Kontraktilität. Dabei werden bestimmte Enzyme (Na-K-ATPase), die für den Transport von Natrium und Kalium durch die Zellmembran verantwortlich sind, durch die Glykoside beeinflusst.

Dosierung

Der Abstand zwischen therapeutischer und toxischer Wirkung – die therapeutische Breite – ist bei Herzglykosiden sehr gering. Die Dosis beträgt etwa 50% derer, ab wann das Glykosid Giftwirkung besitzt! Faktoren wie hohes Alter, frischer Myokardinfarkt, Apoplex, Diuretikagaben und Coma diabetikum erhöhen zusätzlich die Toxizität. *Die* Dosierung gibt es nicht. Jeder Patient benötigt für die Dauertherapie seine individuelle Dosis. Es können deshalb nur Anhalts-

Lanitop®

punkte gegeben werden: In der Akuttherapie der Herzinsuffizienz gibt man zur Aufsättigung 1 bis 2 Ampullen (0,2 bis 0,4 mg) langsam i.v. Als Erhaltungsdosis genügen geringere Mengen. Bei Kindern, alten Patienten, bei eingeschränkter Nierenfunktion und Cor pulmonale sind die Dosismengen geringer und müssen vorsichtig angepasst werden.

Nebenwirkungen
- Gelegentlich treten Übelkeit, Erbrechen und Magen-Darm-Beschwerden auf.
- Bei einer Überdosierung kommen zusätzlich neurologische Störungen wie Grün-Gelb-Sehen und Halluzinationen sowie
- Rhythmusstörungen in Form von AV-Blockierung oder Extrasystolie hinzu. Grund hierfür ist die positiv bathmotrope Wirkung bei hoher Dosierung.

Im Falle einer Intoxikation ist eine kausale Therapie durch eine Antidotgabe möglich. Das Digitalis-Antidot BM® ist für schwere Vergiftungsfälle vorgesehen und führt zu einer raschen Elimination des Glykosids. Die sonst sehr hohe Letalitätsrate bei dieser nicht unüblichen Vergiftung kann durch die neuere Antidottherapie drastisch gesenkt werden.

Kontraindikationen
Relative Kontraindikationen sind
- Bradykardie,
- Hyperkalkämie, da hierbei die Toxizität der Glykoside erhöht ist, sowie die
- Gabe vor einer Kardioversion.
- Eine Risikoabschätzung sollte bei Hypokaliämie erfolgen.

Interaktionen
Herzglykoside bilden mit einer Vielzahl von Arzneimitteln Wechselwirkungen. Bei gleichzeitiger Anwendung führen folgende Pharmaka zu einer Wirkungsverstärkung:

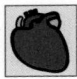

Lanitop®

- Calciumantagonisten,
- die Antiarrhythmika Rytmonorm® und Chinidin durch eine Erhöhung des Glykosidspiegels,
- Kortikoide,
- Diuretika und
- Salicylate durch verstärkte Toxizität infolge Elektrolytverschiebung sowie
- Calcium durch synergistische Wirkung.

Eine Wirkungsabschwächung kann u.a. durch Schilddrüsenhormone und Kaliumsalze erfolgen.

Inkompatibilitäten

Um Auskristallisationen zu vermeiden, soll Lanitop® grundsätzlich nicht mit anderen Injektions- bzw. Infusionslösungen gemischt werden. Sollte eine Verdünnung notwendig sein, so kann dies mit isotonischer Kochsalz- oder Glukoselösung geschehen.

Magnesiumsulfat

Zusammensetzung
Mg 5-Sulfat Amp. 50% Infusionslösungskonzentrat:
1 Ampulle zu 10 ml enthält 5 g Magnesiumsulfat. 7 H_2O (entspr. 20,25 mmol = 40,55 mval = 493 mg Magnesium).

Indikation
- akuter Myokardinfarkt zur Nekroselimitierung,
- hypertensive Krise bei Eklampsie,
- Koronarspasmen,
- QT-Verlängerung bei Hypothermie und Hypothyreose,
- stabile und instabile Angina pectoris aller Schweregrade,
- tachykarde Rhythmusstörungen unterschiedlichster Genese, u.a. auch nach Digitalistherapie,
- Torsades de pointes,
- Tokolyse.

Wirkung
Das Mineral Magnesium ist als physiologischer Calciumantagonist anzusehen. Es zeigt curareähnliche Wirkungen auf die cholinergen Nervenendigungen, da die Freisetzung von Acetylcholin herabgesetzt wird. Beim Infarkt sinkt der intrazelluläre Magnesiumgehalt ab, was zu einer Anreicherung von Calcium und zu einer Drosselung der Synthese von ATP führt. Die Applikation von Magnesium in einer Dosierung von 40 mmol wirkt diesen zytotoxischen Prozessen entgegen. Die Infarktgröße kann so limitiert und die Sterblichkeit gesenkt werden. Die Reperfusion wird günstig beeinflusst.

Magnesium bewirkt
- eine Reduzierung der Infarktgröße,
- eine Hemmung der Plättchenaggregation,
- eine Reduzierung des Grundtonus der Gefäße,
- eine Beseitigung von Koronarspasmen,
- eine Erweiterung der Koronarien,
- eine Senkung der Arrhythmiezahl sowie
- einen statistisch signifikanten Rückgang der Mortalität nach Infarkt.

Magnesiumsulfat

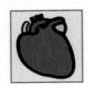

Als *Antiarrhythmikum* ist Magnesium wirksam bei atypischer Kammertachykardie (Torsades de pointes) mit refraktärer Neigung. Ein Therapieversuch bei therapierefraktären malignen Rhythmusstörungen ist möglich.

In der *Schwangerschaft* kann es durch ein Magnesiumdefizit zu Komplikationen, z.b. vorzeitiger Wehentätigkeit, kommen. Magnesium wird häufig in leichteren Fällen als Tokolytikumersatz verwendet. Müssen dennoch bei der Behandlung drohender Frühgeburten synthetische Tokolytika (β-Mimetika) eingesetzt werden, wird Magnesium zur Vermeidung kardialer Nebenwirkungen appliziert, die aus der β-Mimetikawirkung resultieren. Letztere sind nämlich nicht β_2-rezeptorenspezifisch. Sie erregen auch die kardialen β_1-Rezeptoren und führen zu einer Tachykardie, der Magnesium entgegenwirkt.

Erkenntnisse zur Pathophysiologie des Infarktgeschehens stützen die These eines „Wiederdurchblutungstraumas" beim Infarkt. Das Gewebe erleidet einen örtlichen Sauerstoffmangel. Die Zellschädigung bei anschließender Normalisierung der Blutzufuhr ist weitgehend auf Aktionen freier Sauerstoffradikale zurückzuführen. Dies ist eine besonders aktive Form des Sauerstoffs, die mehrfach ungesättigte Fettsäuren angreift und damit zu einer erhöhten Membrandurchlässigkeit führt. Die Folge ist eine Membranzerstörung mit anschließendem Zelltod. Diese Gewebeschädigung durch freie Radikale trägt wesentlich zur Ventrikeldysfunktion nach infarktbedingter Ischämie bei.

Es wurden zahlreiche großangelegte Studien durchgeführt, die die Wirksamkeit von Magnesium zur *Infarktlimitierung* bestätigen. In der LIMIT-2-Studie (Leicester Intravenous Magnesium Intervention Trial) ergab sich, dass Magnesium die 28-Tage-Letalität nach Myokardinfarkt um 24% verringert. Die ISIS-4-Studie (International Study of Infarct Survival) hat u.a. ergeben, dass das Risiko, an einem kardiogenen Schock zu versterben, durch eine Magnesiumgabe reduziert wird. Bezüglich der Rate der Infarktlimitierung hat Magnesium nicht so gut wie in den vorangegangenen Studien abgeschnitten. Da die ISIS-4 jedoch die größte Patientenzahl aufwies (58.050), wird sie von einigen Autoren als die maßgebliche bewertet

Magnesiumsulfat

⇒ 402

und Magnesium nicht als Standardmedikation nach einem Herzinfarkt empfohlen. Diese Schlussfolgerung ist jedoch fragwürdig, da die Studien nach unterschiedlichen Kriterien durchgeführt wurden und so nicht unbedingt vergleichbar sind. In der ISIS-4 wurde beispielsweise Magnesium nur über einen relativ kurzen Zeitraum (24 Stunden) gegeben, und zusätzlich wurden Fibrinolytika verabreicht. Nach der Lyse haben die Patienten kein Magnesium mehr erhalten. Der bedeutendste Unterschied ist jedoch die Dosierung. In den Studien, bei denen Magnesium als sehr wirksames, infarktlimitierendes und mortalitätssenkendes Pharmakon abgeschnitten hat, wurde es in einer Dosierung von 50 bis 65 mmol gegeben. In der ISIS-4-Studie erhielten die Patienten jedoch 80 mmol des Minerals. In dieser Dosierung besteht aber eine erhöhte Gefahr, eine Bradykardie oder einen AV-Block II° oder III° zu erleiden.

Wenn Magnesium frühzeitig und in der richtigen Dosierung gegeben wird, ist es ein kostengünstiges, risikoarmes Medikament, von dem der Infarktpatient profitiert!

Dosierung

Torsades de pointes: 8 mmol Magnesium als Bolus langsam i.v. (= 4 ml Magnesiumsulfatlösung 50%)

Eklamptischer Krampfanfall: 25 bis 50 mg/kg sehr langsam i.v., danach 10 bis 25 mg/kg/h

Bei anderen Notfallsituationen: 0,5 bis 4 g, Maximaldosis 8 g

Wirkungsdauer: 10 Minuten.

Die i.v.-Injektion sollte sehr langsam am liegenden Patienten erfolgen (die ersten 3 ml in 3 Minuten). Die Injektion einer Ampulle sollte in 1- bis 2-tägigem Abstand wiederholt werden.

Bei intakter Nierenfunktion und angegebener Dosierung sind keine Magnesiumintoxikationen zu erwarten. Treten Magnesiumintoxikationen dennoch auf, sind zentralnervöse (Übelkeit, Erbrechen, Atemdepression), kardiale Symptome (Beeinflussung der AV-Überleitung und der ventrikulären Erregungsausbreitung) und Blutdruckabfall zu beobachten. Als sofortige Gegenmaßnahme dient eine intravenöse Calciumzufuhr (100 bis 200 mg Ca über 5 bis 10 Minuten).

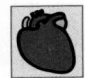

Magnesiumsulfat

Nebenwirkungen
- Bradykardie (bei zu rascher Applikation oder zu hoher Dosis),
- Bradypnoe (bei zu rascher Applikation oder zu hoher Dosis),
- Nekrosen bei paravenöser Applikation,
- periphere Gefäßerweiterung (Flush).

Normalerweise treten die Nebenwirkungen nur bei sehr hoher Dosierung auf. Eine zu schnelle Injektion kann vorübergehend Erbrechen, Übelkeit, Kopfschmerzen, Wärmegefühl, Schwindel und Unruhezustände hervorrufen.

Kontraindikationen
- schwere Niereninsuffizienz,
- Myasthenia gravis,
- Bradykardie,
- AV-Block,
- Magnesiumspiegel um oder über 2,5 mmol/l.

Interaktionen
- Bei gleichzeitiger i.v.-Gabe von Calciumsalzen ist die Magnesiumwirkung vermindert.
- Durch Muskelrelaxanzien vom Curaretyp wird die Magnesiumwirkung verstärkt.
- In Kombination mit Nifedipin kann ein erheblicher Blutdruckabfall auftreten.

Inkompatibilitäten
Nicht mit calcium- oder phosphathaltigen Injektionen mischen, da es zu Ausfällungen und Wechselwirkungen kommen kann.

Nitrolingual®

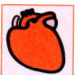 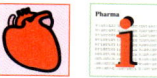

⇒ 407

Zusammensetzung
1 Kapsel enthält 0,8 mg, eine Spraygabe 0,4 mg Glycerolnitrat (Nitroglycerin).
1 Ampulle Nitro Pohl® infus (5 ml, 25 ml, 50 ml) enthält 5 mg, 25 mg, 50 mg Wirkstoff.

Indikation
Die parenteralen Zubereitungen werden bei
- akutem Myokardinfarkt und/oder
- Linksherzinsuffizienz sowie bei
- schweren Formen der Angina pectoris und bei
- kardialem Lungenödem eingesetzt.

Das Dosieraerosol findet zusätzlich in der Therapie und Prophylaxe der Angina pectoris Anwendung.

Die oralen Darreichungsformen können weiterhin bei spastischen Harnleiter- und Gallenkoliken sowie bei der hypertensiven Krise angewendet werden.

Bei der *koronaren Herzkrankheit* (KHK) liegt meist eine stenosierende Koronarsklerose oder eine spastische Einengung der Koro-

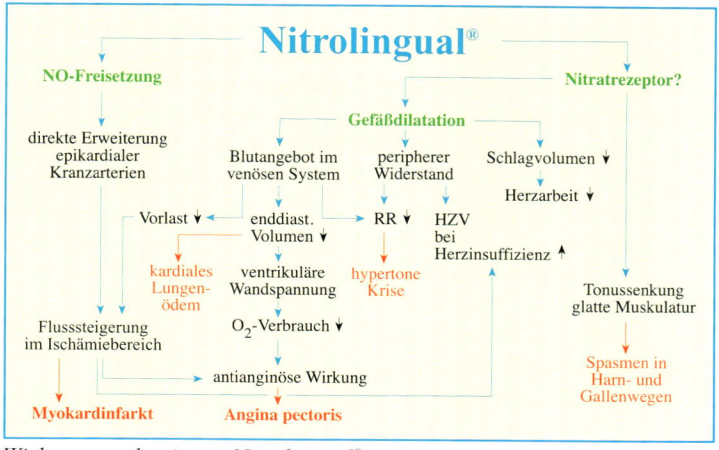

Wirkungsmechanismus Nitrolingual®

Nitrolingual®

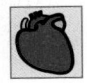

nararterien vor. Die Folge ist ein Missverhältnis zwischen Sauerstoff-Angebot und Sauerstoff-Bedarf.
Der O_2-Verbrauch des Herzmuskels ist abhängig von der Herzfrequenz, der Kontraktilität und der myokardialen Wandspannung, die wiederum durch den Blutdruck und das linksventrikuläre Volumen bestimmt wird. Kommt es zu einem Defizit an Sauerstoff, so ist ein gestörter Kontraktionsablauf mit einer Abnahme des Schlagvolumens die Folge. Daraus resultiert eine Zunahme des enddiastolischen Volumens und des enddiastolischen Druckes, die gemeinsam die Vorlast des Herzens darstellen. Es kommt zu einem Circulus vitiosus, da durch die Zunahme des Volumens die myokardiale Wandspannung verstärkt wird, die wiederum zu einer Vergrößerung des Sauerstoff-Bedarfs führt.

Beim *kardialen Lungenödem* sind der Lungenkapillardruck sowie der enddiastolische Druck in der linken Herzkammer erhöht.

Die *Gallenkolik* stellt ein plötzlich auftretendes Ereignis mit heftiger Schmerzintensität häufig in Oberbauchmitte dar. Sie ist Folge einer Abflussbehinderung im Bereich der Gallenblase. Hierzu kommt es durch eine mechanische Einklemmung oder durch eine entzündliche Stenose. Zur Therapie eignen sich Analgetika, Spasmolytika und – durch seine relaxierende Wirkung – Nitroglycerin. Durch den raschen Wirkungseintritt und die kurze Wirkdauer wird die Differenzialdiagnose rechtsseitiger Oberbauchschmerzen nicht beeinflusst.

Bei der *Harnleiterkolik* ist der Harnabfluss durch ein Hindernis im oberen Harntrakt blockiert, wodurch ein Spasmus ausgelöst wird.

Bei beiden Kolikarten ist die Wirkung von Nitroglycerin vergleichbar mit der von Spasmolytika (Buscopan®) und Analgetika (Novalgin®).

Wirkung

Nitroglycerin gehört wie Isoket® in die Gruppe der organischen Nitrate, besitzt jedoch eine kürzere Wirkdauer als dieses.
Nitrate durchbrechen den Teufelskreis bei der KHK durch eine Herabsetzung des Sauerstoff-Bedarfs und eine Umverteilung des Blutes zu den ischämischen Bezirken.

Nitrolingual®

- Dabei werden die venösen Gefäße des Lungen- und Körperkreislaufs sowie die größeren epikardialen Koronararterien erweitert.
- Folge ist eine Senkung der Vorlast und des Sauerstoffverbrauchs.
- Die Abnahme der Vorlast führt zu einer verbesserten Durchblutung und zu einer Senkung des Lungenkapillardruckes, was die Wirkung bei kardialem Lungenödem erklärt.
- Nitroglycerin ist in der Lage, die Ischämiezone bei einem Infarkt zu begrenzen. Neben dem Effekt auf die Arteriolen besteht eine Wirkung auf den Durchmesser der Kranzarterien, was bei einem Infarktgeschehen eine Lösung von Koronarspasmen zur Folge hat. Von großem Vorteil ist, dass nicht nur gesunde Gefäßbezirke, sondern auch arteriosklerotisch veränderte erweitert werden. Bereits in sehr niedrigen Dosen (0,025 mg i.v.) kommt es in den stenosierten Gefäßen zu einer Vasodilatation, ohne dass Blutdruck und Herzfrequenz oder gesunde Gefässe beeinflusst werden.

Die Erklärung hierfür konnte erst durch Untersuchungen erbracht werden, die den Wirkmechanismus der Nitrate auf hormoneller Ebene entschlüsselten. In durch Gefäßablagerungen verschlossenen Gefäßen kann der körpereigene Stoff (endothelium derived relaxing factor) nicht mehr gebildet werden, der für die Erweiterung zuständig ist. Man weiß inzwischen, daß dieser Faktor identisch mit Stickstoffmonoxid (NO) ist. Dieser hormonale Wirkstoff entsteht im Körper durch die Zufuhr von Nitraten.

Weiterhin werden folgende Parameter bei normaler Dosierung gesenkt: Venendruck, Vorhofdruck, enddiastolischer Druck, Wandspannung des linken Ventrikels, Schlagvolumen sowie die Austreibungszeit.

Nitrate haben zudem einen Einfluss auf die Thrombozyten. Die Thrombozytenaggregation wird gehemmt. Bereits niedrige, die Hämodynamik kaum beeinflussende Nitrat-Dosen führen zu einer Reduzierung der Aggregation. Vermutlich beruht die Wirkung auf einer leichten und wahrscheinlich sekundären Hemmung der Thromboxan-A_2-Bildung in den Thrombozyten, wie Studien von De Cate-

Nitrolingual®

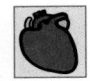

rina et al. zeigten. Unterschiedlich bewertet wird die Steigerung der endothelialen Prostacyclinsynthese. ISDN und Nitroglycerin verlängern die Blutungszeit, ein Effekt, der anderen Vasodilatantien fehlt. Seit 1990 ist die intravenöse Gabe von Nitropräparaten in die Empfehlungen der Fachgesellschaften für die Akutbehandlung des Infarktes aufgenommen. Die Letalität lässt sich überadditiv in Kombination mit ACE-Hemmern senken. Nicht erwiesen ist, ob eine intravenöse Gabe von Nitroglycerin während eines Infarktes die Letalitätsrate senkt. In einige Studien (ISIS-4, GISSI-3) war die Sterblichkeit um 5% geringer als bei den Patienten der Kontrollgruppe.

Dosierung
Parenteral gibt man mit Perfusor 50 ml (50 mg) mit 1 bis 6 ml/h = 0,3 bis 1,8 µg/kg KG/min. Bis zur Vorbereitung der Spritzpumpe kann eine initiale Gabe als Spray erfolgen.
Bei der Applikation ist eine engmaschige Herz-Kreislauf-Überwachung notwendig.
Vom Nitrolingual Spray® erhält der Patient 1 bis 3 Sprühstöße in die Mundhöhle im Abstand von 30 Sekunden. Bei Nieren- und Gallenkoliken sollen 2 bis 4 Spraygaben erfolgen.
Von der Kapsel lässt man den Patienten 1 bis 2 zerbeißen. Die Wirkung setzt hierbei nach etwa 2 bis 5 Minuten ein und hält 20 bis 45 Minuten an.

Nebenwirkungen
- Wegen der gefäßerweiternden Wirkung kann es, besonders bei niedrigen Füllungsdrücken, zu orthostatischen Fehlregulationen wie Blutdruckabfall, Schwächegefühl, Übelkeit und Erbrechen kommen.
- Durch eine Erweiterung der Hautgefäße sind eine Hautrötung (Flush) im Gesicht sowie ein Wärmegefühl möglich.
- Durch die Absenkung des Blutdruckes kann eine reflektorische Tachykardie ausgelöst werden.
- Bei hohen Dosen ist ein starker Druckabfall mit Kollaps und Synkope denkbar.

Nitrolingual® ⇒ 407

- Besonders bei älteren Patienten ist eine Abnahme des Herzminutenvolumens möglich.
- Vereinzelt sind paradoxe Reaktionen beschrieben worden.
Dabei wird durch Anstieg der Herzfrequenz und den Abfall des koronaren Perfusionsdruckes die energetische Situation im ischämiegefährdeten Infarktbereich ungünstig beeinflusst und die pektanginösen Beschwerden werden verstärkt.
- Steht der Patient unter erhöhtem Alkoholeinfluss, kann die gefäßerweiternde Wirkung ausgeprägter auftreten.
- Recht häufig ist der so genannte Nitratkopfschmerz, auf den man den Patienten hinweisen sollte, wenn er das Präparat erstmalig erhält.

Kontraindikationen

Bei hypotonen Kollapszuständen, kardiogenem Schock, ausgeprägter Herzinsuffizienz und AV-Block sollte Nitrolingual® nicht angewendet werden. Beim Schlaganfall oder einer hypertensiven Krise mit neurologischer Symptomatik sollte eine Anwendung sehr zurückhaltend erfolgen bzw. unterbleiben.

Interaktionen

Bei gleichzeitiger Gabe anderer blutdrucksenkender Pharmaka kann die Wirkung verstärkt werden.
Bei der Verwendung von PVC-Kathetern ist ein Wirkungsverlust möglich.

Wichtig!

Keinesfalls dürfen Nitropräparate gemeinsam mit dem Potenzmittel Sildenafil (Viagra®) gegeben werden. Zwischen der Anwendung beider Arzneimittel müssen mindestens 48 Stunden liegen. Sildenafil führt zu einem Überangebot von Stickstoffmonoxid (NO), der eine relaxierende Wirkung hat. Der Schwellkörper des Penis wird vermehrt mit Blut gefüllt, was, entsprechende Stimulation vorausgesetzt, zum gewünschten Effekt führt. NO kommt als Hormon auch im Körper vor und ist u.a. an der Gefäßweite und der Blutdruckregu-

Nitrolingual®

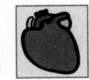

lation beteiligt. Auch Nitrate setzen NO frei und senken so den Blutdruck. Viagra® hemmt das Enzym, die Phosphodiesterase, die für den Abbau von NO zuständig ist. Wird der Abbau gehemmt, entsteht ein drastisches Überangebot an NO. Die Folge ist ein massiver Blutdruckabfall, dem sich eine zerebrale und kardiale Ischämie mit Reanimationspflichtigkeit anschließen kann. Die besonders in der Homosexuellenszene verbreitete Droge „Poppers" hat ähnliche Wirkungen wie Nitrate. Es handelt sich dabei um inhalierbare organische Nitrite. Eine Kombination mit Nitroglycerin und/oder Sildenafil ist lebensgefährlich! Dies gilt nicht für Potenzmittel mit Apomorphin (Ixense®).

Welche Notfälle unter Viagra® sind denkbar?
- Ein Patient erleidet durch die Einnahme einen krisenhaften Blutdruckabfall.
- Ein Patient bekommt pectanginöse Beschwerden.
- Durch die zusätzliche Gabe von Nitraten durch den Patienten oder den Rettungsdienst tritt ein starker Blutdruckabfall ein.

Therapieempfehlung bei Nebenwirkungen und Interaktion mit Nitraten:
- Schocklage,
- keine weitere Gabe von Nitraten!
- Elektrolyte,
- (Nor-)Adrenalin i.v.,
- Sauerstoffgabe.

Pectanginöse Beschwerden nach Sildenafil-Einnahme:
- keine Nitrate!
- kein Nifedipin!
- ggf. Sedierung mit Midazolam,
- Verapamil oder
- Esmolol.

5. Hypnotika / Sedativa

5.1 Übersicht

Der Übergang von der beruhigenden (sedativen) und der schlaffördernden (hypnotischen) Wirkung der Präparate ist oft fließend und korreliert häufig eng mit der Höhe der Dosis. Erwähnt werden:

Präparat	Wirkstoff	Gruppe	Ph.-Info
Atosil®	Promethazin	Neuro-leptikum	361
Dormicum®	Midazolam	Benzodiazepin	378
Haldol®	Haloperidol	Neuroleptikum	391
Psyquil®	Triflupromazin	Antiemetikum/ Sedativum	412
Valium®	Diazepam	Benzodiazepin	422

Atosil®

Zusammensetzung
1 Ampulle zu 2 ml enthält 50 mg Promethazin.

Indikation
- In Kombination zur Narkose-Prämedikation,
- zur neuroleptischen Behandlung von Psychosen und bei
- Erregungszuständen,
- zur Sedierung und als
- Antiemetikum.

So unterschiedlich die Ursachen *akuter Erregungszustände* sind, so ähnlich ist die Symptomatik. Sie muss sich nicht in gesteigerter motorischer Bewegung und Unruhe äußern, sondern kann auch als starke innere Gespanntheit ablaufen, die jedoch jederzeit in einen Bewegungsdrang übergehen kann.

Weitere psychiatrische Ursachen sind Manien, Depressionen und Schizophrenien.

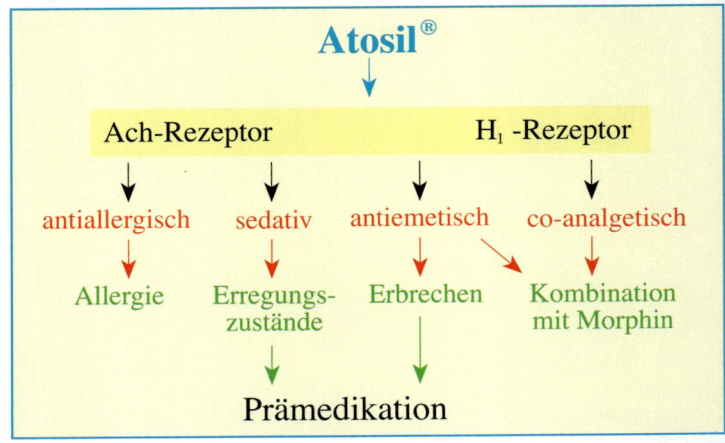

Wirkungsmechanismus Atosil®

Atosil® ⇒ 361

Als organische Ursachen für Erregungszustände kommen u.a. Gehirnerkrankungen wie Enzephalitis, zerebrale Tumore und posttraumatische Zustände in Frage. Auch im Rahmen eines Suchtmittelentzuges kann es zu Übererregbarkeit kommen.

Bei psychiatrischen Notfallsituationen ist die Wirkung des Rettungspersonals als „Droge" nicht hoch genug einzuschätzen. Der Aufbau eines Vertrauensverhältnisses ist entscheidend, jedoch nicht immer problemlos möglich.

Bei starken Erregungszuständen sind potente Neuroleptika wie Neurocil® oder Truxal® indiziert, bei Zuständen, bei denen Angst im Vordergrund steht, Benzodiazepine wie Valium® oder Dormicum®, bei Suizidgefahr Neurocil® oder Aponal®.

Wirkung
- Promethazin gehört zur Gruppe der schwach potenten Neuroleptika.
- Hauptangriffspunkt sind die H_1-Rezeptoren. Diese Bindungsstellen, an denen das Gewebshormon Histamin eine Wirkung ausübt, werden von Promethazin blockiert und so ein Effekt verhindert.
Eine Erregung der H_1-Rezeptoren bewirkt u.a. eine Gefäßdilatation, eine Erhöhung der Kapillarpermeabilität und eine Bronchokonstriktion. Diese Symptome sind typisch für eine allergische Reaktion, bei der ebenfalls Histamin freigesetzt wird. Weiterhin wird eine erhöhte Darmperistaltik und eine Sensibilisierung der Schmerzrezeptoren hervorgerufen.
Eine Blockade der Rezeptoren durch Atosil® hat eine Verhinderung oder Abschwächung der oben genannten Symptome zur Folge.

Das Präparat wirkt
- sedativ,
- antiallergisch und
- antiemetisch.

Atosil®

- Der neuroleptische Effekt, der relativ schwach ausgeprägt ist, ermöglicht die Anwendung bei schizophrenen Depressionen.
- Der Wirkstoff besitzt darüber hinaus anticholinerge sowie antiserotonerge Eigenschaften und blockiert die α-Rezeptoren.

Durch die antiemetische Wirkung eignet sich Promethazin zur Kombination mit opioiden Analgetika, wodurch die Gefahr von Übelkeit und Erbrechen reduziert wird.

Die fehlende atemdepressive Komponente macht eine Anwendung beim Asthmaanfall möglich. Ausschlaggebend hierfür ist die beruhigende und antihistaminische Wirkung.

Die große therapeutische Breite ermöglicht eine Anwendung in der Pädiatrie. Zu beachten ist hierbei jedoch, dass Kinder für paradoxe Reaktionen besonders disponiert sind.

Dosierung

$1/2$ bis 1 Ampulle (25 bis 50 mg Promethazin) langsam i.v., bei Kindern 1 mg/kgKG.

Intraarterielle, subkutane und paravenöse Injektionen sind wegen der Gefahr von Gewebsschädigungen zu vermeiden. Die Lösung wird verdünnt i.v. injiziert bzw. als Kurzinfusion verabreicht.

Die Wirkung tritt nach 2 bis 3 Minuten ein und hält bis zu 8 Stunden an.

Nebenwirkungen

Infolge des peripheren anticholinergen Effektes kann es zu
- Trockenheit der Schleimhäute und zu
- Tachykardien kommen.

Auf zentraler Ebene kann die Hemmung von Acetylcholin
- Nervosität und Tremor auslösen.
- Im Einzelfall sind Dyskinesien und Blutdruckabfall möglich.

Kontraindikationen

Atosil® darf nicht gegeben werden bei Glaukom sowie bei Intoxikationen mit zentraldämpfenden Pharmaka und Alkohol.

Atosil® ⇒ 361

Interaktionen

Atosil® verstärkt den sedierenden Effekt anderer Arzneistoffe und Alkohol.

Die α-adrenerge Wirkung von Adrenalin kann bei gleichzeitiger Gabe abgeschwächt werden.

Die gemeinsame Applikation mit Midazolam (Dormicum®) fördert möglicherweise das Auftreten paradoxer Reaktionen.

Dormicum®

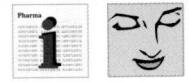

Zwangsverlegung 1. Woche Sigmaringen

Zusammensetzung
Eine Ampulle enthält 5 mg Midazolamhydrochlorid.
Weiterhin gibt es Ampullen mit 15 mg für die Narkoseeinleitung und orale Zubereitungen.

Indikation
Das Präparat wird zur
- Prämedikation und Einleitung einer Narkose,
- zur Ataraktanalgesierung in Verbindung mit Ketanest® und zur
- Therapie des Status epilepticus eingesetzt.

Erregungszustände können durch eine Vielzahl von Erkrankungen ausgelöst werden wie beispielsweise Hirnerkrankungen, Manien, Schizophrenien, Intoxikationen, Entzugssymptome oder starke psychische Ereignisse.

Die Wirkung von Dormicum® bei diesen Erkrankungen beruht auf dem anxiolytischen Effekt und bewirkt eine emotionale Dämpfung des Patienten. Die sedativ-hypnotische Wirkkomponente ist dabei unterstützend. Die Anwendung für diese Indikation ist möglich, jedoch als Zulassung nicht anerkannt.

Das Ziel einer *Prämedikation* ist eine Sedierung mit Anxiolyse, eine Analgesie und eine Potenzierung des Anästhetikums.

Die Wirkung beim *Status epilepticus* wird durch die antikonvulsive Wirkung von Dormicum® erklärt. Der gestörte Ablauf von anregenden und hemmenden Erregungsimpulsen bewirkt eine Änderung in der Freisetzung von neuronalen Überträgersubstanzen, es kommt zum typischen Bild des krampfenden Patienten. Von Vorteil ist, dass eine intramuskuläre Injektion möglich ist, wenn es der Krampfzustand des Patienten nicht zulässt, einen venösen Zugang zu legen.

Wirkung
Der Wirkstoff Midazolam gehört zur Gruppe der Tranquilizer und ist chemisch betrachtet ein Benzodiazepin. Es ist eng mit Valium® verwandt, hat aber eine wesentlich kürzere Wirkdauer und ist wasserlöslich. Diese Eigenschaften sind für den Einsatz in der Nofallmedizin als Vorteile anzusehen.

Dormicum®

⇒ 378

- Sein Angriffspunkt ist das limbische System, in dem Antrieb, Stimmung und Affektivität reguliert werden. Der Wirkmechanismus ist noch nicht vollständig geklärt. Im Körper gibt es bestimmte Bindungsstellen (Benzodiazepin-Rezeptoren), an die sich der Arzneistoff anlagert und so eine Dämpfung des zentralen Nervensystems bewirkt. Dabei nimmt der Übertragerstoff GABA (Gammaaminobuttersäure) eine Schlüsselstellung ein.

Die Wirksubstanz besitzt ein breites pharmakologisches Profil:
- Sie wirkt sedativ bzw. hypnotisch (dosisabhängig),
- antikonvulsiv durch eine zentrale Heraufsetzung der Krampfschwelle,
- muskelrelaxierend,
- anxiolytisch und
- amnestisch.

Die Ausbildung einer anterograden Amnesie tritt jedoch erst bei sehr hohen Dosen auf und ist als erwünschte Wirkung anzusehen, wenn sie als Ursache einer Prämedikation nach einer Operation auftritt. Der Patient kann sich an die unangenehmen Seiten des Eingriffs nicht mehr erinnern.

Ein weiteres Benzodiazepin bietet eine alternative Applikationsform: Lorazepam. Es kann unter die Zunge gelegt werden, löst sich dort blitzschnell auf und wird zügig resorbiert. Der Wirkstoff Lorazepam ist nicht neu, steht aber seit kurzem in dieser besonderen Form zur Verfügung. Unter dem Handelsnamen Tavor Expidet® ist es zugelassen für Angstzustände. Da alle Benzodiazepine die gleiche pharmakodynamische Wirkung haben, kann es auch beim Krampfanfall gegeben werden. Studien belegen dies, eine Zulassung für diese Indikation besteht derzeit jedoch noch nicht.

Dosierung

Die Dosis sollte immer individuell nach der Wirkung bestimmt werden. Es können deshalb nur Richtwerte angegeben werden, die, besonders bei älteren Patienten, auch erheblich unterschritten werden können.

Dormicum®

Zur Prämedikation erhalten Erwachsenen 0,7 bis 1,5 ml i.v. (= 0,05 bis 0,1 mg/kgKG).
Zur Krampfunterbrechung bei *Status epilepticus* gibt man 3 ml (0,2 mg/kgKG).
Weiterhin ist eine orale, rektale und nasale Applikation möglich.

Nebenwirkungen
- Obwohl Midazolam nur an Rezeptoren angreift, die im neuronalen Nervengewebe vorkommen, und damit eine spezifische Hemmung zentralnervöser Funktionen bewirkt, ist eine leichte *Blutdrucksenkung* möglich (maximal 15% systolisch). Tritt eine Blutdrucksenkung nach einer i.m.-Gabe auf, so kann dies auch Folge einer Anaphylaxie sein. Weitere hämodynamische Veränderungen sind nicht beschrieben.
- Bei einer bestehenden Ateminsuffizienz und/oder bei arteriosklerotischen Patienten kann es zu einer *Atemdepression* kommen, weshalb bei älteren Patienten besondere Vorsicht geboten ist. Dies gilt besonders bei raschen und hochdosierten Injektionen. Eine i.v.-Gabe sollte nur dann erfolgen, wenn eine Intubation möglich ist. Bei starker Sedierung (Dosen über 0,1 mg/kgKG) ist eine mechanische Verlegung der Atemwege möglich, weshalb eine genaue Überwachung des Patienten nötig ist.
- In seltenen Fällen können paradoxe Reaktionen (Erregungszustände), Übelkeit, Stimmritzen- und Luftröhrenkrampf mit vermehrtem Speichelfluss auftreten.
- Bei einer i.a.-Injektion sind schwere Gefäßschäden bis hin zur Nekrose möglich.

Benzodiazepine allgemein haben eine große therapeutische Breite, was sie im Hinblick auf Intoxikationen zu sehr sicheren Arzneimitteln macht. Im Fall einer Überdosierung steht als spezifisches Antidot Anexate® zur Verfügung, das den Benzodiazepin-Rezeptor blockiert und die Wirkung des Arzneimittels aufhebt. Eine Atemdepression unter Midazolamgabe ist somit rasch therapierbar.

Dormicum® 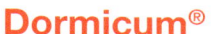 ⇒ 378

Kontraindikationen
Bei Myasthenia gravis darf Midazolam nur unter Intubation gegeben werden, da eine muskuläre Ateminsuffizienz zu einer Atemdepression führen kann. Bei Patienten mit obstruktiven Atemwegserkrankungen (Asthma) muss eine strenge Indikationsstellung erfolgen.

Interaktionen
Bei gleichzeitiger Gabe von anderen zentraldämpfenden Pharmaka oder auch Alkohol tritt eine Wirkungsverstärkung ein, zusammen mit Muskelrelaxantien kommt es zu einer Wirkungsverlängerung.

Inkompatibilitäten
Im Gegensatz zu Valium® ist eine Mischung mit anderen Medikamenten in einer Spritze möglich.

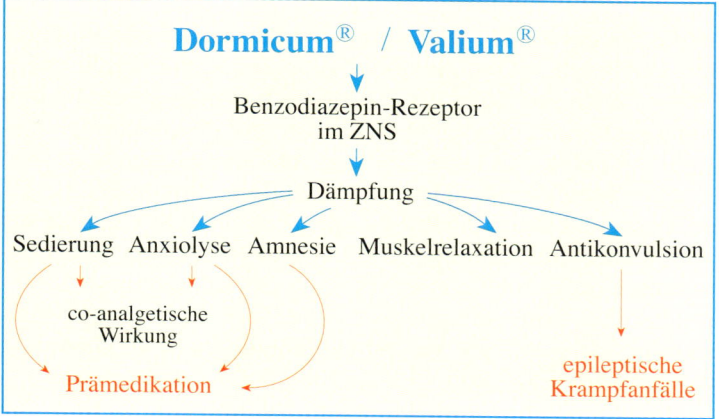

Wirkungsmechanismus Dormicum®/Valium®

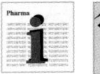

Valium®

Zusammensetzung
Eine Ampulle Valium® enthält 10 mg Diazepam.
Weiterhin gibt es Tabletten, Suppositorien, Tropfen, Sirup und Rektaltuben mit dem Wirkstoff Diazepam.

Indikation
- Das Präparat wird bei Angst- und Erregungszuständen,
- akut lebensbedrohlichen Stresssituationen (Herzinfarkt, Traumata),
- zur Prämedikation und Einleitung einer Narkose,
- zur Tetanus- und Epilepsiebehandlung sowie bei
- pädiatrischen Notfällen (Epiglottitis, Pseudokrupp) eingesetzt.

Erregungszustände können durch eine Vielzahl von Erkrankungen ausgelöst werden, wie beispielsweise Hirnerkrankungen, Manien, Schizophrenien, Intoxikationen, Entzugssymptome oder starke psychische Ereignisse. Die Wirkung von Valium® bei diesen Erkrankungen beruht auf dem anxiolytischen Effekt und bewirkt eine emotionale Dämpfung des Patienten. Die sedativ-hypnotische Wirkkomponente ist dabei unterstützend.

Beim *Herzinfarkt* wird Diazepam aus mehreren Gründen angewendet. Der Patient erfährt ein distanziertes Verhältnis zum Schmerz. Obwohl Diazepam selbst keine analgetische Wirkung besitzt, ist es so möglich, Analgetika einzusparen. Die charakteristische „Todesangst" des Patienten beim Infarktgeschehen wird gemindert, was weitere Therapiemaßnahmen erleichtert. Hinzu kommt eine Druckentlastung des linken Ventrikels, die nicht mit einem Anstieg der Herzfrequenz, der Arbeit des linken Herzens oder einem Sauerstoffverbrauch der linken Kammer verbunden ist. Ursache dieser hämodynamischen Veränderung im Sinne einer Druckentlastung ist wahrscheinlich der Abfall des Aortendruckes und/oder die Verminderung des venösen Rückstromes.

Bei *traumatischen Ereignissen* ist das Medikament in der Lage, den Teufelskreis „Angst – Spannung – Schmerz" zu durchbrechen. Eine Relaxation der Muskulatur und eine Dämpfung der Angst führen zu einer Schmerzlinderung. Eine gegebenenfalls nötige Reposition von Luxationen und Frakturen wird so erleichtert.

Valium® ⇒ 422

Die Wirkung beim *Status epilepticus* und bei *Fieberkrämpfen* wird durch die antikonvulsive Wirkung von Valium® erklärt. Der gestörte Ablauf von anregenden und hemmenden Erregungsimpulsen bewirkt eine Änderung in der Freisetzung von neuronalen Überträgersubstanzen, es kommt zum typischen Bild des krampfenden Patienten. Beim Kind ist häufig ein Fieberkrampf oder eine Meningoenzephalitis auslösender Faktor.

Bei *pädiatrischen Notfällen* ist die Beruhigung und Angstminderung des Kindes wichtig, um eine weitere effiziente Therapie durchführen zu können. Die Verringerung des Sauerstoffbedarfs durch die Ruhigstellung ist besonders bei respiratorischen Notfällen entscheidend. Eine gute Alternative zur intravenösen Injektion ist die rektale Applikation mit einer Rektaltube (Diazepam Desitin® rectal Tube).

Wirkung

Der Wirkstoff Diazepam gehört zur Gruppe der Tranquilizer und ist chemisch betrachtet ein Benzodiazepin.

- Sein Angriffspunkt ist das limbische System, wo Antrieb, Stimmung und Affektivität reguliert werden. Der Wirkmechanismus ist noch nicht vollständig geklärt. Im Körper gibt es bestimmte Bindungsstellen (Benzodiazepin-Rezeptoren), an die sich der Arzneistoff anlagert und so eine Dämpfung des zentralen Nervensystems bewirkt. Dabei nimmt der Überträgerstoff GABA (Gammaaminobuttersäure) eine Schlüsselstellung ein.

Die Wirksubstanz besitzt ein breites pharmakologisches Profil:

- Sie wirkt sedativ bzw. hypnotisch (dosisabhängig),
- antikonvulsiv durch eine zentrale Heraufsetzung der Krampfschwelle,
- muskelrelaxierend,
- anxiolytisch und
- amnestisch. Die Ausbildung einer anterograden Amnesie tritt jedoch erst bei sehr hohen Dosen auf und ist als erwünschte Wirkung anzusehen, wenn sie als Ursache einer Prämedikation nach einer Operation auftritt. Der Patient kann sich an die unangenehmen Seiten des Eingriffs nicht mehr erinnern.

Valium®

Dosierung
Die Dosis sollte immer individuell nach der Wirkung bestimmt werden. Es können deshalb nur Richtwerte angegeben werden, die, besonders bei älteren Patienten und Kindern, auch erheblich unterschritten werden können.
Erwachsenen gibt man 1 bis 2 Ampullen (= 10 bis 20 mg Diazepam) langsam i.v., was einer Dosierung von 0,15 bis 0,3 mg/kgKG entspricht. Eine repetitive Gabe kann nach vier Stunden erfolgen. Als Maximaldosis sind 100 mg innerhalb von 24 Stunden anzusehen.
Säuglinge und Kleinkinder erhalten 5 bis 10 mg i.v. oder rektal.

Nebenwirkungen
- Obwohl Diazepam nur an Rezeptoren angreift, die im neuronalen Nervengewebe vorkommen, und damit eine spezifische Hemmung zentralnervöser Funktionen bewirkt, ist eine leichte *Blutdrucksenkung* möglich. Tritt eine Blutdrucksenkung nach einer i.m.-Gabe auf, so kann dies auch Folge einer Anaphylaxie sein.
- Bei einer bestehenden Ateminsuffizienz und/oder bei arteriosklerotischen Patienten kann es zu einer *Atemdepression* kommen, weshalb bei älteren Patienten besondere Vorsicht geboten ist.
- Hinzu kommt, dass die Gefahr einer *paradoxen Reaktion* (Erregung) mit dem Alter zunimmt.
- Bei zu kleinen Venen oder zu schneller Spritzgeschwindigkeit kann es bei der i.v.-Injektion zu der Ausbildung einer *Thrombophlebitis* kommen.
- Eine intraarterielle Injektion muss mit Sicherheit ausgeschlossen werden! Die Folge könnte eine Nekrose des betroffenen Gebietes sein.

Die intramuskuläre Injektion ist schmerzhaft, und die Wirkung tritt langsam ein. Sollte eine i.m.-Injektion erforderlich sein, so kann diese mit einer besonderen Zubereitung (Diazemuls®) erfolgen, bei der durch die ölige Grundlage eine Auskristallisation des Wirkstoffes an der Einstichstelle vermieden wird. Ein weiterer Nachteil dieser Injektionsart ist der Anstieg der Kreatinphosphokinase-Aktivität

Valium® ⇒ 422

(CPK) im Serum, was die laborchemische Differenzialdiagnose bei einem Myokardinfarkt stören kann.
Benzodiazepine allgemein haben eine große therapeutische Breite, was sie im Hinblick auf Intoxikationen zu sehr sicheren Arzneimitteln macht. Im Fall einer Überdosierung steht als spezifisches Antidot Anexate® zur Verfügung, das den Benzodiazepin-Rezeptor blockiert und die Wirkung des Arzneimittels aufhebt.

Kontraindikationen
Bei Myasthenia gravis darf Diazepam nur unter Intubation gegeben werden, da eine muskuläre Ateminsuffizienz zu einer Atemdepression führen kann. Bei Patienten mit obstruktiven Atemwegserkrankungen (Asthma) muss eine strenge Indikationsstellung erfolgen.

Interaktionen
Bei gleichzeitiger Gabe von anderen zentraldämpfenden Pharmaka oder auch Alkohol tritt eine Wirkungsverstärkung ein, zusammen mit Muskelrelaxantien kommt es zu einer Wirkungsverlängerung.

Inkompatibilitäten
Valium® darf nicht zusammen mit anderen Pharmaka in einer Mischspritze verabreicht werden, da es mit einer Vielzahl von Medikamenten unverträglich ist. Eine Inkompatibilität besteht weiterhin mit den Infusionslösungen HAES steril® und Jonosteril Na 100®.

Notizen

6. Medikamente in der kardiopulmonalen Reanimation

6.1 Übersicht

In dieser Gruppe werden die Basismedikamente der Herz-Lungen-Wiederbelebung dargestellt. Je nach klinischem Bild werden aus dem Bereich der Kardiaka und kreislaufwirksamen Pharmaka weitere Medikamente benutzt. So wird bzw. wurde die Anwendung von β-Blockern, Calciumantagonisten und Magnesium diskutiert.

Präparat	Wirkstoff	Gruppe	Ph.-Info
Atropin	Atropin	Parasympatholytikum	362
Natriumhydrogencarbonat	$NaHCO_3$	Puffer	405
Suprarenin®	Adrenalin	Sympathomimetikum	353
Xylocain®	Lidocain	Antiarrhythmikum	424

Neben den mechanischen Maßnahmen der kardiopulmonalen Reanimation (CPR) und der Elektrotherapie kommt der Pharmakotherapie eine zentrale Bedeutung zu. Ohne Medikamente ist eine Wiederbelebung nur dann denkbar, wenn der Kreislaufstillstand direkt beobachtet wurde oder erst sehr kurze Zeit besteht. Bei einer länger andauernden Reanimation ist eine ausreichende Durchblutung der Organe ohne Medikamente nicht sichergestellt, da das Fehlen von endogenen oder exogenen Katecholaminen (Adrenalin) einen zu niedrigen Perfusionsdruck für die kardialen und zerebralen Funktionen bewirkt. Der aufgebaute Perfusionsdruck reicht meist nicht aus, um die entstandene Ischämie zu beseitigen. Durch Azidose und Hypoxie wird eine periphere Vasodilatation hervorgerufen, woraus der niedrige Perfusionsdruck während der CPR resultiert.

Ziel des Arzneimitteleinsatzes in der Reanimation ist, die Perfusion von Herz und Gehirn zu verbessern und somit einen erfolgreichen Ausgang zu sichern. Je früher die Pharmakotherapie begonnen wird, desto größer sind die Chancen, einen Langzeiterfolg zu erzielen!

6.2 Applikationswege

Da der Faktor *Zeit* eine erhebliche Rolle spielt, ist es verständlich, dass das verabreichte Medikament unmittelbar nach der Gabe seine Wirkung entfalten sollte. Voraussetzung hierbei ist in der Regel die intravenöse Applikation. Am geeignetsten erscheinen die großlumi-

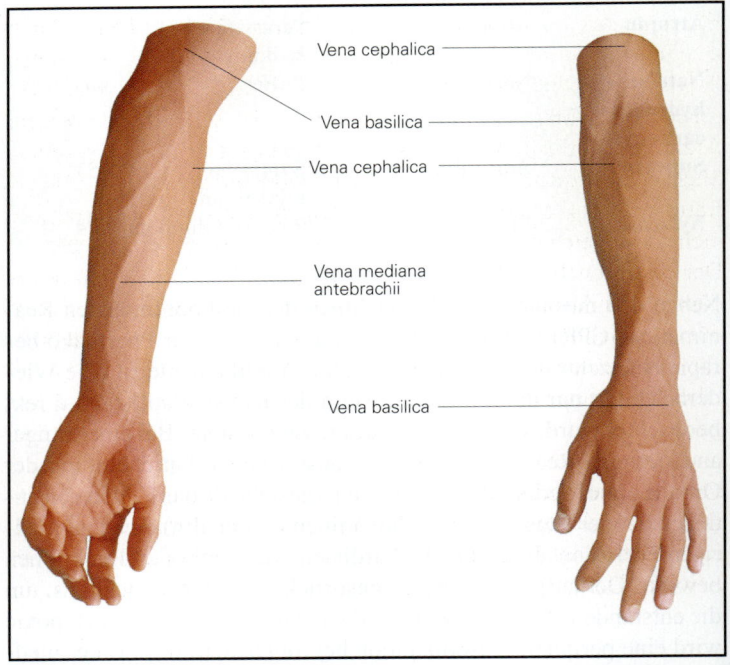

Oberflächliche Venen im Bereich der Ellenbeuge und des Unterarmes

gen Venen am Unterarm und in der Ellenbeuge. An die Injektion schließt sich eine Infusion an, die das Medikament einspült. Dies ist erforderlich, da die peripheren Zirkulationsverhältnisse bei einer CPR stark herabgesetzt sind. Es lässt sich eine Art „Hitliste" der empfohlenen Applikationswege aufstellen:

1. Vene am Unterarm, V. basilica,
2. endobronchial durch den Tubus,
3. V. jugularis externa,
4. V. femoralis,
5. V. jugularis interna,
6. V. subclavia.

Eine gute Alternative bietet die endobronchiale Verabreichung durch den Tubus. Hierbei wird das Medikament mit Hilfe eines geeigneten Polyäthylenkatheters tief in das Bronchialsystem instilliert. Wünschenswert wäre ein Katheter mit engem Innenlumen, um einem Arzneistoffverlust durch Totraum vorzubeugen (Applikationssonde Sherwood Medical). Eine Medikamentengabe ohne Katheter, also intratracheal, sollte keinesfalls Anwendung finden, da das Arzneimittel nicht in ausreichenden Mengen in das Bronchialsystem gelangt.
Der endobronchiale Applikationsweg eignet sich für Adrenalin, Lidocain und Atropin sowie für Orciprenalin (Alupent®). Keinesfalls dürfen Calciumsalze oder Natriumbicarbonat durch den Tubus verabreicht werden, da diese zu Gewebezerstörungen führen.
Über Dosierungsangaben findet man in der Literatur kontroverse Angaben. Durchgesetzt hat sich die mindestens doppelte Dosierung. Bei einer Verdünnung mit Wasser tritt die Wirkung genauso rasch ein wie bei zentralvenöser Gabe.
Die Anzahl der eingesetzten Medikamente in der kardiopulmonalen Reanimation ist überschaubar. Bis jetzt haben lediglich Adrenalin, Atropin, Lidocain und Natriumbicarbonat einen gesicherten Stand.

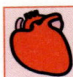 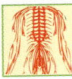

Adrenalin (Suprarenin®)

Zusammensetzung

1 Ampulle Suprarenin® zu 1 ml enthält 1 mg Adrenalin. Ferner gibt es Spritzampullen (Min-I-jet), die Adrenalin in einer Konzentration von 1:10 000 enthalten (1 ml = 0,1 mg Adrenalin). Für das Indikationsgebiet anaphylaktischer Schock stehen besondere Zubereitungen zur Verfügung. Weiterhin ist Adrenalin in Form eines Dosiersprays (Infectokrupp Inhal®) im Handel, das bei Asthma und anaphylaktischen Reaktionen eingesetzt wird.

Indikation

- Schock (septisch, anaphylaktisch und kardiogen),
- Asthma bronchiale und
- Reanimation bei Asystolie bzw. Low-output-Syndrom.

Die Gabe von Adrenalin ist dann indiziert, wenn die Herzfrequenz trotz adäquater Beatmung und Herzdruckmassage über 30 Sekunden weiter unter 60 Schläge pro Minute bleibt. Die Adrenalindosis beträgt unverändert 0,01 bis 0,03 mg/kgKG. Die Datenlage zur routinemäßigen Verwendung höherer Adrenalindosen ist unzureichend (Klasse unbestimmt).

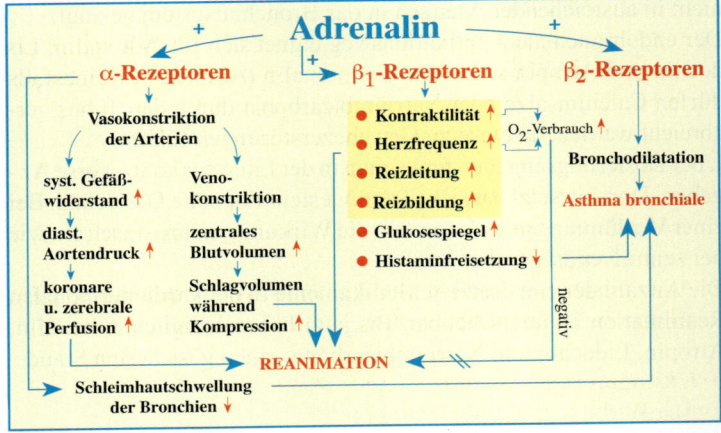

Wirkungsmechanismus Adrenalin

Adrenalin (Suprarenin®)

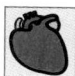 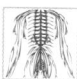 ⇒ 353

In den seltenen Fällen, in denen es nicht gelingt, über die Nabelvene oder über periphere Venen rechtzeitig einen venösen Zugang zu schaffen, kann der intraossäre Zugangsweg als Alternative gewählt werden (Klasse II b).

Die Empfehlung einer Dosissteigerung bei Wiederholungsgaben (Klasse II b) wurde im Vergleich mit den früheren Empfehlungen eher abgeschwächt.

Wirkung

Adrenalin, auch als Epinefrin bezeichnet, wird als Katecholamin in den Zellen des Nebennierenmarks gebildet. Es wird unter Steuerung des autonomen Nervensystems direkt in die Blutbahn freigesetzt und wirkt als Hormon auf adrenerge α- und β-Rezeptoren.

Am Herzen überwiegt die Anzahl der $β_1$-Rezeptoren, deren Anregung zu einer Steigerung der Erregungsleitung und der Kontraktionskraft in allen Bereichen des Herzens führt.

- Die Wirkung auf die Gefäße erstreckt sich hauptsächlich auf die Arteriolen.

Da Epinefrin sowohl auf α- als auch auf β-Rezeptoren wirkt, ist der Effekt regional unterschiedlich:

- Die Durchblutung der Skelettmuskulatur wird gesteigert, in Haut und Schleimhäuten sowie im Gastrointestinaltrakt dagegen vermindert.
- Die Nierendurchblutung und die Elektrolytausscheidung wird herabgesetzt.
- Auf den Stoffwechsel wirkt Adrenalin überwiegend durch eine Stimulierung der β-Rezeptoren. Der Blut-Glukose-Spiegel steigt an, und es gelangen vermehrt Fette in das Blutserum.
- Die Freisetzung des Hormons Histamin, das bei allergischen Reaktionen ausgeschüttet wird, wird durch Adrenalin gehemmt.

Wirkungen von Adrenalin bei Reanimation

Durch Wirkung auf α-Rezeptoren:
- Vasokonstriktion der Arteriolen,

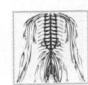

Adrenalin (Suprarenin®)

- Druckerhöhung in der thorakalen Aorta, A. subclavia und A. carotis,
- erhöhtes zentrales Blutvolumen durch Venokonstriktion.

Durch Wirkung auf β-Rezeptoren:
- Steigerung der Schrittmacheraktivität,
  a) Stimulation der spontanen Automatie,
  b) Erhöhung der Herzfrequenz,
- indirekte mechanische Koppelung (durch Calciumionen),
- Steigerung der Kontraktionskraft,
- Verstärkung der Amplitude von Kammerflimmern.

Die Hauptwirkung von Adrenalin beruht im Wesentlichen auf der Herstellung eines ausreichenden koronaren Perfusionsdruckes. Die Stimulation der α-Rezeptoren und die damit verbundene Vasokonstriktion ist in der Anfangsphase der Reanimation entscheidend. Dieser Mechanismus ist dominierend in der hohen Dosis, die in der Reanimation Anwendung findet. Für die zerebrale Perfusion ist die Tonussteigerung in den großen intrathorakalen arteriellen Gefäßen gravierend.

Durch die Anregung der β-Rezeptoren wird ein positiv inotroper Effekt erreicht, der die α-Stimulation sinvoll ergänzt, nachdem ein spontaner Kreislauf aufgebaut worden ist.

Bleibt die Anwendung von Adrenalin erfolglos, kann die Gabe von Alupent® versucht werden. Dies gilt insbesondere bei einer AV-Blockierung.

Seit dem 1. Juli 1996 besitzt der Adrenalin Medihaler® keine Zulassung mehr in Deutschland. Das Dosieraerosol wurde angewendet bei Insektenstich-Allergie, Quincke-Ödem und Bronchospasmen. Das Präparat war das einzige in Deutschland zugelassene Adrenalin-Dosieraerosol und hatte einen festen Platz in der Standardausstattung auf den Rettungsmitteln. Der Grund für den Rückruf ist die so genannte *Halon-Verordnung*, nach der dieses als Treibmittel benutzte Gas nicht mehr angewendet werden darf. Da das Arzneimittel in Deutschland nach dem Arzneimittelgesetz keine Zulassung mehr besitzt, ist es nicht mehr verkehrsfähig und darf aus rechtlicher Sicht nicht mehr angewendet werden. Entstünde bei einer An-

Adrenalin (Suprarenin®)

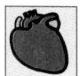 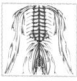

wendung durch Arzt oder Rettungsassistent ein Schaden für den Patienten, könnte dies haftungsrechtliche Konsequenzen bedeuten. Es besteht die Möglichkeit, das Produkt aus dem Ausland zu importieren, in dem keine Halon-Verordnung existiert. Das Produkt enthält zwar auch das verbotene Treibgas, darf jedoch als importiertes Arzneimittel in Deutschland angewendet werden. Der Import muss dokumentiert werden. Eine weitere Möglichkeit ist die Gabe einer Adrenalin-Spraylösung. Das Präparat Infectokrupp Inhal® ist auch für Kleinkinder zugelassen. Da es sich nicht um ein treibgasbetriebenes Aerosol, sondern um eine Sprühlösung handelt, ist die Größe der Tröpfen größer. Die Resorption und somit auch die Nebenwirkungsrate ist geringer. Die Wirkung erfolgt überwiegend lokal.

Das Spektrum der empfohlenen Reanimationsmedikamente wurde durch die Hinzunahme von Amiodaron erweitert. Als sehr seltene Indikation für dessen Einsatz gilt ein elektroschock-resistentes Kammerflimmern bzw. eine elektroschock-resistente pulslose Kammertachykardie. Diese liegen dann vor, wenn nach drei Elektroschocks, einmaliger Gabe von Adrenalin und nochmaligem Elektroschock Kammerflimmern bzw. pulslose Kammertachykardie fortbestehen bzw. wieder auftreten (Klasse unbestimmt). Die Dosierung beträgt 5 mg/kgKG. Die Gabe erfolgt rasch intravenös.

Dosierung

Beim Kreislaufstillstand wird eine Ampulle Suprarenin® mit Natriumchloridlösung 0,9% auf 10 ml verdünnt. Von dieser Lösung (1 ml = 0,1 mg) injiziert man 10 ml intravenös. Der Europäische Wiederbelebungsrat (ERC), die AHA und die Bundesärztekammer sind sich nicht ganz einig, was die Repetition betrifft. Folgende Dosisempfehlung hat Gültigkeit (Stand: August 2000):
Klasse-I-Empfehlung nach ILCOR, ERC, AHA:
- als intravenöse Dosis wird mit 1 mg begonnen
- Wiederholung alle 2 bis 3 Minuten
- Alternativ: Steigerung der Dosis von 1 mg auf 2 mg, 3 mg und evtl. 5 mg.

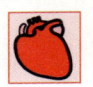 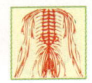

Adrenalin (Suprarenin®)

> **Vorteile der endobronchialen Adrenalinapplikation**
> - schnelle Durchführung
> - infusionsartige Freisetzung aus dem pulmonalen Depot
> - längere Wirkdauer als i.v.
> - wirkortnahe Verabreichung (arterieller Kreislauf)

Klasse-II b-Empfehlung:
- 2 bis 5 mg alle 3 bis 5 Minuten,
- 1 mg, 3 mg, 5 mg alle 3 Minuten,
- 0,1 mg/kgKG alle 3 bis 5 Minuten.

Das heißt, nach drei erfolglosen Gaben von 1 mg kann die Dosis auf 2 bis 5 mg gesteigert werden. Es liegen nur sehr wenig Daten über die Effektivität der wiederholten Gabe vor. Einige Untersuchungen sprechen dafür, dass der hämodynamische Effekt höherer Dosen länger als fünf Minuten anhält. Dies hätte zur Folge, dass eine erneute Applikation möglicherweise erst nach einem längeren Zeitintervall erfolgen sollte. Da die Erkenntnisse aus tierexperimentellen Studien stammen, ist nicht klar, inwieweit sie kritiklos auf den Menschen übertragbar sind. Es besteht zwar kein Grund, die o.g. Dosisempfehlung abzuwandeln, jedoch sollte sie ständig kritisch hinterfragt werden.

Ein Vergleich prä- und interhospitaler Studien in Bezug auf die Überlebensrate lässt keinen Unterschied zwischen einer initialen Gabe von 1 oder 5 mg erkennen. Die „High-dose-Therapie", bei der 0,1 mg/kgKG gegeben wird, kann dann indiziert sein, wenn eine Gabe von 1 mg erfolglos bleibt. Die AHA verhält sich hierzu wertneutral.

Perfusor: 0,1 bis 0,2 µg/kgKG/min. Die Erhaltungsdosis beträgt 5 Ampullen zu 1 mg auf 50 ml mit 4 bis 8 ml/h bezogen auf 70 kgKG. Gelingt es nicht, in kurzer Zeit einen venösen Zugang herzustellen, so kann Adrenalin endobronchial beim intubierten Patienten verabreicht werden. In diesem Fall ist eine höhere Dosierung erforderlich. In der Literatur findet man unterschiedliche Angaben über die Höhe der Adrenalinmenge. Bewährt und durchgesetzt hat sich die Applikation von 2 bis 3 mg Adrenalin in 5 bis 10 ml isotonischer Kochsalzlösung, Säuglinge und Kleinkinder erhalten 0,1 mg/kg e.b.

Adrenalin (Suprarenin®)  ⇒ 353

Bei schweren *anaphylaktischen Reaktionen* wird Adrenalin auf das Zehnfache verdünnt. Von dieser Lösung wird 1 ml (= 0,1 mg) intravenös unter Puls- und Blutdruckkontrolle injiziert. Die Applikation von Suprarenin® sollte vor der Gabe von Kortikoiden erfolgen.

Suprarenin® Injektionsflaschen 25 ml ab Chargennummer 40 U 003 enthalten ein anderes Stabilisierungsmittel als bisher. Deshalb ändert sich die Lagerung.

> **Die Lagerungstemperatur beträgt nunmehr + 2 °C bis + 8 °C.**

Diese Änderung betrifft nicht die 1-ml-Injektionsampullen! Eine Lagerung der Injektionsflaschen bei 20 °C (z.B. im Notfallkoffer) bis zu 12 Monaten wird vom Hersteller bei den Zulassungsbehörden beantragt (Stand: August 2003).
Ist die Stechampulle nach 12 Monaten ungekühlter Lagerung im RTW nicht benutzt worden, muss sie also vernichtet werden! Eine angebrochene Flache darf nur, wie bisher, bis zum Tagesende verwendet werden. Da der Inhalt der 1-ml-Ampullen in den meisten Fällen für eine Reanimation nicht ausreichen wird, ist entweder ein Kühlschrank für die Rettungsmittel zu fordern oder aber der konsequente Austausch der Stechampullen nach nicht einmal einem Jahr.

Nebenwirkungen
Anstieg des Blutzuckerspiegels, Tremor (Zittern), Abfall des Kaliumspiegels und Auslösen eines Angina-pectoris-Anfalls infolge Frequenzsteigerung sind mögliche Nebenwirkungen einer Adrenalingabe. Weiterhin treten im Hinblick auf die Anwendung bei der Reanimation folgende unerwünschten Wirkungen auf:
- Durch seine Wirkung auf die β-Rezeptoren verstärkt Adrenalin die muskuläre Kontraktion bei Kammerflimmern und bewirkt somit einen Anstieg des Sauerstoffverbrauchs.
- Die Aktivität sämtlicher Schrittmacherzellen wird gesteigert, wodurch tachykarde Arrhythmien und Kammerflimmern möglich sind.

Adrenalin (Suprarenin®)

- Durch die Bildung einer Hypokaliämie wird die Flimmerschwelle gesenkt. Diese adrenalininduzierte Absenkung des Kaliumspiegels erhöht die Vulnerabilität des Herzens jedoch nur unwesentlich, solange die Barorezeptoren durch Drucksteigerung aktiviert werden.
- Infolge einer Steigerung der Herzfrequenz und der Kontraktilität des linken Ventrikels wird der myokardiale Sauerstoffverbrauch auch unmittelbar nach der Wiederherstellung der Kreislauffunktion gesteigert.
- Die Erhöhung der Kontraktionskraft und die Steigerung des Blutdruckes können nach Wiederherstellung der Herzfunktion zu stark gesteigert werden. In Verbindung mit Calcium würde es zu einem überadditiven Effekt kommen.

Kontraindikationen

Bei Tachykardie und tachykarden Rhythmusstörungen sollte Adrenalin nicht angewendet werden, da es frequenzsteigernde Eigenschaften besitzt.

Inkompatibilitäten

Die Wirksamkeit von Adrenalin wird durch alkalische Lösungen herabgesetzt. Da Natriumbicarbonat alkalische Eigenschaften besitzt und ebenfalls in der kardiopulmonalen Reanimation angewendet wird, muss darauf geachtet werden, dass beide Lösungen nicht unmittelbar nacheinander oder gar gemeinsam appliziert werden.

Adrenalin ist sehr empfindlich gegenüber Luftsauerstoff und Licht. Aus diesem Grund wird bei der Füllung der Ampullen ein inertes Gas sowie ein Antioxidans (Sulfit) zugefügt.

Ist die Arzneistofflösung trüb oder sind Farbveränderungen eingetreten, ist ein Wirkstoffabbau eingetreten. Die Lösung sollte dann nicht mehr angewendet werden.

Atropin

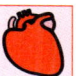

⇒ **362**

Zusammensetzung
Es stehen Ampullen mit 0,5, 1,0 und 2,0 mg/ml Atropin zur Verfügung, wobei die höher dosierten Zubereitungen als Andidot Verwendung finden.

Indikation
Die Anwendungsgebiete von Atropin sind vielfältig.
Klinisch wird es zur
- Narkoseeinleitung und zur
- Vagolyse vor therapeutischen oder diagnostischen Eingriffen wie Magenspülungen oder Bronchoskopien eingesetzt. Ferner findet es in hoher Dosierung als
- Antidot bei Vergiftungen mit Parasympathomimetika und Alkylphosphaten (Pflanzenschutzmitteln) Anwendung.

Wegen seiner
- spasmolytischen Wirkung kann es bei *Krämpfen* und Koliken der inneren Organe benutzt werden.

In der Reanimation dient es zur Behandlung von bradykarden Rhythmusstörungen.

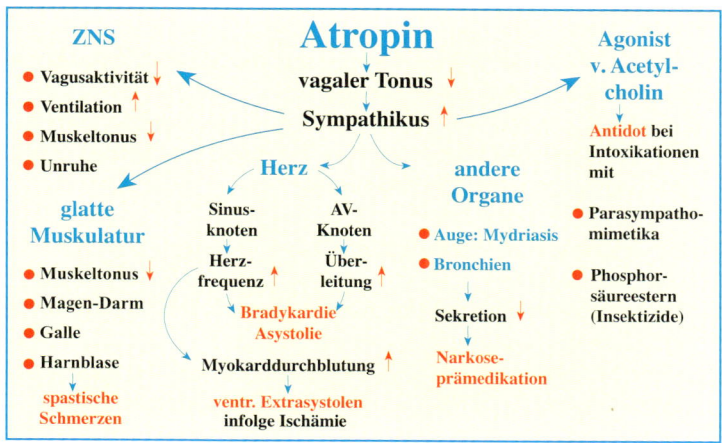

Wirkungsmechanismus Atropin

Atropin

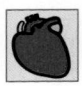

Wirkung

Atropin ist der Inhaltsstoff zahlreicher Nachtschattengewächse (z.B. Tollkirsche). Als tödliches Gift erhielt es den Namen der griechischen Schicksalsgöttin *Atropos*. Es wird zur Gruppe der Parasympatholytika gerechnet. Diese Substanzklasse, auch als Anticholinergika oder Vagolytika bezeichnet, ist in der Lage, die Wirkung des Parasympathikus zu blockieren. Dies geschieht durch eine Hemmung der Erregungsübertragung an den parasympathischen Nervenendigungen (Synapsen) und eine Blockierung der Rezeptoren, die durch den Überträgerstoff Acetylcholin angeregt werden. Da der Parasympathikus die unterschiedlichsten Organfunktionen beeinflusst, besitzt Atropin eine Vielzahl von erwünschten und auch unerwünschten Wirkungen. Die Einteilung in Haupt- und Nebenwirkung ist dabei fließend. Beim einen Indikationsgebiet ist die Wirkung erwünscht, z.B. Pupillenerweiterung in der Augenheilkunde, beim anderen, wie beispielsweise in der Reanimation, wird sie als unerwünschte Nebenwirkung angesehen.

- Im Verdauungstrakt führt Atropin zu einer Hemmung der Speichel- und Magensaftsekretion, zu einer Dämpfung der Motilität und zu einer Aufhebung von parasympathisch bedingten Spasmen.
- Die Sekretion der Schweißdrüsen und die Muskulatur in Harnblase und Galle werden gehemmt.
- Am Zentralen Nervensystem führt Atropin je nach Dosierung zu einer motorischen Dämpfung bzw. Erregung, zu Delirien und zu Halluzinationen (bei Überdosierung).

In der präklinischen Notfallmedizin sind folgende Wirkungen als erwünscht anzusehen:
- Herzfrequenzsteigerung durch eine Hemmung der Vaguswirkung am Herzen,
- Verbesserung der Reizleitung von den Vorhöfen in die Kammern,
- Hemmung der Speichel-, Schleim- und Bronchialmuskulatur,
- Abnahme des Widerstandes an der Bronchialmuskulatur und damit Flow-Verbesserung.

Atropin

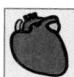 ⇒ 362

- Durch die positiv chronotrope Wirkung wird Atropin bei Sinusbradykardien und Bradykardien infolge eines AV-Blocks eingesetzt. Bei einer AV-Blockierung III. Grades hat sich jedoch Alupent® als wirkungsvoller erwiesen.
- Bei Asystolie ist die Wirkung von Atropin unsicher. Deshalb wird es erst nach der Gabe von Adrenalin angewendet.

Dosierung
Bei Bradykardie sowie Bradyarrhythmie wird 1 mg i.v. verabreicht, Repetition alle 3 bis 5 Minuten. Maximaldosis: 0,04 mg/kgKG.

Cave: Gaben unter 0,5 mg können paradoxe Reaktionen wie Arrhythmien auslösen. Ebenfalls möglich sind die subkutane oder endobronchiale Applikation. Bei der Gabe durch den Tubus sollte die doppelte i.v.-Dosis gegeben werden.
Bei i.v.-Injektion tritt die Wirkung innerhalb weniger Minuten ein und hält bis zu zwei Stunden an.
Bei der Asystolie kann Atropin einmal nach der initialen Gabe von Adrenalin in einer Dosis von 3 mg verabreicht werden. Bei endobronchialer Applikation wird die Menge verdoppelt.

Nebenwirkungen
- Eine Sympathikolyse durch Atropin kann zu einer überschießenden Wirkung des Sympathikus führen, wodurch ventrikuläre *Tachykardien* begünstigt werden.
- Bei entsprechend disponierten Patienten kann durch eine Erhöhung des Augeninnendruckes ein *Glaukomanfall* ausgelöst werden.
- Die Pupillen werden erweitert.
- Bei Patienten mit Down-Syndrom wurden abnorm starke Pupillenreaktionen und ausgeprägte Tachykardien beobachtet.
- Durch die Wirkung auf das Zentrale Nervensystem kann es zu *psychischen Veränderungen* kommen.
- Die Hemmung der Schweißdrüsensekretion kann zu einem *Wärmestau* führen.

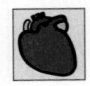

Atropin

Kontraindikationen
Im Notfall ergeben sich keine Gegenanzeigen. Vorsicht jedoch bei Patienten mit KHK, mit Schilddrüsenüberfunktion und bei Vorhofflimmern mit absoluter Arrhythmie und Mitralstenose.

Natriumbicarbonat

 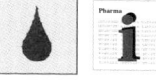

Zusammensetzung
Natriumbicarbonat-Lösung (NaHCO$_3$) enthält 4,2% oder 8,4% Wirkstoff und ist in unterschiedlichen Flaschengrößen im Handel. Eine 20-ml-Ampulle, die Infusionslösungen zugesetzt werden kann, enthält 1,68 g Wirkstoff, was pro ml Lösung 1 mmol Na$^-$ und 1 mmol HCO$_3^-$ entspricht.

Indikation
- metabolische Azidose.

Bei einem Kreislaufstillstand kommt es infolge des entstehenden Sauerstoffmangels zu einer Veränderung des anaeroben Stoffwechsels und damit zu einer Störung des pH-Wertes im Blut. Ein Abfall bis auf 7,20 beim Herz-Kreislauf-Versagen kann sogar erwünscht sein, da der Körper so einen Kompensationsmechanismus in Gang setzt. Eine leichte Azidose verbessert den Sauerstofftransport zu den Zellen, da u.a. das Herzzeitvolumen ansteigt. Eine leichte Azidose ist für die Wiederbelebung prognostisch günstiger als eine metabolische Alkalose. Bei einem längere Zeit andauernden Herzstillstand kann der pH-Wert unter 7,20 absacken, was sich negativ auf den Organismus auswirkt. Die Folge ist ein Abfall des Herzzeitvolumens, eine Vasodilatation und eine gesteigerte Kapillardurchlässigkeit sowie eine Erhöhung der ektopen Reizbildung des Herzens. Je länger eine Reanimation durchgeführt wird, desto größer ist die Gefahr einer metabolischen Azidose. In der präklinischen Phase hat „Nabi" seine Bedeutung weitgehend verloren.

Wirkung
- Natriumbicarbonat ist chemisch gesehen eine schwache Lauge und somit in der Lage, Säuren zu neutralisieren.
  Die beim Kreislaufstillstand gebildeten (metabolisierten) sauren Stoffwechselprodukte wie beispielsweise Milchsäure werden unter Abgabe von Wasser und Kohlendioxid neutralisiert.
- Das gebildete CO$_2$ wird über die Lunge eliminiert und bewirkt somit eine Regulierung des gestörten Säure-Basen-Gleichgewichtes. Um dies zu gewährleisten, ist eine suffiziente Beatmung

Natriumbicarbonat

des Patienten unerlässlich. Ist die Lungenfunktion eingeschränkt, kann es durch eine Retention des Kohlendioxids zu einem weiteren Abfall des pH-Wertes kommen. Die Folge ist eine *respiratorische* Azidose.

Natriumbicarbonat sollte nur dann gegeben werden, wenn der Kreislaufstillstand länger als 5 Minuten oder die Reanimation länger als 10 Minuten andauert. Die Gabe von Sympathomimetika, die Beatmung und die Defibrillation haben stets Vorrang vor der Verabreichung dieses Medikamentes.

Dosierung
In der letzten Zeit wurde die Dosismenge immer weiter reduziert, da ausgedehnte Forschungen belegten, dass eine Überkompensation der Azidose extrem negative Auswirkungen hat. Neuere Untersuchungen bestätigen, dass zur Azidosebehandlung bei Kreislaufstillstand erheblich weniger Natriumbicarbonat erforderlich ist, als man früher annahm. Eine Erklärung dafür ist, dass erst dann größere Mengen an sauren Stoffwechselprodukten gebildet werden, wenn eine ausreichende Zirkulation aufgebaut ist.
Dies gilt nicht bei Erkrankungen, deren Folge eine Azidose ist, wie das urämische oder diabetische Koma oder der Volumenmangelschock.
Bei einer Blindpufferung beträgt die Dosierung 1 ml (= 1 mmol) pro kgKG der 8,4%igen Lösung. Um eine Überdosierung zu vermeiden, sollte die Infusionsflasche entsprechend markiert werden. Die Gabe sollte langsam erfolgen. Eine Repetition kann nach 10 Minuten mit der halben Dosis (= 0,5 ml/kgKG) erfolgen.

Nebenwirkungen
- Bei einer Überdosierung sind lebensbedrohliche Rhythmusstörungen möglich.
- Der Calciumspiegel im Blut kann abfallen, wodurch eine Tetanie ausgelöst wird.
- Eine paravenöse Injektion von Natriumbicarbonat kann wegen der extrem hohen Osmolarität zu ausgeprägten Gewebenekrosen führen.

Natriumbicarbonat

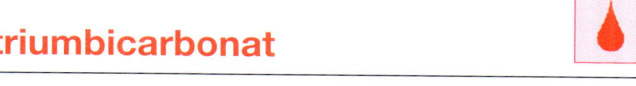 ⇒ 405

- Nach einer erfolgreich durchgeführten Reanimation sinkt häufig der Kaliumspiegel stark ab. Eine zu hohe Dosis kann diese bestehende Hypokaliämie verstärken und zu einem erneuten Herzstillstand führen.
- Eine zu rasche Verabreichung bei einer Reanimation mit gleichzeitig eingeschränkter Lungenfunktion und damit einer verhinderten CO_2-Abatmung kann zu einem CO_2-Partialdruckanstieg und zu einer Hypernatriämie führen. Einer zerebrale Reanimation wird hierdurch entgegenwirkt. Weitere negative Auswirkungen sind der Tabelle zu entnehmen.

> **Risiken bei der Gabe von Natriumbicarbonat**
> - **Hypernatriämie und Hyperosmolarität**
> - **Behinderung der Sauerstofffreisetzung von Hämoglobin**
> - **Myokardkontraktur („stone heart")**
> - **Wirkungsverlust von Katecholaminen**
> - **Blutdruckabfall durch periphere Vasodilatation**

Inkompatibilitäten

Durch die alkalischen Eigenschaften wird die Wirkung der Katecholamine herabgesetzt.

Aus diesem Grund sollte der Gabe bei Kreislauf-Stillstand immer die Applikation von Adrenalin vorausgehen.

Sollte im Rahmen der Therapie Calcium zum Einsatz kommen, so muss die Gabe zeitlich versetzt erfolgen, da es sonst zu Ausfällungen mit Natriumbicarbonat kommen kann.

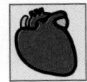

Xylocain® (Lidocain)

Zusammensetzung
1 Ampulle/Spritzampulle Xylocain 2% zu 5 ml enthält 100 mg Lidocain.
1 Ampulle Xylocain 10% zu 3 ml enthält 300 mg Lidocain.
1 Ampulle Xylocain 20% zu 5 ml als Zusatz zu Infusionslösungen enthält 1.000 mg Lidocain.

Indikation
- ventrikuläre Extrasystolen,
- Kammertachykardie (nicht mehr Mittel der Wahl) und
- Vergiftungen mit Digitalispräparaten.

Bei Kammerflimmern und -flattern kann ein Therapieversuch unternommen werden, wenn die Möglichkeit einer Defibrillation nicht gegeben ist.
Sinustachykardien und Vorhofflimmern lassen sich kaum mit Lidocain therapieren.
Von einigen Autoren wird bei Verdacht auf einen akuten Myokardinfarkt die prophylaktische Gabe empfohlen, wenn ein längerer Transport ohne ausreichende Therapie möglich ist.
Wenn die wiederholte Defibrillation und die Gabe von Adrenalin erfolglos bleiben, kann bei persistierendem Kammerflimmern oder pulsloser Kammertachykardie Lidocain gegeben werden: bei der i.v.-Applikation 1,5 mg/kgKG, bei der endobronchialen Gabe 4,5 mg/kgKG. Die AHA hat die Empfehlung eingeschränkt und Amiodaron aufgewertet.

Wirkung
Lidocain wurde ursprünglich als Lokalanästhetikum eingeführt. Später entdeckte man seine antiarrhythmische Wirkkomponente.
- Die antiarrhythmische Wirkung beruht auf einem direkten Angriff an der Herzmuskelmembran.
- Es kommt zu einer Hemmung der Schrittmacheraktivität. Diese Wirkung ist am Ventrikel stärker ausgeprägt als am Vorhof.
- Die hemmende Wirkung auf die Erregungsleitung ist abhängig vom Ausgangsruhepotenzial.

Xylocain® (Lidocain)  ⇒ **424**

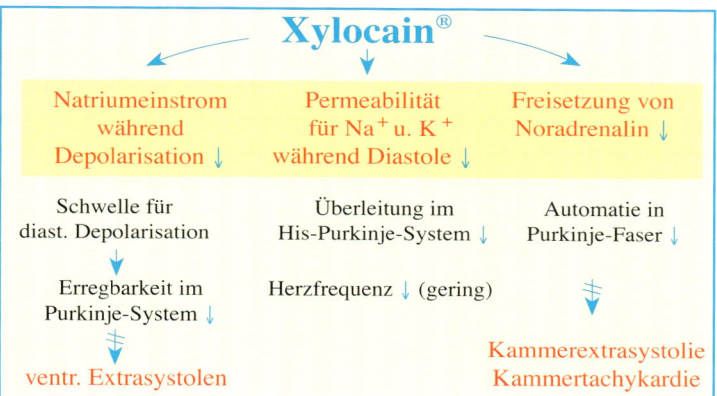

Wirkungsmechanismus Xylocain®

- Lidocain ist in der Lage, den Natriumeinstrom während der Depolarisation zu verhindern und die Durchlässigkeit von Natrium und Kalium auch in der Diastole zu hemmen.
- In therapeutischer Dosierung und bei fehlender Vorschädigung beeinflusst Lidocain die AV-Überleitungsgeschwindigkeit nur gering.
- In der Refraktärzeit führt Lidocain zu einer Abnahme der Aktionspotenzialdauer und der Refraktärzeit.
- Bei gesteigerter Herzfrequenz ist die Wirkung besonders ausgeprägt.
- Auf die Kontraktionskraft hat der Wirkstoff einen gering hemmenden Einfluss.
- Ein weiterer Wirkmechanismus ist eine Hemmung der Freisetzung von Noradrenalin aus den Speichern, womit das Risiko von Arrhythmien verhindert wird.
- Nach erfolgreicher Defibrillation wird Lidocain gegeben, um ein erneutes Auftreten von Kammerflimmern zu verhindern.

Dosierung
Initial wird 1 Ampulle zu 5 ml = 100 mg i.v. gegeben. Eine Repetition ist nach 5 bis 10 Minuten möglich. Um weitere Arrhythmien

Xylocain® (Lidocain)

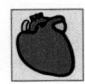

zu verhindern, wird nach dieser Bolusgabe eine Verabreichung von 1.000 mg auf 50 ml Natriumchlorid verdünnt per Perfusor gegeben (6 bis 12 ml/h = 120 bis 240 mg/h = 2 bis 4 mg/kgKG/h). Die Wirkung tritt nach 1 bis 2 Minuten ein und hält etwa 15 bis 20 Minuten lang an.

Bei ausgeprägter Herzinsuffizienz, im Schockzustand oder bei Leberinsuffizienz (der Arzneistoff wird über die Leber abgebaut) sollte eine Dosisreduktion um 50% vorgenommen werden.

Ebenfalls möglich ist die endobronchiale Applikation. In der Literatur findet man unterschiedliche Dosisangaben. Um einen therapeutisch wirksamen Lidocainspiegel aufzubauen, sind 2 bis 3 mg/kgKG notwendig.

Nebenwirkungen
- Bradykardie,
- Blutdruckabfall bei rascher Injektion,
- AV-Block und
- ventrikuläre Extrasystolen sind möglich.
- Weiterhin können zentralnervöse Auswirkungen wie Zittern, gesteigerte Krampfbereitschaft und Bewusstseinsstörungen auftreten.
- In sehr hohen (toxischen) Dosierungen sind Herzstillstände beschrieben worden.

Sollte es zu den angeführten Nebenwirkungen kommen, so sind diese meist nur sehr kurz andauernd, da die Wirkungsdauer von Lidocain mit etwa 20 Minuten sehr gering ist. Bei Intoxikationen mit Lidocain hat sich Alupent® bewährt. Bei einer Überdosierung kann es zu einer Kumulation kommen, die eine nachfolgende Defibrillation erschweren kann.

Kontraindikationen
Bei geringer Kammerfrequenz, AV-Block III. Grades und AV-Dissoziation sollte Lidocain nicht gegeben werden, da durch eine Herabsetzung des Kammerrhythmus die Gefahr einer Asystolie besteht. Bei einem Schenkelblock muss eine Nutzen-Risiko-Abwägung erfolgen.

ACE-Hemmer

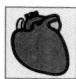

Angiotensin-Converting-Enzyme-Hemmer bewirken eine Hemmung des Angiotensin-Konversionsenzyms, das für die Umwandlung von Angiotensin I in Angiotensin II zuständig ist. Die Bildung des am stärksten wirksamen Vasokonstriktors Angiotensin II wird damit verhindert, und infolge einer Nachlastsenkung kommt es zu einer Blutdrucksenkung.

In der nordamerikanischen SAVE-Studie (Survival and Ventricular Enlargement Trial) wurde untersucht, ob der ACE-Hemmer *Captopril* (Lopirin®, Tensobon®) in der Lage ist, die Gesamtletalität, die kardiovaskuläre Letalität und die kardiovaskuläre Morbidität zu senken. Die Gesamtsterblichkeit wurde gegenüber einer Placebogabe um 17% reduziert, die Reinfarktrate um 24%. Die Wirkung auf das Infarktherz setzt nicht sofort ein, die Behandlung muss langfristig erfolgen. Eine weitere Metaanalyse bewies die Wirksamkeit der ACE-Hemmer bei der Senkung der Letalität bei Herzinsuffizienz.

Diese Stoffklasse wird vermutlich in der präklinischen Notfallmedizin in naher Zukunft eine größere Rolle spielen. Anwendungsgebiete sind Lungenödem, Hypertonie, Herzinsuffizienz und Myokardinfarkt.

Nach den Empfehlung der AHA sind ACE-Hemmer bei Infarkt-Patienten mit ST-Hebung insbesondere dann indiziert, wenn Zeichen von Herzinsuffizienz vorliegen. Mit der Gabe sollte am ersten Tag begonnen und diese für zumindest sechs Wochen durchgeführt werden, sofern keine signifikante Hypotension oder bekannte Kontraindikationen bestehen.

Die AIREX-Studie (Acute infarction ramipril efficacy) hat ergeben, dass die Behandlung mit dem ACE-Hemmer Ramipril (Delix®) bei Patienten nach einem Herzinfarkt mit Zeichen einer Herzinsuffizienz die Überlebenszeit auch nach fünf Jahren noch signifikant verlängert. Mit der Therapie wurde am 3. bis 10. Tag nach dem Infarkt begonnen. Ramipril hemmt ausgeprägt das Angiotensin Converting Enzym, das letztlich zur Bildung von Angiotensin führt, das den Blutdruck durch Gefäßkontraktion steigert.

ACE-Hemmer verringern die Dilatation und schützen vor der raschen Entwicklung einer Herzinsuffizienz während und nach einem

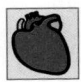

ACE-Hemmer

Herzinfarkt. In der ISIS-4-Studie wurde die Wirkung von Captopril an fast 60.000 Patienten mit einem Infarkt untersucht. Sie erhielten innerhalb der ersten 24 Stunden das Medikament. Das Ergebnis war positiv, am 35. Tag lag die Letalität um 7% niedriger als bei den Patienten, die keinen ACE-Hemmer erhalten hatten. Zahlreiche andere Studien belegen ebenfalls auch für andere Stoffe der gleichen Substanzklasse eine Senkung der Sterblichkeit.

Calcium

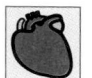 ⇒ **368**

Nachfolgend sollen Substanzen besprochen werden, die aufgrund wissenschaftlicher Studien als obsolet anzusehen sind, und solche, deren Wirksamkeit zwar belegt ist, aber für die im Bereich der präklinischen Notfallmedizin noch zu wenig Erfahrungen vorliegen.

Die Auswertung neuerer Studien zeigt, dass Calciumsalze keine günstigen Wirkungen auf den Erfolg der Reanimation haben. Die Hauptindikation dieser Substanzgruppe war die elektromechanische Dissoziation.
Die Anwendung dieser Substanz birgt ein nicht unerhebliches Risiko. Die Zellzerstörung kann verschlimmert werden, es besteht die Möglichkeit irreversiblen Flimmerns, eine Dauerkontraktion des Herzens („stone heart") ist möglich.
Nach den Empfehlungen der American Heart Association soll Calcium nur bei folgenden Indikationen zur Anwendung kommen:
- Hypokalzämie,
- Hyperkaliämie,
- Überdosierung von Calciumantagonisten.

Nicht sinnvoll ist eine Calciumgabe bei Hyperventilationstetanie.

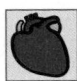

Calciumantagonisten

Die pathophysiologische Vorstellung, dass Calcium im Überschuss zu hypoxischen und ischämischen Zuständen am Myokard führen kann und möglicherweise zerebrale Schäden nach der Reanimation ungünstig beeinflusst, erklärt, warum man die Wirkung von Calciumantagonisten untersuchte.

Diese vermindern eine intrazelluläre Calciumüberladung. Im Tierversuch nach experimentellem Verschluss von Koronararterien konnten diese Pharmaka das Ausmaß der myokardialen Nekrose begrenzen und die Ventrikelfunktion aufrechterhalten. Grund dafür ist wahrscheinlich ein gesenkter Sauerstoffbedarf infolge einer Nachlastsenkung und eine erhöhte Koronardurchblutung durch Vasodilatation am Herzmuskel.

Über die Wirksamkeit zur Senkung der Mortalität nach überlebtem Infarkt liegen kontroverse Studienergebnisse vor. Bei der Bewertung muss jeder Calciumantagonist für sich betrachtet werden. Ein Vergleich der durchgeführten Untersuchungen ist nicht einfach, da das unterschiedliche Studiendesign eine direkte Bewertung erschwert.

Eine Auswertung aller bis 1991 durchgeführten 28 Studien mit über 19.000 Patienten lässt den Schluß zu, dass Calciumantagonisten allgemein nicht die Hoffnungen erfüllten, die man eingangs in sie gesetzt hatte. Diese Analyse belegt, dass die Mortalität nach einem Myokardinfarkt nicht statistisch signifikant gesenkt werden konnte. Weiterhin sind Calciumantagonisten nicht in der Lage, die Infarktentstehung und das Reinfarktrisiko zu verringern.

Metaanalysen der dänischen Studien DAVIT I und II (Danish Verapamil Infarction Trial) belegen jedoch, dass eine Langzeitbehandlung mit Verapamil (Isoptin®) nach akutem Myokardinfarkt einen signifikanten Rückgang der Gesamtmortalität, schwerer Folgeereignisse und der Reinfarktrate bewirkt.

Achtung: Nach einer Anwendungseinschränkung des Bundesinstitutes für Arzneimittel und Medizinalprodukte sind kurzwirksame Calciumantagonisten vom Dihydropyridin-Typ wie beispielsweise Nifedipin in der Akutphase des Herzinfarktes kontraindiziert. Durch die Gabe erhöht sich die Mortalitätsrate.

Cordarex®

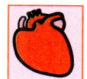

⇒ 371

Zusammensetzung
1 Ampulle mit 3 ml enthält 150 mg Amiodaronhydrochlorid

Indikation
- Therapieresistente supraventrikuläre und ventrikuläre Arrhythmien,
- Vorhofflattern und Vorhofflimmern,
- AV-Knoten-Tachykardien,
- Reentry-Tachykardien,
- WPW-Syndrom, Herzstillstand nach Kammerflimmern nach erfolgloser Adrenalingabe und Defibrillation.

Außerdem können mit Amiodaron erneute Tachykardien nach primär erfolgreicher Defibrillation von Kammerflimmern vorgebeugt werden.

Durch sein breites Wirkungsspektrum ist das Antiarrhythmikum auch für komplexe Behandlungssituationen wie anhaltende Kammertachykardie nach Ajmalingabe, ungenügende Frequenzkontrolle von Vorhofflimmern durch β-Blocker bzw. Kalziumantagonisten geeignet.

Wirkung
Amiodaron wurde ursprünglich in den 60er Jahren als Pharmakon zur Therapie der Angina pectoris eingeführt. Erst später wurden die antiarrhythmischen Eigenschaften von Amiodaron erkannt.

Amiodaron greift an Ionenkanälen, Rezeptoren und Membranen an. Es besitzt antiarrhythmische Eigenschaften aller vier Antiar-

Antiarrhythmische Substanzklasse	Na^+	Ca^{++}	K^+	β-Rezeptoren	β-Rezeptoren
Klasse I	+		±	±	±
Klasse II	±		+	+	+
Klasse III					+
Klasse IV	±	+	±	±	
Amiodaron	+	+	+	+	+

+ Wirkung generell vorhanden – ± Wirkung nur bei einigen Substanzen dieser Klasse vorhanden

Cordarex®

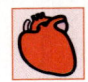

rhythmika-Klassen nach Vaughan-Williams. Hauptsächlich ist es ein Klasse-III-Antiarrhythmikum mit zusätzlicher Klasse-II-Wirkung.

Es führt zu
- Verzögerung des repolarisierenden Kalium-Auswärtsstroms,
- Verlängerung der Aktionspotenzialdauer,
- Verlängerung der Refraktärstrecke,
- Unterbrechung kreisender Erregungen,
- Senkung der Herzfrequenz,
- geringer Verminderung der Herzkraft.

Amiodaron hemmt die Bildung von Triiodthyronin (T3), die zelluläre Aufnahme von T3, die Bindung von T3 an den nukleären Rezeptor, und es reduziert die Dichte β-adrenerger Rezeptoren in der Zellmembran.

Die Therapie des Kammerflimmerns hat sich in den letzten Jahren grundlegend verändert. Die routinemäßige Gabe von Antiarrhythmika vor Defibrillation wird nicht mehr empfohlen, da dies zu einer Erhöhung der Defibrillationsschwelle und somit zur Prognoseverschlechterung führt.

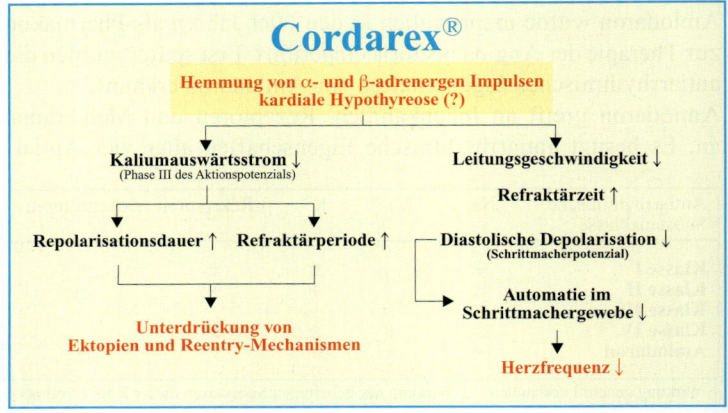

Cordarex® 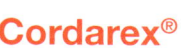 ⇒ 371

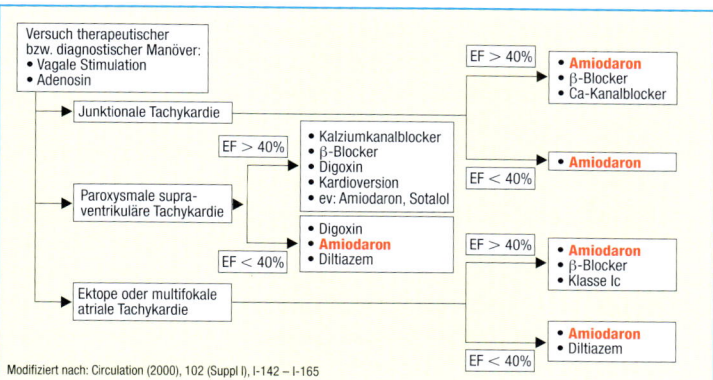

Algorithmus Schmale Kammerkomplex-Tachykardie

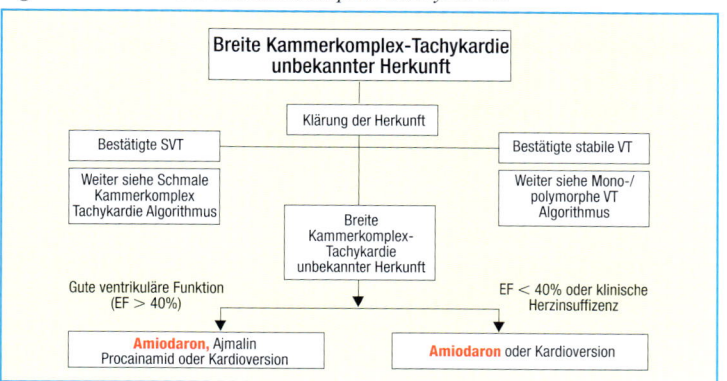

Algorithmus Breite Kammerkomplex-Tachykardie

Die Gabe von Amiodaron bei Patienten mit Kammerflimmern, die auf eine Defibrillation nicht ansprechen, wurde neu in den Empfehlungen der ILCOR als Alternative zu Lidocain aufgenommen. Die Gabe von Lidocain wird weiterhin mit der Bemerkung „Unklare wissenschaftliche Evidenz" aufgeführt. Die ALIVE-Studie (2002) vergleicht den Nutzen einer präklinischen Gabe von Lidocain mit einer Amiodaronapplikation. Das Rettungsteam traf im Durchschnitt in 7 ± 3 Minuten ein. Die mittlere Zeit für die Verabreichung eines Me-

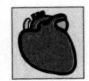

Cordarex®

dikamentes betrug 25 ± 8 Minuten. Nach der Therapie mit Amiodaron überlebten 22,8% der 180 Patienten im Vergleich zu 12% der mit Lidocain behandelten Patienten (P = 0,009). Bei der ALIVE-Studie (**A**miodarone versus **L**idocaine **I**n pre-hospital **V**entricular fibrillation **E**valuation) handelte es sich um die erste Studie, in der häufig eingesetzte Antiarrhythmika miteinander verglichen wurden.

Von den Patienten, die innerhalb von 24 Minuten medikamentös behandelt wurden, erreichten 28% der mit Amiodaron behandelten Patienten lebend die Klinik, bei den mit Lidocain behandelten waren es lediglich 14%. Setzte die Therapie nach Herzstillstand erst nach Ablauf dieser 24 Minuten ein, war intravenös verabreichtes Amiodaron bezüglich der Zahl der lebend in eine Klinik überführten Patienten dreimal so wirksam (18%) wie Lidocain (6%). Das Design der ALIVE- und der ARREST-Studie orientierte sich streng an den Leitlinien der Fachgesellschaften zum Vorgehen bei der kardiopulmonalen Reanimation. Die doppelblinde Randomisierung zur Bolusinfusion von Amiodaron oder Lidocain erfolgte erst bei Nichterfolg von mindestens drei Defibrillationsschocks und Adrenalin-Gabe.

Bei Langzeitanwendung kann Amiodaron die Letalität wahrscheinlich um bis zu 21% senken.

Die Studien CAMITAT und EMITAT untersuchten die Wirkung bei Patienten mit Herzrhythmusstörungen und eingeschränkter linksventrikulärer Funktion. Das Risiko eines durch Rhythmusstörungen bedingen Todes wurde zwar gesenkt, die Gesamtsterblichkeit blieb jedoch unbeeinflusst. Für neuere Antiarrhythmika muss man Langzeituntersuchungen abwarten, um eine Wertung treffen zu können.

Dosierung

Injektion: 5 mg Amiodaronhydrochlorid/kgKG in mindestens 3 Minuten injizieren. Keine zweite Injektion früher als 15 Minuten nach der ersten Injektion geben, auch wenn bei der ersten Injektion nicht die maximale Dosis gegeben wurde.

Einmalige Infusion: 2 Ampullen (300 mg Amiodaronhydrochlorid) in 250 ml 5%iger Glukoselösung innerhalb 20 Minuten bis 2 Stun-

Cordarex®  ⇒ 371

den infundieren. Abweichend von diesem Schema kann 6 ml Amiodaronlösung (300 mg) mit 20 ml Glucoselösung gemischt werden und schnell über Venenverweilkanüle injiziert werden. Kudenchuk, Autor der ARREST-Studie schlägt dieses Schema vor. Andere Autoren raten zu einer langsameren Applikationsgeschwindigkeit.

Zur Vermeidung von Venenentzündungen soll bei der Dauerinfusion ein Zentralvenenkatheter angelegt werden. Bei der Dauerinfusion ist Lichtschutz erforderlich.
Nach Injektion wird das Wirkmaximum nach 15 Minuten erreicht. Danach kommt es zu einer Umverteilung ins Gewebe und zu einem schnellen Abfall des Plasmaspiegel innerhalb von 4 Stunden.

Nebenwirkungen
(bezogen auf die parenterale Einmalgabe)
- Blutdrucksenkung,
- AV-Blockierung.

Amiodaroninjektionslösung kann wegen seiner Fettlöslichkeit ausschließlich durch Zusatz eines Polysorbates in Lösung gebracht werden. Ein Großteil der unerwünschten Wirkungen bei intravenöser Gabe werden durch diesen Lösungsvermittler verursacht. Insbesondere die negative Inotropie und der teilweise ausgeprägte Blutdruckabfall durch periphere Vasodilatation (20 bis 30%) können die Behandlung komplizieren. Darüber hinaus treten in 2 bis 3% AV-Blockierungen (hiervon 10 bis 20% schrittmacherpflichtig) auf, Torsade-de-pointes-Tachykardien werden in 1 bis 2% beobachtet.

Zahlreiche Nebenwirkungen von Amiodaron wie Lungen- und Augenschäden, die Schilddrüsentoxizität sowie die lange Halbwertzeit von 100 Tagen (!) wirken zunächst abschreckend. Alle o.g. unerwünschten Wirkungen treten jedoch nur bei längerfristiger Gabe, beispielsweise bei der oralen Applikation, auf. Eine einmalige Gabe bei einem Notfall ist nebenwirkungsarm. Keinesfalls darf Halbwertzeit mit Wirkdauer verwechselt werden. Die Wirkdauer von Amio-

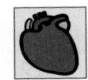

Cordarex®

daron beträgt nur einige Minuten. Erklärbar wird dies durch das so genannte Drei-Kompartiment-Modell. Nach diesem lagert sich das Antiarrhythmikum im zentralen Verteilungsraum (Kompartiment) Plasma für 3 bis 8 Minuten ab. Dies entspricht in etwa der Wirkdauer. In der zweiten Phase verweilt das Pharmakon im peripheren Kompartiment (Muskel und Gehirn) für 4 bis 5 Stunden. Im tiefen Kompartiment Lunge, Leber und Fettgewebe beträgt die terminale Halbwertzeit 20 bis 100 Tage. Für die kardiale Wirkung ist dies jedoch unerheblich.

Kontraindikationen
- Sinusbradykardie,
- alle Formen einer Leitungsverzögerung,
- AV-Block II. und III. Grades,
- Kreislaufkollaps,
- Hypotonie,
- schwere Ateminsuffizienz,
- Kardiomyopathie,
- Herzinsuffizienz,
- Neugeborene.

Wechselwirkungen
- herzwirksame Glykoside (exzessive Bradykardie),
- Digoxin (Erhöhung des Digoxin-Serumspiegels wegen Verminderung der Ausscheidung),
- Vitamin-K-Antagonisten (Dicoumarol, Warfarin und Phenprocoumon; Wirkungsverstärkung, erhöhtes Blutungsrisiko),
- Phenytoin (Verstärkung der Phenytoinwirkung: Tremor, Sehstörungen, Schwindel),
- Chinidin, Procainamid, Flecainid (Steigerung der Wirkstoffspiegel der anderen Antiarrhythmika),
- Antiarrhythmika der Klasse I (Chinidin), andere Klasse-III-Antiarrhythmika (z.B. Sotalol): Gefahr einer übermäßigen QT-Verlängerung, erhöhtes Risiko für das Kammerarrhythmien und Torsades de pointes,

Cordarex®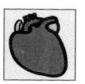

- Kalium ausschwemmende Diuretika (z.B. Hydrochlorothiazid, Furosemid): erhöhtes Risiko hypokaliämisch induzierter Herzrhythmusstörungen,
- Kalziumantagonisten vom Verapamil- und Diltiazem-Typ oder β-Blockern (Bradykardie).

Bei gleichzeitiger Anwendung von Cordarex und Kalziumantagonisten vom Verapamil- und Diltiazem-Typ oder β-Blockern kann es zu einer exzessiven Bradykardie, zu höhergradigen atrioventrikulären Überleitungsstörungen und zu einer additiven kardiodepressiven Wirkung kommen.

Inkompatibilitäten
Grundsätzlich nicht mit anderen Arzneistoffen mischen!
Die Verwendung von medizinischen Ausrüstungen oder Geräten, die Bestandteile aus Plastik wie DEHP (Diethylhexylphthalat) enthalten, in Verbindung mit Amiodaron kann zum Herauslösen von DEHP führen.

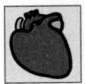

Magnesium

Das Mineral Magnesium ist als physiologischer Calciumantagonist anzusehen. Beim Infarkt sinkt der intrazelluläre Mg-Gehalt ab, was zu einer Anreicherung von Calcium und zu einer Drosselung der Synthese von ATP führt. Die Applikation von Magnesium in einer Dosierung von 40 mmol wirkt diesen zytotoxischen Prozessen entgegen. Die Infarktgröße kann so limitiert und die Sterblichkeit gesenkt werden. Die Reperfusion wird günstig beeinflusst.

Als Antiarrhythmikum ist Magnesium wirksam bei atypischer Kammertachykardie (Torsades de pointes) mit refraktärer Neigung. Ein Therapieversuch bei therapierefraktären malignen Rhythmusstörungen ist möglich.

Magnesiumsulfat-Ampullen (s. S. 175) bzw. Magnesiocard® stellen eine sinnvolle Ergänzung für den Medikamentenvorrat dar.

Neueste Erkenntnisse zur Pathophysiologie des Infarktgeschehens stützen die These eines „Wiederdurchblutungstraumas" beim Infarkt. Das Gewebe erleidet eine örtlichen Sauerstoffmangel. Die Zellschädigung bei anschließender Normalisierung der Blutzufuhr ist weitgehend auf Aktionen freier Sauerstoffradikale zurückzuführen. Dies ist eine besonders aktive Form des Sauerstoffs, die mehrfach ungesättigte Fettsäuren angreift und damit zu einer erhöhten Membrandurchlässigkeit führt. Die Folge ist eine Membranzerstörung mit anschließendem Zelltod.

Diese Gewebeschädigung durch freie Radikale trägt wesentlich zur Ventrikeldysfunktion nach infarktbedingter Ischämie bei.

Versuche müssen nun zeigen, ob der Einsatz eines oxidationshemmenden Arzneimittels die Prognose günstig beeinflussen und die Mortalitätsrate senken kann.

In der LIMIT-2-Studie (Leicester Intravenous Magnesium Intervention Trial) wurde belegt, dass Magnesium die 28-Tage-Letalität nach Myokardinfarkt um 24% verringert.

Die ISIS-4-Studie (International Study of Infarct Survival) hat u.a. ergeben, dass das Risiko, an einem kardiogenen Schock zu versterben, durch eine Magnesiumgabe reduziert wird. Bezüglich der Rate der Infarktlimitierung hat Magnesium nicht so gut wie in den vorangegangenen Studien abgeschnitten. Da die ISIS-4 jedoch die größte

Magnesium

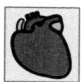 ⇒ **402**

Patientenzahl aufwies (58.050), wird sie von einigen Autoren als die maßgebliche bewertet und Magnesium nicht als Standardmedikation nach einem Herzinfarkt empfohlen. Diese Schlussfolgerung ist jedoch fragwürdig, da die Studien nach unterschiedlichen Kriterien durchgeführt wurden und so nicht unbedingt vergleichbar sind. In der ISIS-4 wurde beispielsweise Magnesium nur über einen relativ kurzen Zeitraum, 24 Stunden, gegeben und zusätzlich Fibrinolytika verabreicht. Nach der Lyse haben die Patienten kein Magnesium mehr erhalten. Der bedeutendste Unterschied ist jedoch die Dosierung. In den Studien, bei denen Magnesium als sehr wirksames, infarktlimitierendes und mortalitätssenkendes Pharmakon abgeschnitten hat, wurde es in einer Dosierung von 50 bis 65 mmol gegeben. In der ISIS-4-Studie erhielten die Patienten jedoch 80 mmol des Minerals. In dieser Dosierung besteht aber eine erhöhte Gefahr, eine Bradykardie oder einen AV-Block II oder III zu erleiden.

Wenn Magnesium frühzeitig und in der richtigen Dosierung gegeben wird, ist es ein kostengünstiges, risikoarmes Medikament, von dem der Infarktpatient profitieren kann. Derzeit wird untersucht, ob eine Magnesiumgabe während der Reperfusionsphase die Letalität zu senken vermag.

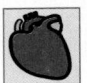

Vasopressin

Bis heute gibt es bei der Kardiopulmonalen Reanimation (CPR) lediglich zwei Therapiestrategien, die sich in tierexperimentellen und klinischen Studien eindeutig positiv auf den Reanimationserfolg auswirken: externe Herzmassage und Defibrillation. Obwohl Adrenalin empfohlen und als Mittel der Wahl eingesetzt wird, wird der Wert und das Risiko dieses Katecholamins bei der CPR in den letzten Jahren kontrovers diskutiert.

Unter Adrenalingabe steigt der Sauerstoffverbrauch, es treten vermehrt ventrikuläre Rhythmusstörungen sowie Herzversagen in der Phase nach der Reanimation auf. In einem Versuch, die Überlebenschance nach einem Herz-Kreislauf-Stillstand zu verbessern, wurden neue fundamentale endokrine Reaktionen festgestellt. Es zeigte sich, dass bei den reanimationspflichtigen Patienten das zirkulierende endogene Vasopressin stark erhöht war. Weiterhin waren die Vasopressinspiegel bei Überlebenden höher als bei Patienten, die nicht erfolgreich reanimiert werden konnten. Diese Ergebnisse wiesen darauf hin, dass Vasopressin ein wichtiger körpereigener Faktor sein könnte, um eine Verbesserung des Blutdruckes durch endogene Ausschüttung von Adrenalin, Noradrenalin und Angiotensin II zu erzielen.

In einer tierexperimentellen Dosis-Wirkungs-Studie (Wenzel et al.) konnte mit Vasopressin in unterschiedlicher Dosierung ein signifikant besserer Blutfluss in vitalen Organen erreicht werden als mit hochdosiertem Adrenalin. Vasopressin steigert den zerebralen Blutfluss stärker als Adrenalin, was sich positiv auf den Metabolismus des Gehirns auswirkte. Am Schwein konnte gezeigt werden, dass auch endobronchial appliziertes Vasopressin rasch wirkt und im Vergleich mit Placebos zu einer signifikant besseren Überlebensrate führt.

Bei einer Reihe von Patienten, die unter Standardtherapie ein refraktäres Kammerflimmern aufwiesen, gelang es, mit Vasopressin und der anschließenden Defibrillation einen Spontankreislauf wiederherzustellen. In einem kleinen, prospektiv randomisierten Vergleich von Vasopressin mit Adrenalin bei Patienten mit außerklinischem Herz-Kreislauf-Stillstand bei Kammerflimmern wurde ein signifikant besseres 24-Stunden-Überleben in der Vasopressingruppe gefunden.

Vasopressin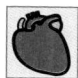

Mögliche Nachteile von Vasopressin sind ein erhöhter systemischer Gefäßwiderstand nach einer erfolgreichen Reanimation, die zu einer Verminderung des Herzzeitvolumens führen kann. Die Ergebnisse der Tierversuche können jedoch nicht bedingungslos auf den Menschen übertragen werden, da die Tiere 8-Lysin Vasopressin sezernieren und die menschliche Hypophyse Arginin Vasopressin bildet. Der Frage nach der Langzeitüberlebensrate und dem neurologischen Status wurde bisher in keiner tierexperimentellen Studie nachgegangen. Deshalb ist noch unklar, ob der unter Vasopressin verbesserte zerebrale Blutfluss während der Wiederbelebung zu einem besseren neurologischen Reanimationsergebnis führt.

Vasopressin ist ein vielversprechendes Medikament für den Einsatz in der CPR. Bevor es jedoch zur Therapie bei der Wiederbelebung generell empfohlen werden kann, sind weitere tierexperimentelle und klinische Studien notwendig.

Die Universität Mannheim führt unter der Leitung von PD Dr. Klaus Ellinger eine Studie durch, die die Wirkung von Adrenalin und Vasopressin bei der Reanimation vergleicht.
Die Überlebenschance und Rekonvaleszenz nach Herz-Kreislauf-Stillstand unter Einsatz der für diese Indikation neuen Substanz Vasopressin soll überprüft werden. Die Kontrollgruppe wird klassisch mit Adrenalin reanimiert. Bisherige experimentelle Untersuchungen weisen auf die Überlegenheit von Vasopressin hin.

Durchführung
Nach Studieneinschluss erfolgt die medikamentöse Therapie des Kreislauf-Stillstandes entweder mit Adrenalin (Standard) oder Vasopressin in äquipotenter Dosierung (40 E). Die erste Gabe wird sofort nach Legen eines venösen Zugangs appliziert, es wird nach den Richtlinien der AHA bzw. des ERC reanimiert. Wenn notwendig, wird die zweite Dosis nach 3 Minuten appliziert, wieder Adrenalin (1 mg) oder Vasopressin (40 E). Die Reanimation wird nach den gültigen Richtlinien fortgesetzt.

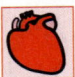

Vasopressin

Einschlusskriterien
- außerklinische Patienten mit Asystolie,
- pulsloser elektrischer Aktivität und mit
- Kammerflimmern/-flattern, die mit Adrenalin reanimiert werden müssen.

Ausschlusskriterien
- Kardioversion ohne Vasopressor-Applikation,
- Alter < 18 Jahre,
- bekannte präfinale Erkrankung mit einer Lebenserwartung < 6 Wochen,
- sekundärer Kreislauf-Stillstand nach Trauma,
- Verbluten, z.B. nach Ruptur eines Aortenaneurysmas oder nach massiver GI-Blutung,
- Kreislauf-Stillstand bei Schwangeren,
- Anlage eines intravenösen Zugangs,
- bereits erfolgte endobronchiale Applikation von Medikamenten.

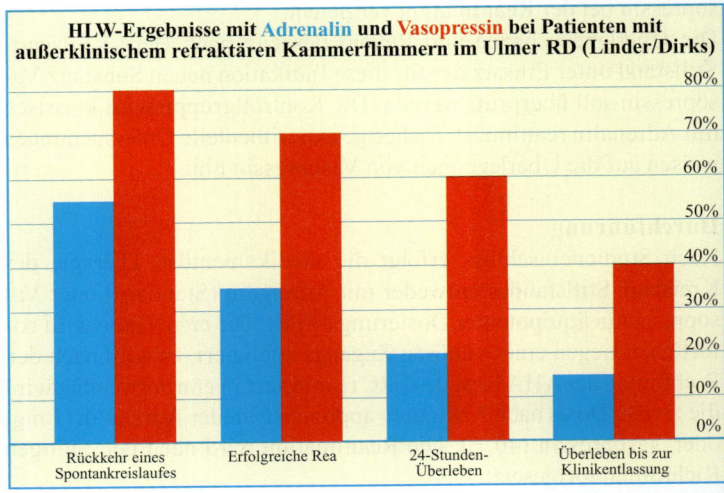

HLW-Ergebnisse mit Adrenalin und Vasopressin bei Patienten mit außerklinischem refraktären Kammerflimmern im Ulmer RD (Linder/Dirks)

Vasopressin

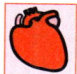

Diese multizentrische, blockrandomisierte Doppelblind-Studie ist mittlerweile abgeschlossen. Die Studie stand unter der Schirmherrschaft des European Resuscitation Council. Die Auswertung der Daten von etwa 1.200 Patienten wird voraussichtlich aussagekräftige Ergebnisse liefern. Zum Zeitpunkt der Drucklegung waren die Ergebnisse noch nicht vollständig verfügbar.

	Pharmakologische Fakten zum Vasopressin
weitere Namen	Antidiuretisches Hormon (ADH), Pitressin®
Indikation	• Reanimation (in Deutschland zum Stand der Drucklegung keine Zulassung) • außerhalb der Notfallmedizin bei Diabetes insipidus
Wirkung	**Agonistische Wirkungen am V₁-Rezeptor:** Engstellung der Blutgefäße, Kapillaren, kleine Arteriolen und Venolen **Agonistische Wirkungen am V₂-Rezeptor:** • Hemmung der Urinausscheidung • Erhöhung des art. Blutdruckes und des systematischen Widerstandes • Verbesserung des koronaren und zerebralen Blutflusses • der myokardiale Sauerstoffbedarf wird nicht gesteigert
Dosierung	einmalig 40 I.E.
Applikationswege	i.v., e.b., i.o.
Halbwertzeit	10 bis 20 Minuten
Nebenwirkungen	• Blutdruckanstieg • Lungenödem • Koronarspasmus • Gebärmutterkontraktion • allergische Reaktionen

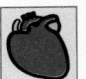

Wincoram®

Wincoram® mit dem Wirkstoff Amrinon ist eine positiv inotrope Substanz. Es ist nicht glykosid- oder katecholaminartig. Der genaue Wirkmechanismus ist noch nicht vollständig geklärt.
Das hämodynamische Wirkungsspektrum ähnelt dem des Dobutamins, wobei der vasodilatierende Effekt stärker ausgeprägt ist. Ein wesentlicher Unterschied im Vergleich zu den Katecholaminen ist das Fehlen eines direkten positiv chronotropen Effektes. Amrinon wird dann eingesetzt, wenn ein Herzversagen mit Katecholaminen nicht ausreichend therapiert werden kann.
Bei der Anwendung kommt es zu einer ausgeprägten peripheren Vasodilatation. Das Präparat ist keinesfalls Mittel der ersten Wahl. Es wird nur dann eingesetzt, wenn andere Therapiemaßnahmen nicht ansprechen. Derzeit werden einige Studien durchgeführt, in denen Amrinon mit Dopamin kombiniert wird, um einen ausreichenden systemischen Gefäßwiderstand aufrechzuerhalten. Diese Kombination wird als „ultima ratio" bei lebensbedrohlichem kardiogenen Schock mit Herzstillstand angewendet, nachdem alle mechanischen und pharmakologischen Maßnahmen der Reanimation versagt haben. In letzter Zeit häufen sich Berichte über unerwünschte Nebenwirkungen. Die Patientenkollektive sind sehr klein. Um eine Aussage über die Wirksamkeit und über die mögliche Anwendung in der präklinischen Medizin treffen zu können, sind weitere Studien notwendig.

7. Broncho-Therapeutika

7.1 Übersicht

Medikamente dieser Gruppe dienen der Sicherung der Atemfunktion. Sie werden entweder intravenös oder inhalativ appliziert. Indikationsgebiete sind Asthma bronchiale und Intoxikationen mit Lungenreizstoffen (Auxiloson®)

Präparat	Wirkstoff	Gruppe	Ph.-Info
Infectokrupp Inhal®	Adrenalin	β_2-Sympathomimetikum	353
Alupent®	Orciprenalin	β_2-Sympathomimetikum	355
Junik®/Ventolair®	Beclomethason	Kortikoid	363
Berotec®	Fenoterol	β_2-Sympathomimetikum	365
Euphyllin®	Theophyllin	Bronchospasmolytikum	382
Junik®	Budesonic		

Bei therapieresistentem Status asthmaticus kann Ketanest S® zur Anwendung gelangen. In Einzelfällen kann die Gabe von Benzodiazepinen oder Neuroleptika mit antihistaminischer Komponente (Atosil®) sinnvoll sein.
Die pathophysiologischen Ursachen von Asthma sind vielfältig:
- *Allergie*
  Eine allergische Reaktion, z.B. auf Blütenpollen, Tierhaare oder berufsbedingte Allergene (Bäckerasthma), führt zu einer Ausschüttung des Gewebshormons Histamin aus den Mastzellen. Dies führt direkt zu einer Kontraktion der Bronchialmuskulatur. Reagiert der Asthmapatient auf harmlose Umweltreize wie kalte Luft, Staub, Zigarettenrauch etc. mit einer akuten Bronchokon-

striktion, so beruht dies auf einem vagalen Reflexmechanismus. Hierbei geht der Reiz von den unmittelbar unter dem Bronchialepithel gelegenen „irritant receptors" aus. Jede Veränderung, die zu einer Freisetzung dieser schnell adaptierenden Rezeptoren führt, erhöht die Empfindlichkeit des Asthmatikers auf Umweltreize.

- *Medikamentös induziertes Asthma*
  Bestimmte Lebensmittelfarbstoffe (Tatracin) und einige Arzneimittel können einen Asthmaanfall induzieren. So können Schmerzmittel, die Acetylsalicylsäure (Aspirin®) oder verwandte Verbindungen enthalten, zu einer Ausschüttung von Mediatorsubstanzen (so genannten Leukotrienen) führen, die bis zu tausendmal stärker bronchokonstriktorisch wirken als Histamin! Dieser Effekt wird auch als Analgetika-Asthma bezeichnet.
- *Psychogen ausgelöstes Asthma*
  Die Patienten mit dieser Erkrankungsform reagieren besonders empfindlich auf Stress und psychische Belastung.
- Weitere Ursachen können entzündliche Grunderkrankungen des Bronchialsystems sein.

Am Anfang eines Asthmaanfalls zeigt der Patient ein eher rosiges Aussehen durch Hyperventilation, ein verlängertes Exspirium sowie eine Ruhedyspnoe. Im weiteren Verlauf kommt es zu einer angstvollen Erregung des Patienten, der zunehmend tachykard und zyanotisch wird. Er kann zwar einatmen, hat aber das Gefühl, die Luft nicht wieder ausatmen zu können. Sind die Beschwerden langanhaltend und schwer wiegend, spricht man vom Status asthmaticus.

Neben dem hier besprochenen Medikament werden weiterhin Sauerstoff, Theophyllin (Euphyllin®), Terbutalin (Bricanyl®) und Kortikoide eingesetzt. Beim therapieresistenten Status asthmaticus ist ein Versuch mit dem Narkotikum Ketamin (Ketanest S®) möglich.

Bei einem Asthmaanfall ist die psychologische Betreuung äußerst wichtig. Das Rettungsdienstpersonal sollte versuchen, den Patienten aufzufordern, die so genannte Lippenbremse einzusetzen.

Berotec® 100

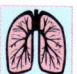 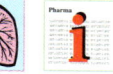

⇒ 365

Zusammensetzung
1 Sprühstoß des Dosieraerosols enthält 0,1 mg Fenoterolhydrobromid.

Indikation
- Therapie von Asthma bronchiale.

Wirkung
- Fenoterol gehört zur Gruppe der β-Sympathomimetika. Es stimuliert vorwiegend die $β_2$-Rezeptoren.
- In üblicher Dosierung als Dosieraerosol hat dies eine Erschlaffung der glatten Muskulatur der Bronchialgefäße zur Folge und damit die Aufhebung eines Asthmaanfalls.
- Darüber hinaus hemmt es über einen anderen Wirkmechanismus die Freisetzung von bronchokonstriktorisch wirksamen Mediatoren im Rahmen einer allergischen Reaktion.
- Durch eine Förderung der Zilienfunktion des Flimmerepithels wird ein erleichterter Auswurf von Schleim bewirkt.

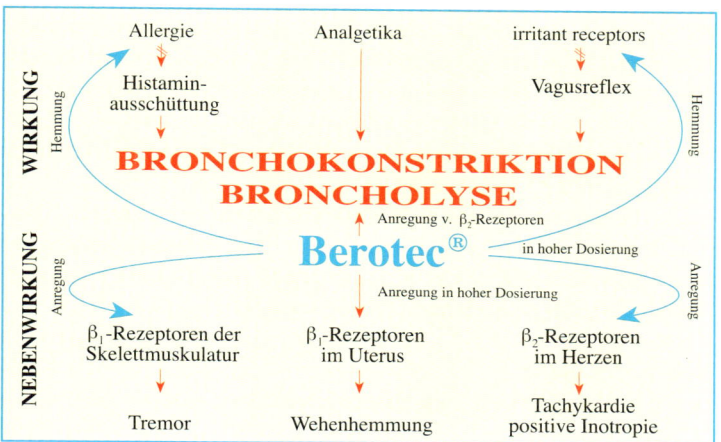

Wirkungen / Nebenwirkungen Berotec® 100

Berotec® 100

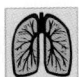

- In hoher Dosierung führt Fenoterol zu einer Anregung der β_2-Rezeptoren in der Gebärmutter und damit zu einer Erschlaffung. Als intravenöse Darreichungsform nutzt man diesen Effekt als Tokolytikum (Wehenhemmer) mit dem Präparat Partusisten®.

Fenoterol ist das am meisten verbreitete Bronchospasmolytikum. Neuere Präparate der gleichen Stoffgruppe sind teilweise potenter und selektiver. So hat beispielsweise Formoterol (Foradil®) eine mehr als 60-mal und Salbutamol (Bronchospray®) eine 13-mal so große Affinität zu den β_2-Rezeptoren als Fenoterol. Die Affinität zu den kardialen β_1-Rezeptoren ist geringer, und die Gefahr einer medikamentös bedingten Tachykardie, die mit einer Zunahme des Sauerstoffbedarfs einhergeht, ebenfalls. Seit kurzem wurde ein Turbohaler mit Formoterol für die Bedarfsmedikation zugelassen. Dies ist nicht mit einer Behandlung des akuten Asthmaanfalls gleichzusetzen. Das Medikament ist zwar hierfür sehr gut geeignet, jedoch nicht zugelassen.

Dosierung

Erwachsene erhalten im akuten Anfall von Atemnot einen Aerosolstoß. Hat sich die Atmung nach 5 Minuten nicht gebessert, kann eine zweite Inhalation erfolgen. Die nächste Anwendung soll frühestens nach 3 Stunden erfolgen. Eine häufigere und damit höher dosierte Gabe hat keine weitere bronchospasmolytische Wirkung und erhöht lediglich die Gefahr kardialer Komplikationen.

Die Wirkung tritt schnell ein, hat nach 2 bis 5 Minuten ihr Maximum erreicht und hält bis zu 8 Stunden an.

Ist der Patient wegen schwerer Atemnot nicht in der Lage, das Spray tief zu inhalieren, so kann es in die Mundhöhle gesprüht werden, wo es resorbiert und geschluckt wird. Ist danach eine effektive pulmonale Applikation möglich, erfolgt eine weiterer Sprühstoß.

Nebenwirkungen

- Da sich nicht nur in den Bronchialgefäßen, sondern auch in der Skelettmuskulatur β_2-Rezeptoren befinden, die durch Fenoterol angeregt werden, kann es zu Unruhe und Muskeltremor kommen.

Berotec® 100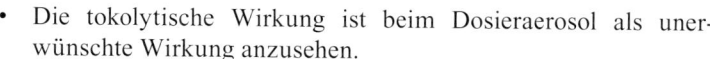

- Die tokolytische Wirkung ist beim Dosieraerosol als unerwünschte Wirkung anzusehen.
- In hoher Dosierung, bei besonders empfindlichen Patienten oder bei der i.v.-Applikationsform kann es durch eine Anregung der β_1-Rezeptoren zu Tachykardie kommen.

Berichte in der Laienpresse führten zur Verunsicherung von Arzt und Patient. In diesen Artikeln wird eine kanadische Studie zitiert, die belegen soll, daß die Mortalität um das 5,4fache ansteigt, wenn der Asthma-Patient Fenoterol als Dosieraerosol einsetzt. Die Ergebnisse dieser Untersuchung sind jedoch falsch wiedergegeben und interpretiert worden. Bei näherer Betrachtung wird deutlich, dass die Nebenwirkungen gar nicht spezifisch für Fenoterol sind, sondern als klassenspezifisch für alle inhalativen β-Agonisten angesehen werden können.

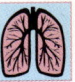 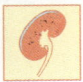

Euphyllin®

Zusammensetzung
1 Ampulle zu 10 ml enthält 200 mg Theophyllin-Äthylendiamin.

Indikation
- akute Zustände der Atemnot aufgrund von Obstruktionen der Atemwege infolge Asthma bronchiale, Status asthmaticus oder Lungenemphysem,
- akute Rechtsherzinsuffizienz.

Wirkung
Die Wirkung von Theophyllin erstreckt sich auf verschiedene Organsysteme. Der genaue Mechanismus ist noch nicht vollständig geklärt. Neuere Untersuchungen sprechen für kein einheitliches Wirkprinzip. In der Asthmatherapie wird er hauptsächlich unter dem Aspekt der Bronchodilatation eingesetzt, obwohl seine positiven Effekte auf das Bronchialsystem vielfältig sind:
- Auf die glatte Muskulatur der Bronchien wirkt Theophyllin relaxierend.

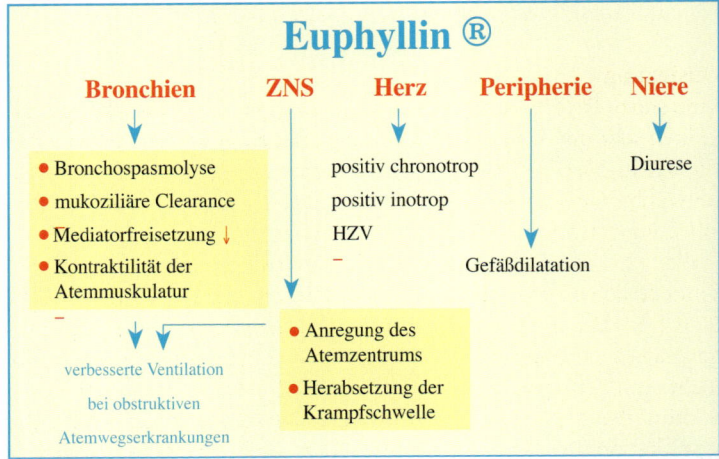

Wirkungsspektrum Euphyllin®

Euphyllin®

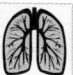

- Die mukoziliäre Clearance des Bronchialbaumes (Reinigung) wird angeregt. Beide Effekte führen zu einer Verbesserung der Ventilation bei obstruktiven Atemwegserkrankungen.
- Die Freisetzung von Mediatoren wird verhindert.
- Die Kontraktilität der Atemmuskulatur wird verbessert.
- Am Herzmuskel hat der Wirkstoff eine positiv chronotrope und inotrope Wirkung, das HZV wird gesteigert.
- Die Gefäße in der Peripherie werden erweitert.
  Dass dennoch eine Beeinflussung des arteriellen Blutdruckes ausbleibt, liegt an den z.T. entgegengesetzten Effekten auf Herz- und Gefäßsystem sowie vegetativ-vasomotorischer Beeinflussung.
- Durch eine verminderte Reabsorption von Natrium, Kalium und Wasser kommt es zu einer diuretischen Wirkung.
- Eine Stimulation im ZNS bewirkt eine Anregung des Atemzentrums.
- Ebenfalls auf zentraler Ebene kommt es zu einer Herabsetzung der Krampfschwelle (cave: Epileptiker).
- Durch eine direkte vaskuläre Relaxation und durch eine indirekte Abnahme des alveolären Blähdruckes kommt es zu einer Widerstandsherabsetzung in der Lungenstrombahn.

Dosierung

Eine starre Dosisempfehlung ist nicht möglich, da die Wirkung individuell sehr unterschiedlich sein kann. Bei einer bereits bestehenden Euphyllin-Medikation oder bei Rauchern ist die Wirkung abgeschwächt. Die Dosisgabe sollte sich an dem klinischen Bild und der Wirkung orientieren.

Initial gibt man 1 Ampulle zu 0,24 g langsam i.v. Über den Perfusor schließt sich eine Gabe mit 0,72 g auf 50 ml NaCl-Lösung mit 4 bis 6 ml/h an. Die Erhaltungsdosis beträgt 0,6 mg/kgKG/h. Als Körpergewicht ist das Idealgewicht des Patienten anzusehen, da Theophyllin nicht vom Fettgewebe aufgenommen wird. Bei Kindern über 1 Jahr verläuft der Abbau des Wirkstoffes rascher als bei Erwachsenen. Die Applikation der Ampullenlösung kann auch oral oder durch den Tubus erfolgen.

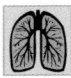 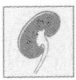

Euphyllin®

Die Wirkung wird durch die gleichzeitige Gabe von Steroiden erhöht.

Nebenwirkungen
Die auftretenden Nebenwirkungen sind einerseits durch zu hohe Gaben und andererseits durch den zugesetzten Lösungsvermittler (Äthylendiamin) begründet.
Eine Alternative in Bezug auf den zugesetzten Hilfsstoff stellt Euphyllin 200® dar, das statt dessen Natriumacetat enthält. Bei bestehender oder vermuteter Allergie auf Ethylendiamin ist dieses Präparat einzusetzen.
Bei einer Überdosierung im Sinne einer Intoxikation gibt man den Calciumantagonisten Isoptin®.

- Durch die zentrale Stimulation kann es zu Unruhe, Schwindel, Kopfschmerzen und Übelkeit kommen. Diese Auswirkungen lassen sich meist durch eine langsame Injektion vermeiden.
- Unerwünschte kardiale Wirkungen sind Herzklopfen und Tachykardie.
- Besonders bei respiratorischer Insuffizienz kann es zu supraventrikulären und ventrikulären Rhythmusstörungen kommen.
- In seltenen Fällen kann es, besonders bei zu rascher Applikation, zum Blutdruckabfall kommen.
- Allergische Reaktionen auf den Lösungsvermittler sind möglich.

Kontraindikationen
Durch die Erhöhung der Krampfbereitschaft darf Euphyllin® bei Epileptikern nicht eingesetzt werden.
Die positiv chronotrope und inotrope Wirkung verbietet die Gabe bei bestehender Tachykardie und beim kardiogenen Schock.

Interaktionen
Die gleichzeitige Gabe von Sympathomimetika verstärkt zwar die

Euphyllin®  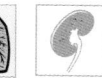 ⇒ 382

bronchodilatorische Wirkung, aber auch die Gefahr von Herzrhythmusstörungen. β-Blocker heben die Wirkung von Euphyllin® auf.

Inkompatibilitäten
Euphyllin® darf nicht mit Glukose- oder Fruktose-Infusionslösungen gemischt werden.
Durch zu kalte Lagerung kann es zu Ausfällungen kommen, die sich jedoch durch leichtes Erwärmen der Lösung (Einstellen in warmes

Notizen

8. Fibrinolytika

8.1 Übersicht

Präparat	Wirkstoff	Ph.-Info
Actilyse®	t-PA	349
Actosolv®	Urokinase	350
Alphakinase®	Urokinase	–
Clexane®	Enoxaparin-Natrium	370
Eminase®	Anistreplase	381
Kabikinase®	Streptokinase	–
Liquemin®	Heparin-Natrium	399
Streptase®	Streptokinase	415
Ukidan®	Urokinase	–

Mit nahezu 90% ist eine Thrombusbildung auf einer stenosierenden arteriosklerotischen Ablagerung die weitaus häufigste Ursache für einen Koronarverschluss im Rahmen eines Myokardinfarktes. Mechanismen wie Einblutungen oder Spasmen stellen seltenere Ereignisse dar. Der Verschluss der Koronararterien führt zu einer Nekrose des von der Arterie versorgten Myokardareals. Das Ausmaß der linksventrikulären Störung steht hier in enger Korrelation mit der Größe des abgestorbenen Areals und limitiert die Mortalität in den folgenden fünf Jahren.

Die Sterblichkeitsrate lässt sich durch eine Funktionsverbesserung senken. Therapieziel ist es, die akut verschlossene Koronararterie wieder zu eröffnen und so den Schaden zu begrenzen. Dies geschieht mit Hilfe von Fibrinolytika.

Bereits in den 60er Jahren wurde Streptokinase zur Infarkttherapie eingesetzt. Erst in den 80er Jahren konnte sich diese Therapieform jedoch durchsetzen, als mit Hilfe der Koronarangiographie bewiesen wurde, dass eine intravenöse Applikation bei entsprechender Dosierung genauso effektiv war wie die intrakoronare Verabreichung.

Die Gesamtletalität wurde während des Klinikaufenthaltes von 13,0 auf 10,7% gesenkt (GISSI-I-Studie). Voraussetzung für den Erfolg war jedoch ein Behandlungsbeginn innerhalb der ersten sechs Stunden nach Infarktbeginn. Bezüglich der Infarktlokalisation wurde deutlich, dass bei multiplen Infarkten und Vorderwandinfarkten die Erfolge am besten waren.

Eine Vielzahl von Studien belegt, dass – wie überhaupt beim Infarktgeschehen – der Faktor *Zeit* eine entscheidende Rolle spielt. Nur eine frühzeitig einsetzende Lyse-Therapie ist in der Lage, die Früh- und Spätmortalität günstig zu beeinflussen und das Risiko von Nebenwirkungen gering zu halten.

8.2 Vergleich der Fibrinolytika

Es sind zahlreiche Studien durchgeführt worden, die die einzelnen Pharmaka dieser Indikationsgruppe in Abhängigkeit vom Therapiebeginn miteinander vergleichen. Die Studien GISSI I und II (Gruppo Italiano per lo Studio della Sopravvivenza nell' Infarto Miocardico) sowie ISIS-3 zeigten, dass zwischen Streptokinase und dem neueren t-PA bezüglich der Gesamtletalität im Krankenhaus, der Entwicklung einer linksventrikulären Funktionsstörung oder eines Apoplex keine Unterschiede bestehen. Dies widerlegte die Hoffnungen, die man in t-PA gesetzt hatte.

Dass fibrinspezifische und fibrinunspezifische Lyse-Therapeutika keine signifikanten Unterschiede hinsichtlich Effizienz und Nebenwirkungsrate zeigen, mag daran liegen, dass keines der Pharmaka zwischen „gutem" und „schlechtem" Fibrin unterscheiden kann.

In einer GUSTO-Detailstudie (Global Utilization of Streptokinase and Tissue Plasminogen Activator for Occluded Coronary Arteries) wurde gezeigt, dass die Letalität bei Myokardinfarkt vor allem davon abhängig ist, ob die betroffene Koronararterie bereits 90 Minuten nach Beginn der medikamentösen Thrombolyse wieder vollständig geöffnet ist. Diese Studie, bei der Alteplas rasch appliziert wurde, zeigte für dieses Medikament eine deutliche Überlegenheit im Ver-

gleich zu Streptokinase. Die rasche Gabe von Alteplas zusammen mit intravenösem Heparin ist etwas wirksamer als die Thrombolyse mit Streptokinase und Heparin.
Es sind Präparate auf der Basis monoklonaler Antikörper in der Entwicklung, die dieses Manko nicht besitzen sollen. Ebenfalls in der Erprobung sind mutierte Formen von t-PA und Urokinase sowie besondere Formen von t-PA und scuPA (single chain urokinase-type plasminogen activator), so genannte chimäre Verbindungen. Diese in experimenteller Prüfung befindlichen Präparate sollen schon in geringsten Dosierungen den gewünschten Erfolg erzielen.
In einer großen Metaanalyse (1994: Fibrinolytic Therapy Trialists Collaborative Group), bei der über 58.600 Patientendaten ausgewertet wurden, wurde erneut der Nutzen einer fibrinolytischen Therapie bei Infarkt gezeigt. Durch die lytische Therapie 4 bis 6 Stunden nach Infarktgeschehen konnte hier die Letalität um 18% gegenüber keiner Lyse gesenkt werden.
Den größten Nutzen dieser Therapieform haben Patienten, bei denen neben den klinischen Symptomen eines Herzinfarktes eindeutig eine ST-Hebung nachzuweisen war. Der therapeutische Nutzen war umso größer, je früher die Behandlung einsetzte. Setzte die Lyse innerhalb von 3 Stunden ein, ließ sich die Letalität sogar um 26% senken. Setzte die Behandlung erst nach zwölf Stunden ein, war keine Senkung der Sterblichkeit zu verzeichnen. Nachteilig war die höhere Rate der Apoplexie in der Fibrino-lysegruppe. Patienten jenseits des 75. Lebensjahres profitieren nur in sehr geringem Ausmaß von einer Lyse.
Die GUSTO-III-Studie verglich 1997 bei 15.060 Patienten die Letalitätsrate bei der Lyse mit Alteplas (rPA, Actilyse®) und der gentechnisch veränderten Molekülvariante Reteplas (rtPA, Rapily-sin®). Dieses neue Präparat hat eine fünffach längere Halbwertzeit und eine deutlich geringere Fibrin-Bindungsaffinität. Der Vorteil ist hierbei, daß keine Infusion über einen längeren Zeitraum nötig ist, sondern zwei Bolusinjektionen ausreichen. Weiterhin ist die Lysegeschwindigkeit größer, da der Wirkstoff rascher in den Thrombus eindringt. Der klinische Nutzen im Vergleich zum bewährteren Alteplas ist jedoch nicht signifikant günstiger. Hinsichtlich Gesamtletalität, Blu-

tungskomplikationen, Schlaganfall und Bedarf an Bluttransfusionen ergaben sich keine wesentlichen Unterschiede.

Ausblick
Soweit keine statistisch signifikanten Unterschiede der Fibrinolytika ein bestimmtes Präparat forcieren, wird die Wahl stark vom Preis abhängig gemacht.
In der klinischen Prüfung befindet sich das Surfactant Poloxamer 188. Dieser Stoff ist mit der endogenen Substanz verwandt, die auch das Lungengewebe auskleidet, und wird als Adjuvans zur Lyse eingesetzt. Die Infarktgröße nimmt unter der Zusatztherapie in höherem Maße ab, und die linksventrikuläre Auswurffraktion ist größer. Die Zahl der Reinfarkte lässt sich ebenfalls deutlich senken. Obwohl der genaue Wirkmechanismus noch nicht feststeht, beschleunigt Poloxamer 188 möglicherweise die Thrombolyse, vermindert die Reokklusion und begrenzt die Reperfusionsschäden. Weitere Studien müssen zeigen, ob diese Substanz die Lysetherapie effizienter und sicherer macht.

8.3 Klinisch oder präklinisch lysieren?

Um die Wiedereröffnungsrate – 60 bis 75% – zu erhöhen, kann die Lysetherapie bereits am Einsatzort durchgeführt werden. Diese präklinische Therapie mit Fibrinolytika setzt eine gründliche Diagnosestellung voraus (12-Kanal-EKG etc.), was hohe Anforderungen an das Rettungsdienstpersonal stellt.
Eine Publikation in Form eines Buches kann hier nicht aktuell sein, da Studien, die Wirksamkeit, Nebenwirkungen und Zeitpunkt dieser Therapieform miteinander vergleichen, in immer kürzeren Zeitabständen veröffentlicht werden.
Der derzeitige Stand zeigt, dass sich bei einem Lysebeginn unter 50 Minuten die Infarktgröße verringern und die linksventrikuläre Funktion verbessern lässt. Gegenüber dem Zeitgewinn von 30 bis 70 Minuten bei der präklinischen Therapie ergibt sich kein signifi-

kanter Unterschied für die Reperfusionsrate bei Entlassung, für die Ejektionsfraktion sowie die Mortalität.
Die Zeitverkürzung liegt in den bisherigen Studien bei einer knappen Stunde. Wegen des unzureichenden Zeitgewinns konnte dennoch keine statistisch signifikante Verminderung der Gesamtletalität nachgewiesen werden. Eine unabdingbare Forderung kann die präklinische Lyse daher nicht sein. Sie kann jedoch als notfallstrategisch sinnvoller Behandlungsansatz gelten und empfohlen werden, wenn folgende Voraussetzungen erfüllt sind:
- *Qualifikation des Personals:* Notarzt: Eingehende Kenntnisse der EKG-Diagnostik, der Behandlungsstrategien bei Myokardinfarkt und dessen Komplikationen sowie im Umgang mit Antifibrinolytika.
Rettungsdienstpersonal: Ausbildung als Rettungsassistent.
- *Technische Ausrüstung:* EKG mit der Möglichkeit zur Dokumentation von 12 Ableitungen, Defibrillator. Medikamente zur Behandlung von Komplikationen (Antiarrhythmika, Katecholamine).
- *Nachweis* eines Myokardinfarktes durch Symptomatik, EKG mit 12 Ableitungen.
- *Indikation zur Lysetherapie:* Nachweis eines Myokardinfarktes, Ausschluss von Kontraindikationen.

Dies gilt v.a. für Regionen, die wegen ihrer Infrastruktur (dünne Besiedlung mit langen Transportwegen, geringe Krankenhausdichte, unzureichende klinische Notfalltherapie-Organisation) einen deutlich verspäteten Beginn einer indizierten Lysetherapie erwarten lassen.

8.4 Lyse auch beim Apoplex

Die Behandlungsstrategien des Schlaganfalls haben sich in den letzten Jahren entscheidend geändert. Der Apoplex ist eine Akuterkrankung und bedarf deshalb der Frühdiagnostik und Frühtherapie. Dies setzt voraus, dass die Patienten so rasch wie möglich einer Klinik zugeführt werden, in der eine entsprechende Diagnostik und Therapie durchgeführt werden können. Die tierexperimentellen und klinischen Untersuchungen haben gezeigt, dass nur wenig Zeit für die Beeinflussung im Hirngewebe besteht: Der Bereich, der durch die Ischämie geschädigt ist, muss möglichst klein gehalten werden. Um den Bereich der Hirnschädigung befindet sich ein schalenförmiger Bezirk, die Penumbra, in dem noch nicht entschieden ist, ob die Beeinträchtigung sich als irreversibel erweist oder ob sie durch gezielte Maßnahmen aufgehoben werden kann. Letzteres ist in den ersten drei bis sechs Stunden durch durchblutungsfördernde Maßnahmen oder neuroprotektive Behandlung möglich. Das Zeitfenster für Infarkte im hinteren (vertebrobasilären) Kreislauf ist etwas größer als für das Carotisversorgungsgebiet. Zur Durchblutungsförderung setzt man systemisch oder lokal intraarterielle Thrombolytika ein.

Die weitaus meisten Schlaganfälle werden durch thromboembolische Verschlüsse der hirnversorgenden Arterien verursacht. Bereits in den 80er Jahren gab es Hinweise darauf, dass der Einsatz eines fibrinolytischen Verfahrens klinisch nutzbringend angewendet werden kann. Zwei große Studien (ECASS, NIHNDS) haben die Wirksamkeit von Fibrinolytika beim Apoplex bestätigt. Die Medikamente werden systemisch intravenös oder lokal intraarteriell appliziert. Die intraarterielle Fibrinolysebehandlung (LIF) ist vergleichsweise effizienter. Die Rate der nach einem Schlaganfall genesenen Patienten ist mit Lyse 12 bis 13% höher als ohne dieses Verfahren. Als Fibrinolytikum kommt rt-PA (Aktilyse®) zum Einsatz.

Die Therapierichtlinien und die Entscheidung für eine Thrombolysetherapie richten sich danach, wie lange das Ereignis zurückliegt.

Thrombolyse-Therapie i.v.
Schlaganfall < 3 Stunden:
rt-PA 0,9 mg/kgKG bis max. 90 mg (10% als Bolus, Rest innerhalb 1 Stunde) entsprechend NIHNDS-Studie, aber nicht bei Patienten mit
- minimalem oder rückläufigem Defizit,
- Krampfanfall,
- Schlaganfall oder schwerem Schädelhirntrauma in den letzten drei Monaten,

- gastrointestinalen/urogenitalen Blutungen in den letzten drei Wochen,
- großer OP in den letzten zwei Wochen und ohne Infarktfrühzeichen im CT.

Schlaganfall < 6 Stunden:
rt-PA 1,1 mg/kgKG bis max. 100 mg, sonst wie oben (ECASS-Studie), nicht bei Frühzeichen im CT und über 80-jährigen Patienten.

Schlaganfall < 24 Stunden:
Heparin i.v./s.c.
Einschluss bei fortschreitendem Schlaganfall.

Die Antikoagulantientherapie ist bisher in der Frühphase nicht gesichert. Sie darf nicht durchgeführt werden bei
- unkontrolliertem Hypertonus,
- Infarkt-Frühzeichen,
- sehr schwerem Defizit,
- internistischen Kontraindikationen,
- floriden Emboliequellen.

Bei einem Krankheitsverlauf, für den eine Thrombolyse nicht in Frage kommt, wird eine Basistherapie durchgeführt. Es sollte keine Blutdrucksenkung erfolgen, wenn der Druck initial nicht höher als 220 bis 230/120 mmHg ist. Nicht mehr empfohlen wird eine Prophylaxe mit Acetylsalicylsäure in der präklinischen Phase (300 mg).

Lyse auch beim Apoplex?
Die Gabe von Thrombozytenaggregationshemmern wie ASS oder Heparin ist in der präklinischen Phase absolut kontraindiziert. Eine mögliche Blutung könnte verschlimmert werden, und eine PTT-wirksame Heparinisierung macht eine Lysetherapie unmöglich. Außerdem sollten intramuskuläre Injektionen oder Punktionen schlecht komprimierbarer Gefäße unterbleiben, da diese ebenfalls eine Kontraindikation zur systemischen Lysebehandlung darstellen.

Die National Institute of Neurological Disorders and Stroke Recombinant Tissue Plasminogen Activator Stroke Study (NINDS rt-PA Stroke Studie) zeigte, dass eine systemische Lysebehandlung mit rt-PA innerhalb von drei Stunden nach dem Auftreten der Symptome beim ischämischen Schlaganfall eine wirksame Therapie ist. Andere Studien, die ein Sechs-Stunden-Zeitfenster bis zur systemischen Lyse untersuchten, hatten jedoch keinen nützlichen Effekt nachweisen können.

Die selektive intraarterielle Lyse mit Urokinase beim Apoplex im Sechs-Stunden-Zeitfenster wird aufgrund des hohen technischen Aufwandes nur in wenigen Zentren praktiziert. Dennoch ist diese Methode sicher und effektiv.

Streptokinase sollte zur Lyse nach Apoplex nicht mehr angewendet werden. Das Blutungsrisiko sowie das Risiko blutungsassoziierter Todesfälle sind vergleichsweise hoch.

8.5 Physiologie der Blutgerinnung und Fibrinolyse

Der Organismus verfügt über zwei sich gegenseitig beeinflussende und im Gleichgewicht befindliche Systeme, die sowohl bei Blutverlust als auch vor Thrombose schützen:
- das Blutgerinnungssystem und das
- fibrinolytische System.

Bei der Blutstillung, z.B. im Rahmen einer Verletzung, entstehen unlösliche Fibrinpolymere, die während des Heilungsprozesses durch den Vorgang der Fibrinolyse wieder abgebaut werden.

Bei diesem Vorgang nehmen die Enzyme *Thrombin* und *Plasmin* eine Schlüsselrolle ein. Zwischen beiden Eiweißstoffen herrscht unter physiologischen Bedingungen ein dynamisches Gleichgewicht. Kommt es zu einem Übergewicht eines der beiden Systeme, sind Blutungen oder Thrombosen die mögliche Folge.

Die Blutgerinnung (Hämostase) läuft in mehreren Schritten ab:
1. In der *posttraumatischen Sofortphase* kommt es zu einer kurzen Vasokonstriktion der Gefäße und zu einem Anhaften der Thrombozyten mit Hilfe von Kollagen.
2. In der *Phase des Gefäßwandverschlusses* lagern sich weitere Thrombozyten zu einem Aggregat locker und reversibel zusammen. Dieser Zusammenschluss entwickelt sich im weiteren Verlauf zu einem blutstillenden weißen Thrombus, der an Viskosität nach und nach zunimmt.
3. In der letzten Stufe setzt die *plasmatische Blutgerinnung* ein. Hierbei wird als Folge einer Kaskade von Enzymreaktionen lösliches *Fibrinogen* durch Thrombin in unlösliches *Fibrin* umgewandelt. Dies hat eine Vergrößerung und eine Stabilisierung des Thrombus zur Folge.

8.6 Fibrinolyse

Kernstück dieses Vorganges ist das Enzym Plasmin, das Fibrin abbaut und durch Plasminogen aktiviert wird.
Diese Aktivierung wird durch die endogen zugeführten Fibrinolytika initiiert, die zu einer direkten Umwandlung von Plasminogen in Plasmin führen. Nur Streptokinase übt eine *indirekte* Wirkung aus. Um zur Wirkform zu gelangen, ist eine zweiphasige Reaktion nötig.

8.7 Nebenwirkungen der Fibrinolytika

Pharmaka, die einen ähnlichen, teilweise gar identischen Wirkmechanismus besitzen, haben auch qualitativ vergleichbare Nebenwirkungen. Lediglich die Quantität kann sich im Einzelfall unterscheiden.
- Blutungen (an der Punktionsstelle, Hämaturie, gastrointestinal),
- anaphylaktische Reaktionen bei Streptokinase,
- Temperaturanstieg bei Streptokinase,

- Apoplex,
- Blutdruckabfall, Tachykardie.

Etwa 20% aller Patienten erleiden nach erfolgter Thrombolyse innerhalb der ersten Woche nach Infarkt einen Reinfarkt, 25% haben ein wiederum verschlossenes Infarktgefäß (Zweitinfarkt). Die arteriosklerotischen Ablagerungen (Plaque) werden durch die Lyse nicht beeinflusst. Bei ca. 95% bestehen Reststenosen.

Es sollte sich deshalb so früh wie möglich an diese Therapie eine Koronarangiographie anschließen, um gegebenenfalls durch eine mechanische Ballondilatation (PTCA) das Infarktgefäß zu rekanalisieren und die Infarktgröße zu limitieren.

8.8 Kontraindikationen

Die Liste, wann Fibrinolytika nicht angewendet werden sollen, ist lang. Man sollte unter praxisrelevanten Gesichtspunkten die Anwendungseinschränkungen jedoch nicht überbewerten. Eine absolute Kontraindikation ist sicherlich eine erworbene oder angeborene Blutungsneigung (hämorrhagische Diathese). Bei Berücksichtigung der Kontraindikationen dürften etwa 30% aller Myokardinfarkte mit Thrombolytika therapiert werden können.

▶ **Absolute Kontraindikationen**
- hämorrhagische Diathese,
- Operation oder Trauma in den letzten 10 bis 14 Tagen,
- Apoplex in den letzten drei bis sechs Monaten,
- arterielle Punktion bzw. i.m.-Injektion in den letzten acht Tagen,
- Hypertonie (syst. > 200, diast. > 110 mm Hg) bei Lysebeginn bzw. langjährige therapiebedürftige Hypertonie,
- Antikoagulantientherapie mit Cumarinen,
- bei Streptokinase: Therapie mit diesem Fibrinolytikum innerhalb des letzten Jahres.

▶ **Relative Kontraindikationen**
- kürzlich erfolgte Reanimation,
- bakterielle Endokarditis,
- Verdacht auf Thromben im linken Herzen,
- Ulcus ventriculi/duodeni in florider Form,
- Schwangerschaft,
- Aortenaneurysma,
- diabetische Retinopathie,
- schwere Leber- und Nierenfunktionsstörungen,
- Alter > 75 Jahre (wird kontrovers diskutiert).

▶ **Interaktionen**
- Bei Vorbehandlung mit oralen Antikoagulantien (z.B. Marcumar®) und Thrombozytenaggregationshemmern (Acetylsalicylsäure) kann die Blutungsgefahr erhöht werden.
- Ebenso gilt dies für eine simultane Behandlung mit Dextranen.

8.9 Richtlinien der AHA und des ACC zur Lyse

Sowohl die American Heart Association (AHA) als auch das American College of Cardiology (ACC) zur Behandlung von Myokardinfarkt-Patienten betonen die eminente Wichtigkeit einer raschen Diagnose und Therapie, unterstreichen aber auch die Notwendigkeit adäquater Post-Infarkttherapie zur Sekundärprävention. Diese übereinstimmenden Guidelines der beiden wichtigsten einschlägigen US-Vereinigungen wurden zeitgleich am 1. November 1996 in den renommierten Fachzeitschriften „Circulation" und „Journal of the American College of Cardiology" veröffentlicht und im Rahmen der 69th Scientific Session der AHA am 10. November 1996 in New Orleans vorgestellt.

Da eine frühe Reperfusionstherapie von Patienten mit akutem Myokardinfarkt die linksventrikuläre Funktion und die Überlebensrate verbessern, sind Verzögerungen zwischen dem Auftreten erster Symptome und dem Eintreffen im Krankenhaus zu vermeiden. Besteht im EKG eine Hebung der ST-Strecke von mindestens 1 mV, so liegt mit hoher Wahrscheinlichkeit ein thrombotischer Koronararterienverschluss vor, und eine Reperfusionstherapie ist *umgehend* einzuleiten. Dasselbe gilt für Patienten mit anhaltenden infarkttypischen Symptomen und Linksschenkelblock. Dabei werden Fibrinolyse und PTCA als gleichwertig angesehen. Die PTCA weist zwar die etwas besseren Erfolge auf, diese sind jedoch stark von Erfahrung und Können des Durchführenden abhängig.

Je rascher die Thrombolyse erfolgt, desto größer ist der Vorteil für den Patienten. Am besten wird sie innerhalb von sechs Stunden, spätestens innerhalb von zwölf Stunden nach Beginn der Symptome durchgeführt. Eine Thrombolyse innerhalb der ersten Stunde rettet 35 von 1.000 Patienten das Leben, innerhalb von sieben bis zwölf Stunden nur 16 von 1.000 Patienten. Zwischen dem Eintreffen in der Klinik und dem Beginn der Thrombolyse („door to needle time") sollen nicht mehr als 30 bis maximal 60 Minuten verstreichen. Wird eine PTCA vorgenommen, dann beträgt die entsprechende Frist („door to balloon time") 60 bis maximal 120 Minuten.

Patienten, bei denen das Eingangs-EKG keine Hebung, sondern eine Absenkung der ST-Strecke zeigt, sind keine Kandidaten für eine Lyse oder eine PTCA. Sie sollten vielmehr wie bei instabiler Angina pectoris behandelt werden. Die Unterscheidung zwischen Patienten mit ST-Hebung und solchen mit ST-Senkung wird für die Therapie als wesentlich aussagekräftiger angesehen als jene zwischen Infarkt-Patienten mit und ohne Q-Welle, wie sie noch in den letzten ACC-/AHA-Guidelines von 1990 getroffen wurde. Bei Verdacht auf Herzinfarkt sollte sofort nach dem Eintreffen in der Notfallambulanz folgende Akuttherapie anlaufen:

- Sauerstoff per Nasensonde,
- Nitroglycerin sublingual (außer systolischer RR < 90 mmHg oder Herzfrequenz < 50 bzw. > 100/min),
- ein adäquates Analgetikum (Morphinsulfat oder Meperidin) und
- Acetylsalicylsäure (ASS) 160 bis 325 mg oral, am besten als Kautablette.

Alle Patienten mit Verdacht auf Herzinfarkt sollten möglichst bald ASS erhalten, auch schon in der präklinischen Phase. Für den äußerst seltenen Fall einer ASS-Allergie stünden als Alternative andere Thrombozytenaggregationshemmer wie Dipyridamol oder Ticlopidin zur Verfügung. Die früher empfohlene prophylaktische Verabreichung von Lidocain wird nun abgelehnt.

8.10 Zusatzmedikation zur PTCA – Ausblick

Bei 30 von 100 Patienten, die sich zur Erweiterung von Arterienstenosen einer perkutanen transluminalen Koronarangioplastie (PTCA) unterziehen müssen, tritt nach sechs Monaten ein Wiederverschluss ein. Dieser macht meist eine zweite Ballonkatheterisierung oder einen koronar-chirurgischen Eingriff nötig. Der Grund dieser Komplikation ist eine Verletzung der Gefäßwand durch den Eingriff. Die Folge ist ein natürlicher Heilungsprozess, der in diesem Fall jedoch erst den Schaden hervorruft. Bei diesem Vorgang wird die mediale glatte Muskelzelle des Gefäßes zur Sekretion sowie zum Zellwachstum angeregt, und es werden Faktoren zur Aktivierung von Thrombozyten freigesetzt. Über komplexe biochemische Reaktionen kommt es zu einer Thrombusbildung mit anschließendem Verschluss des Gefäßes.

Um die Komplikationsrate so gering wie möglich zu halten, wird den Patienten nach einer PTCA zur „Blutverdünnung" Acetylsalicylsäure und Heparin verabreicht. Beide Pharmaka sind jedoch nur in der Lage, lediglich *einen* Faktor der Thrombozytenaktivierung zu hemmen.

Der neue Arzneistoff Abciximab unterdrückt spezifisch die Fibrinogenvernetzung aktivierter Thrombozyten und wirkt so einem Verschluss nach PTCA wirksam entgegen. Der Wirkstoff ist unter dem Namen ReoPro® zugelassen. Obwohl das Präparat kein Medikament für die präklinische Anwendung ist, soll es an dieser Stelle vorgestellt werden, weil es die klinischen Therapiestrategien zukünftig beeinflussen kann.

Abciximab ist zugelassen zur Zusatzmedikation zur Vermeidung ischämisch-kardialer Komplikationen bei Hochrisikopatienten, bei denen eine PTCA durchgeführt werden muss. Als Risikopatienten gelten solche mit Herzinfarkt, instabiler Angina pectoris, Diabetes mellitus, komplizierten Gefäßstenosen und Mehrgefäßerkrankungen. Das Präparat wird in Verbindung mit Acetylsalicylsäure und Heparin eingesetzt.

Wirkung
Abciximab blockiert selektiv den Rezeptor der Thrombozyten, der damit für größere Moleküle nicht mehr zugängig ist. Als Folge kommt es zum Ausbleiben der Vernetzung der Thrombozyten. Nach ca. 2 Stunden beträgt die Thrombozytenaggregationshemmung 90%. Die Halbwertzeit beträgt 10 Minuten (für den Metaboliten 30 Minuten). Nach 48 Stunden normalisiert sich die Thrombozytenfunktion wieder.
In der EPIC-Studie (Evaluation of 7E3 for the prevention of ischemic complications) wurde das Präparat an 2.099 Patienten in 56 Zentren getestet. Im Vergleich zur Placebogruppe konnte das Präparat in der Akutphase ischämische Komplikationen um 35% (Bolusgabe mit anschließender Infusion) senken. Die Folge ist eine geringere Anzahl von Reinfarkten.
In der europäischen CAPTURE-Studie mit 1.400 Hochrisikopatienten wurden die Parameter Herztod, Myokardinfarkt und Notfall-Revaskularisierung um ein Drittel gesenkt.

Jüngste Ergebnisse der CAPTIM-Studie haben gezeigt, dass die prähospitale Gabe von t-PA bezüglich der Sterblichkeit der primären Intervention gleichwertige Ergebnisse erzielt.
In zwei großen klinischen Studien mit jeweils über 15.000 Patienten und der 30-Tage-Sterblichkeit als primärem Endpunkt sind die Plasminogenaktivatoren Reteplase und Tenecteplase der 3. Generation mit dem front-loaded t-PA-Schema verglichen worden. In keiner Studie war ein signifikanter Unterschied zwischen Alteplase und den Bolus-Plasminogen-Aktivatoren hinsichtlich der Sterblichkeit nach-

weisbar. Nach diesen Ergebnissen sind somit Reteplase und Tenecteplase dem front-loaded t-PA-Schema bezüglich der Sterblichkeitsreduktion gleichwertig.

Reteplase und Tenecteplase können wegen ihrer gegenüber dem t-PA verlängerten Halbwertzeiten als Doppel- bzw. Einzel-Bolus appliziert werden. Sie sind dem t-PA bezüglich der frühen Offenheitsrate des Infarktgefäßes und der Sterblichkeitsreduktion gleichwertig. Bei der Beurteilung von Studien sollten aber nicht nur die „harten Fakten", sondern auch Praxisaspekte berücksichtigt werden.

Wegen der einfachen Applikation führen die Bolus-Substanzen zu einer Verringerung von Dosierungsfehlern und sind hervorragend für den Einsatz in der präklinischen Phase geeignet.

Substanz	Antistreplase	Reteplase	Tenecteplase
Halbwertzeit	50-90 min.	11-15 min.	11-20 min.
Fibrin-Spezifität	–	+	–
Antigenität	+	–	–
Dosis	1x 30 mg	2x 10 MU	1x 0,5 mg/kg
90 min. TIMI-3-Flussrate	40%	60%	60%
Phase-3-Studie	ISIS-3	GUSTO III	Assent 2

Ausblick: Thrombininhibitoren

Bisher stand kein orales Pharmakon zur Verfügung, dass die Indikationen für Heparin und Vitamin K-Antagonisten (z.B. Marcumar®) abdeckt. Vermutlich steht Ende 2003 ein oraler Thrombininhibitor zur Verfügung: Ximelagatran. Das Mittel ist gut steuerbar, kann gegen Thrombosen und Embolien eingesetzt werden und ist gut verträglich. Die EXPRESS-Studie mit 1.440 Patienten verglich die Wirkung mit Enoxaparin. Ximelagatran schnitt besser ab. Ob damit eine bei Vorhofflimmern oral antigoaguliert werden kann, untersucht die SPORTIV-Studie.

Dosierung: Bolusgabe: 0,25 mg/kgKG i.v. 10 Minuten vor der PTCA, anschließend Dauerinfusion über 12 Stunden mit 10 µg/min in 250 ml NaCl oder 5%-iger Glukose.

Die schwer wiegendste *unerwünschte Wirkung* ist das Auftreten von Blutungen innerhalb von 48 Stunden. Kommt es zu einer Blutung, tritt diese meist an der arteriellen Punktionsstelle (A. femoralis) auf. Auch im Magen-Darm- und Urogenitaltrakt kann diese Komplikation augelöst werden. Um die Blutungsgefahr zu minimieren, sollte die Heparindosis so exakt wie möglich eingestellt werden. Weitere Nebenwirkungen sind Hypotonie, Übelkeit, Erbrechen, Hämatome, Thrombozytopenie, Bradykardie, Verwirrtheitszustände und periphere Ödeme.

Kontraindikationen bestehen bei aktiven inneren Blutungen, zerebrovaskulären Komplikationen innerhalb der letzten zwei Jahre, Traumata innerhalb der letzten zwei Monate, bekannter Blutungsneigung, Aneurysmen und nicht einstellbarem Hypertonus.

Die Behandlung mit ReoPro® stellt ein völlig neuartiges Therapiekonzept dar. Obwohl unter der Anwendung das Risiko von zum Teil schweren Blutungen ansteigt, sind die Endresultate der bisher durchgeführten Studien durchweg positiv.

Actilyse®

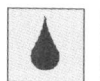

⇒ **349**

Zusammensetzung
Eine Injektionsflasche mit 933 mg Trockensubstanz enthält 20 mg, eine Injektionsflasche mit 2.333 mg Trockensubstanz enthält 50 mg Plasminogen-Human-Aktivator rekombiniert.

Indikation
- Fibrinolytische Therapie bei akutem Infarkt innerhalb von 6 Stunden nach Beginn der Symptome,
- Lungenembolie.

Wirkung
- Der Gewebe-Plasminogenaktivator (tissue plasminogen activator, t-PA) stellt den bedeutendsten körpereigenen Fibrinolysefaktor dar. Er wird von den Endothelzellen synthetisiert und auf verschiedene Reize hin freigesetzt.
- Die Fibrinolyse ist dabei auf den Ort der Thrombusbildung begrenzt und somit hochspezifisch. Bei Abwesenheit von Fibrin ist t-PA kaum wirksam und wird durch Inhibitoren rasch inaktiviert. Fibrin bewirkt eine Affinitätssteigerung zu Plasminogen um etwa das Hundertfache. Dies ist dadurch begründet, dass sich aus Fibrin, Plasminogen und t-PA ein Wirkkomplex bildet, in dem t-PA seine volle Wirksamkeit entfaltet.
- Bei der Fibrinolyse wird das Proenzym Plasminogen in das aktive Plasmin umgewandelt.
- Die therapeutische Konzentration ist um den Faktor 1.000 höher als der physiologische Wert.

Dosierung
Die Trockensubstanz wird in dem beigepackten Wasser für Injektionszwecke gelöst.
Vor der Applikation von Actilyse® erhält der Patient 5.000 I.E. Heparin i.v., danach das eigentliche Fibrinolytikum.
Die Bolusgabe beträgt 10 mg, innerhalb der nächsten 60 Minuten gibt man 50 mg, innerhalb weiterer 30 Minuten 10 mg über Perfusor.
Die Gesamtdosis beträgt 70 bis 100 mg.

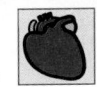

Actilyse®

Die Rekanalisationsrate lässt sich erhöhen und der Effekt schneller nach einem Dosierungsschema von Neuhaus erreichen. Hierbei werden in den ersten 90 Minuten 100 mg Actilyse® wie folgt appliziert:
- Bolusgabe in 1 bis 2 Minuten: 15 mg t-PA,
- Infusion in 30 Minuten: 50 mg t-PA,
- Infusion in 60 Minuten: 35 mg t-PA.

Bei der 1. Teilinfusion beträgt die Einstellung am Perfusor 100 ml/h, bei der zweiten 35 ml/h.

Derzeit wird versucht, neue Dosierungsregime zu finden: höhere Anflutung und kürzere Gesamtapplikationszeiten bei niedriger Dosierung.

Für die Indikation Beinvenenthrombose befindet sich das Präparat in der klinischen Erprobung. Es wird hier in einer Dosierung von 40 mg/Tag für 4 bis 7 Tage gegeben. Beim arteriellen Verschluss genügen 20 mg. Hierbei wird das Actilyse® über einen arteriellen Katheter in den Thrombus injiziert. Es erfolgen Repetitionen sowie eine Nachbehandlung mit Heparin und Acetylsalicylsäure.

Das Präparat besitzt mit 3,5 Minuten die kürzeste Halbwertzeit aller Fibrinolytika.

Bezüglich der Kostenrelation (aufwendige gentechnologische Herstellung) schneidet es hingegen am schlechtesten ab.

Eine Kombination mit Urokinase unter Halbierung der Dosis ist möglich.

Nebenwirkungen
- Wie andere Fibrinolytika, jedoch keine allergischen Reaktionen, da es sich um eine körpereigene Substanz handelt.
- Verglichen mit anderen Vertretern dieser Stoffklasse ist die Zahl der Wiederverschlüsse recht hoch, was mit einer hochdosierten Heparintherapie ausgeglichen wird.
- Obwohl der Wirkstoff eine hohe Fibrinspezifität besitzt und die systemische Gerinnung nur gering beeinflusst wird, ist die Anzahl der Blutungskomplikationen ähnlich hoch wie bei den nicht fibrinspezifischen Plasminogenaktivatoren.

Actosolv®

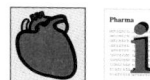

⇒ 350

Zusammensetzung
Eine Injektionsflasche enthält 25.000, 100.000 oder 600.000 I.E. humane Urokinase als Trockensubstanz.
Weitere Präparate mit gleichem Wirkstoff sind Alphakinase® und Ukidan®.

Indikation
Auflösung von Gefäßverschlüssen durch frische und ältere Gerinnsel bei
- Venenthrombosen,
- Lungenembolien.

Wirkung
- Urokinase ist der bekannteste körpereigene Aktivator der Fibrinolyse. Im Gegensatz zur Streptokinase, die auf indirektem Weg über die Komplexbildung mit Plasminogen zur Freisetzung von Plasmin führt, wandelt Urokinase das Plasminogen direkt in das fibrinauflösende Plasmin um.
- Das Präparat wird als physiologisches Enzym nicht immunogen.
- Es wird aus menschlichem Urin gewonnen und danach hoch gereinigt.

Dosierung
Herzinfarkt: 2 Mio. I.E. als Bolus innerhalb der ersten 10 Minuten unter gleichzeitiger Gabe von 400 I.E. Heparin/h.
Lungenembolie: 500.000 I.E. initial über 10 Minuten, anschließend 40.000 bis 80.000 I.E./h unter gleichzeitiger Heparinisierung.

Clexane®

Zusammensetzung
Clexane multidose: 1 ml enthält 100 mg Enoxaparin-Natrium (= 10.000 I.E. anti-Xa).

Indikation
- instabile Angina pectoris,
- Nicht-Q-Wellen-Myokardinfarkt,
- peri- und postoperative Primärprophylaxe tiefer Venenthrombosen.

Besonders ausgeprägt ist der Erfolg bei Non-Q-wave-Infarkten. Dies hat die ESSENCE-Studie (Efficacy and Safety of Subcutaneus Enoxaparin in Non-Q-Wave Coronary Events) bewiesen.
In der FRISC-Studie zeigte sich, dass niedermolekulares Heparin bei der Verhütung von Myokardinfarkten und Tod effektiver ist als ASS allein.
Im Verlauf der ESSENCE-Studie wurden 3.171 KHK-Patienten mit instabiler Angina pectoris oder Non-Q-wave-Infarkt mindestens 48 Stunden lang zusätzlich zur Standardtherapie (einschließlich ASS) entweder subkutan mit Enoxaparin oder intravenös mit unfraktioniertem Heparin therapiert. In der Studie erwies sich Enoxaparin als das wirksamste Antithrombotikum.
Enoxaparin reduziert das Risiko von Komplikationen nach einem Infarkt insgesamt um 10,4%.
Akute Koronarsyndrome wie die instabile Angina pectoris bzw. der Non-Q-wave-Infarkt sind kardiologische Notfallsituationen, die eine sofortige antithrombotische Therapie erfordern.
Es besteht die Gefahr eines transmuralen Infarktes und weiterer Komplikationen.
Ursache des akuten Koronarsyndroms können rupturierte atherosklerotische Ablagerungen sein, die zur Thrombozytenaktivierung und zur Thrombusbildung führen.
Therapieziel ist es, den drohenden transmuralen Infarkt zu verhindern. Um das Risiko zu senken, werden bisher Standardheparine eingesetzt. Die Medikation macht jedoch ein umfangreiches Monitoring notwendig. Bei niedermolekularem Heparin ist dies nicht notwendig.

Clexane®

Wirkung
Enoxaparin wird durch Fragmentierung aus natürlichem Heparin gewonnen. Es unterscheidet sich vom diesem durch ein deutlich höheres Verhältnis zwischen anti-Faktor-Xa- und anti-Faktor-IIa-Aktivität. Enoxaparin wirkt antithrombotisch und thrombolytisch und gehört zur Gruppe der niedermolekularen Heparine.

Die maximale Plasmaaktivität wird etwa 3 Stunden nach subkutaner Injektion erreicht und beträgt durchschnittlich 0,16 I.E./ml nach Injektion von 0,2 ml und 0,38 I.E./ml nach Injektion von 0,4 ml Clexane 20, Clexane 40 oder Clexane multi.

Die Halbwertzeit beträgt etwa 4,4 Stunden. 24 Stunden nach Injektion ist im Plasma noch anti-Faktor-Xa-Aktivität vorhanden. Bei älteren Patienten beträgt die Halbwertzeit 6 bis 7 Stunden, bei Niereninsuffizienten ist sie unverändert. Die von Enoxaparin-Natrium erzeugte anti-Faktor-Xa-Aktivität passiert im zweiten Trimenon der Schwangerschaft nicht die Plazentaschranke.

Dosierung
Bei instabiler Angina pectoris und Nicht-Q-Wellen-Myokardinfarkt beträgt die Dosierung 1 mg Enoxaparin-Natrium pro kgKG alle 12 Stunden.

Für die Einzelinjektion errechnet sich das Injektionsvolumen wie folgt: Körpergewicht geteilt durch 100 = Einzeldosis in ml Clexane multidose (100 mg/ml).

Soweit nicht kontraindiziert, erhält der Patient zusätzlich 325 mg Acetylsalicylsäure.

> **Clexane darf nicht intramuskulär verabreicht werden.**

Nebenwirkungen
- allergische Reaktionen,
- Temperaturanstieg,
- Blutdruckabfall (selten),
- vereinzelt Schmerzen an der Einstichstelle.

Clexane®

In üblichen Dosierungen werden keine signifikanten Änderungen bei Standard-Gerinnungstests beobachtet. Enoxaparin verändert weder die Thrombozytenaggregation noch die Bindung von Fibrinogen an die Blutplättchen.

Kontraindikationen
- kürzlich zurückliegende Verletzungen oder OP am ZNS, am Auge oder Ohr,
- kürzlich zurückliegende klinisch relevante Blutung,
- weniger als 6 Monate zurückliegender akuter hämorrhagischer Schlaganfall oder andere intrakraniale Blutungen,
- klinisch relevante Gerinnungsstörungen,
- Magen- oder Darmulzera,
- schwere Leber- oder Pankreaserkrankungen,
- Heparinallergie.

Interaktionen
- Wirkungsverstärkung: Gerinnungshemmer (ASS u.a.) und Antikoagulantien (Marcumar®), Dextrane.
- Wirkungsabschwächung durch Antihistaminika, Digitalispräparate, möglicherweise auch Nitroglycerin i.v.

Eminase®

Zusammensetzung
Eine Injektionsflasche enthält 30 I.E. Anistreplase als Trockensubstanz.

Indikation
- Wiedereröffnung von verschlossenen Koronararterien nach akutem Infarkt und bis zu 6 Stunden nach Infarktbeginn.

Wirkung
- Anistreplase – auch als APSAC (Anisoyl-Plasminogen-Streptokinase-Aktivator-Complex) bezeichnet – führt zu einer enzymatischen Auflösung der Thromben.
- Der Wirkstoff stellt eine Verbindung aus p-Anissäure, humanem Plasminogen und Streptokinase dar.
- Er zeichnet sich durch eine verzögerte Inaktivierung, eine hohe Thrombusspezifität, eine verminderte systemische Fibrinogenolyse mit geringem Blutungsrisiko aus.

Dosierung
30 I.E. (1 E = 1 mg Wirkstoff) in 5 Minuten als einmalige intravenöse Applikation nach vorheriger Gabe von 40 mg Dexamethason i.v.
Vier bis sechs Stunden nach der Applikation soll zur Vermeidung einer Rethrombosierung eine Heparintherapie eingeleitet werden, die wiederum zu einem späteren Zeitpunkt durch orale Antikoagulantien ersetzt wird.
Die Plasmahalbwertzeit beträgt 90 Minuten, sie ist von allen anderen Fibrinolytika die längste.
Dem Vorteil der langen Wirkdauer steht der Nachteil der schweren Hämostasestörung gegenüber.

Nebenwirkungen
- Allergische Reaktionen sind auf den Streptokinaseanteil zurückzuführen und können durch die prophylaktische Gabe von Glukokortikoiden kompensiert werden.
- Flush.

Liquemin®

Zusammensetzung
Liquemin N 5.000 enthält in 0,5 ml wässriger Lösung 5.000 I.E. Heparin-Natrium,
Liquemin N 7.500 enthält in 0,375 ml wässriger Lösung 7.500 I.E. Heparin-Natrium,
Liquemin N 10.000 enthält in 1 ml wässriger Lösung 10.000 I.E. Heparin-Natrium,
Liquemin N 20.000 enthält in 1 ml wässriger Lösung 20.000 I.E. Heparin-Natrium (aus Schweinemucosa).

Indikation
- Prophylaxe der Thrombosebildung bei frischem Herzinfarkt,
- Anschlussbehandlung nach Lysetherapie mit Streptokinase und in Kombination mit Urokinase bzw. Plasminogen-Aktivator t-PA,
- Prophylaxe von thromboembolischen Erkrankungen (geringe Dosierung),
- im Rahmen der Behandlung von venösen und arteriellen thromboembolischen Erkrankungen.

Wirkung
Der Mukopolysaccharid-Polyschwefelsäureester Heparin bildet aufgrund seiner starken negativen Ladung mit bestimmten Proteinen Komplexe und verändert so deren biologische Eigenschaften. Der Eingriff in die Blutgerinnung erfolgt an unterschiedlichen Gerinnungsfaktoren und ist sehr komplex. Dies trifft vor allem für das Antithrombin III (AT III) zu, das durch seine Komplexbildung mit Heparin ca. 700fach aktiviert wird. Aktiviertes AT III bewirkt eine Hemmung von Serinproteasen, zu denen die Gerinnungsfaktoren XIIa, XIa, Xa, VIIa und IIa gehören. VIIa ist relativ unempfindlich, IIa (Thrombin) jedoch besonders stark empfindlich für die Wirkung des Heparin-AT-III-Komplexes. Bereits niedrige Heparin-Dosen beschleunigen die Geschwindigkeit, mit der AT III den Faktor IIa (Thrombin) und Xa inaktiviert. Daraus resultiert die prophylaktische Wirkung von niedrig dosiertem („low-dose") Heparin zur Vorbeugung von thromboembolischen Erkrankungen.

Liquemin®

Die gerinnungshemmende Wirkung ist von der AT-III- und Fibrinogenkonzentration abhängig. Hohe Heparin-Dosen inaktivieren zusätzlich im Überschuss gebildetes Thrombin und verhindern so die Entstehung von Fibrin aus Fibrinogen. Heparin beeinflusst die Thrombozytenfunktionen.
Die Wirkung setzt nach intravenöser Gabe sofort ein, nach subkutaner Injektion innerhalb von 20 bis 30 Minuten. Die Halbwertzeit ist individuell sehr variabel, die mittlere Halbwertzeit beträgt 90 bis 120 Minuten und ist abhängig von der Dosis, der Funktion von Leber und Nieren sowie dem Krankheitsbild.

Dosierung

Heparin muss individuell dosiert werden! Die Dosierung hängt ab von den Gerinnungswerten, Art und Verlauf der Erkrankung, Nebenwirkungen sowie Ansprechbarkeit, Gewicht und Alter der Patienten. Zu berücksichtigen ist die unterschiedliche Heparin-Empfindlichkeit und eine mögliche Änderung der Heparin-Toleranz im Therapieverlauf.

- Zur Verhütung von Rethrombosierungen (sekundäre Thromboseprophylaxe) bei akutem Herzinfarkt: 2- bis 3-mal 7.500 I.E. oder zweimal 10.000 bis 12.500 I.E. subkutan.
- Bei bestehenden Gerinnseln in Blutgefäßen empfiehlt sich die kontinuierliche intravenöse Verabreichung. Einleitend 5.000 bis 10.000 I.E. Heparin intravenös, gefolgt von einer fortlaufenden Infusion mittels Perfusor.
- Thromboembolieprophylaxe („low-dose"-Behandlung): präoperativ 5.000 bis 7.500 I.E. subkutan ca. 2 Stunden vor der Operation, postoperativ 5.000 bis 7.500 I.E. subkutan alle 8 bis 12 Stunden bis zur Mobilisierung des Patienten oder bis zur ausreichenden Wirkung von Vitamin-K-Antagonisten. Laborkontrollen (Gerinnungsparameter) zur Dosisanpassung können in Einzelfällen erforderlich sein. Im Allgemeinen 5.000 bis 7.500 I.E. alle 8 bis 12 Stunden. Die Dosierung muss dem Aktivitätsgrad des Gerinnungssystems angepasst werden und lässt sich durch Gerinnungskontrollen festlegen.

Liquemin®

Dosierung für Erwachsene: 25.000 bis 40.000 I.E. Heparin pro 24 h (ca. 300 bis 600 I.E. pro kgKG/h).
Dosierung im Kindesalter: Initial 50 I.E. pro kgKG, anschließend 20 I.E. pro kgKG/h.
Liquemin® ist geeignet zur subkutanen und intravenösen Injektion oder verdünnt als intravenöse Infusion. Bei der subkutanen Injektion soll der Einstich mit einer feinen Injektionsnadel senkrecht zur Körperachse in eine abgehobene Bauchfalte oder an der Vorderseite des Oberschenkels erfolgen, die Injektion ist streng subkutan vorzunehmen. Ein an der Injektionsnadel haftender Tropfen ist vor der Injektion zu entfernen, da ein Einbringen von Heparin in den Stichkanal zu einem oberflächlichen Bluterguss bzw. in seltenen Fällen zu einer lokalen allergischen Reizung führen kann. Über die Dauer der Anwendung entscheidet der behandelnde Arzt. Regelmäßige Kontrollen der partiellen Thromboplastinzeit (PTT) und/oder Thrombinzeit sind erforderlich.

Nebenwirkungen
- dosisabhängige Blutungen, insbesondere aus Haut, Schleimhäuten, Wunden, Gastrointestinal- und Urogenitaltrakt,
- anaphylaktische Reaktionen (selten),
- lokale Gewebsreaktionen (Verhärtungen, Rötungen, Verfärbungen und kleinere Hämatome) an der Injektionsstelle.

Bei einer Überdosierung kann die Wirkung mit Protamin aufgehoben werden. Protamin soll nur bei lebensbedrohlichen Blutungen verabreicht werden, da bei vollständiger Neutralisierung des Heparins Thrombosegefahr besteht. 1 mg Protamin neutralisiert die Wirkung von ca. 100 I.E. Heparin.

Kontraindikationen
- Heparin-Allergie,
- Erkrankungen mit erhöhter Blutungsbereitschaft,
- schwere Leber-, Nieren- oder Bauchspeicheldrüsenerkrankungen
- schwere Thrombozytopenie,

Liquemin®

- Erkrankungen, bei denen der Verdacht einer Läsion des Gefäßsystems besteht, z.B. Ulzera im Magen-Darm-Bereich,
- Hypertonie (> 105 mmHg diastolisch),
- Apoplexie,
- Traumata am Zentralnervensystem, Augenoperationen, Retinopathien, Glaskörperblutungen, Hirnarterienaneurysma, subakute bakterielle Endokarditis.

Eine besonders sorgfältige ärztliche Überwachung ist erforderlich in der Schwangerschaft, bei älteren Patienten, insbesondere Frauen, bei gleichzeitiger Behandlung mit Fibrinolytika oder mit oralen Antikoagulanzien und/oder Acetylsalicylsäure.

Interaktionen
- Acetylsalicylsäure, Cumarin-Derivate, Fibrinolytika, Dipyridamol, Dextrane und eine hochdosierte Penicillin-Therapie verstärken die Blutungsneigung.
- Nitroglycerin i.v. kann die Heparinwirkung abschwächen. Nach Absetzen von Nitroglycerin kann es zu einem sprunghaften Anstieg der PTT kommen. Engmaschige Kontrollen der PTT und eine Dosisanpassung von Heparin sind bei gleichzeitiger Infusion von Nitroglycerin notwendig.
- Die Wirkung des β-Blockers Propranolol kann verstärkt werden.

Inkompatibilitäten
Wegen der Gefahr physikalisch-chemischer Inkompatibilitäten darf Heparin nicht zusammen mit anderen Arzneimitteln in einer Spritze aufgezogen oder in einer Infusion verabreicht werden.

415 ⇐

Streptase®

Zusammensetzung
Eine Injektionsflasche Streptase® enthält 100.000 I.E., 250.000 I.E. oder 750.000 I.E. Streptokinase.
Ein weiteres Präparat mit dem Wirkstoff ist Kabikinase®.

Indikation
- tiefe Venenthrombosen,
- Lungenembolie,
- Rekanalisierung des akuten Infarktes,
- akute und subakute Thrombosen der peripheren Arterien,
- zentrale Verschlusskrankheit des Auges.

Wirkung
- Streptokinase wird von bestimmten Stämmen von Streptokokken gewonnen und danach gereinigt.
- Das Fibrinolytikum lagert sich an Plasminogen an. Die entstehenden Komplexe besitzen Aktivatoreigenschaften und katalysieren die Umwandlung von weiterem Plasminogen zum Plasmin, das die eigentliche fibrinlösende Wirkung besitzt.
- Fibrinogen und verschiedene Gerinnungsfaktoren (Faktor V und VII) werden im Plasma gespalten und so eine Hämostasezerstörung bewirkt.

Dosierung
- Der Wirkstoff wird in der Flasche in 5 ml NaCl-Lösung gelöst. Da das Gefäß unter Vakuum steht, wird es durch kurzes Lockern der Kanüle von der Spritze belüftet.
- Herzinfarkt: Nach der Applikation von 250 mg Prednisolon 1,5 Mio. I.E. über eine Stunde. Zur Verabreichung mit der Infusionspumpe können als Trägerlösung NaCl-, Ringerlactat- oder 5%-ige Glucoselösung verwendet werden.
Bei stärkerer Verdünnung sollte, um eine ausreichende Stabilität zu gewährleisten, Haemaccel® 35 verwendet werden. Im Anschluss an die Lyse erhält der Patient Heparin.

Streptase®

- Lungenembolie: Initiale Bolusgabe 250.000 I.E., anschließend 1 Mio. I.E./12 Std. über 4 bis 8 Tage sowie anschließende bzw. parallele Heparinisierung.
- Streptase® hat eine Halbwertzeit von 30 Minuten und stellt derzeit das kostengünstigste Fibrinolytikum dar.

Nebenwirkungen
Wie alle Fibrinolytika, außerdem
- allergische Reaktionen bis hin zum anaphylaktischen Schock,
- Temperaturerhöhung, Schüttelfrost,
- Hautexantheme.

Kontraindikationen
Wie andere Fibrinolytika sowie
- unmittelbar vorausgegangene Streptokokken-Infektion,
- eine mehr als 5 Tage bis 3 Monate zurückliegende Streptokinase-Therapie.

Diese Anwendungseinschränkungen sind darin begründet, dass sich nach einer Infektion mit Streptokokken und bei einer vorausgegangenen Therapie mit Streptokinase im Organismus Antikörper gegen das Fibrinolytikum gebildet haben, was einen Wirkungsverlust zur Folge hat. Alternativ können dann andere Fibrinolytika angewendet werden.

9. Antidote

9.1 Übersicht

Präparat	Wirkstoff	Intoxikation	Ph.- Info
Alupent®	Orciprenalin	β-Blocker	355
Anexate®	Flumazenil	Benzodiazepine	356
Anticholium®	Physostigmin	Ethanol, Atropin, Psychopharmaka	357
Apomorphin®	Apomorphin	orale Intox. als Emetikum	358
Atropin	Atropin	Alkylphosphate	362
Junik®/Ventolair®	Beclometason	Lungenreizstoffe	363
Calcium	Calcium	Flusssäure/Oxalate	368
Cyanokit® 2,5	Hydroxocobalamin	Cyanide	372
Digitalis-Antidot BM®	Digitalisantitoxin	Digitalisglykoside	–
4-DMAP	4-DMAP	Cyanide, Schwefelwasserstoff	374
Fluimucil®	N-Acetylcystein	Paracetamol	384
Kohle	Kohle	orale Intox. als Adsorbens	397
Lasix®	Furosemid	zur forcierten Diurese	398
Narcanti®	Naloxon	Opiate	404
Natriumthiosulfat	Natriumthiosulfat	Cyanide	406
sab simplex®	Polysiloxan	Schaumbildner	414
Toluidinblau	Toloniumchl.	Methämoglobinbildner	418
Toxogonin®	Obidoxim	Alkylphosphate	419

Antidote stellen eine sehr heterogene Gruppe von Arzneistoffen dar, da die Zahl der toxisch wirkenden Substanzen extrem hoch ist.
Dies beschrieb bereits um 1537 Paracelsus, als er sagte: „Alle Dinge sind Gift und nichts ohne Gift; allein die Dosis macht, dass ein Ding kein Gift ist." Anders gesagt: Für den giftigsten Stoff gibt es eine unbedenkliche Dosismenge, und genügend hoch dosiert, weist fast alles eine gewisse Toxizität auf.
Chemisch betrachtet sind Antidote entweder Adsorbentien (Kohle),

Rezeptor-Antagonisten (Anexate®, Anticholium®, Atropin, Narcanti®), Oxidationsmittel (4-DMAP), Reduktionsmittel (Toluidinblau) oder Antikörper (Digitalis-Antidot BM®).
Gerade in der letzten Zeit hat sich die Auswahl der Antidote durch die Entwicklung spezifischer Antagonisten erheblich gewandelt.
Vom Standpunkt der Arzneimittelsicherheit bedürfen die Antidote unserer besonderen Aufmerksamkeit, da sie zu den seltener eingesetzten Pharmaka gehören. Kontrollen auf Stabilität (Verfärbung oder Ausflockung der Ampullenlösung) und Verfall sind mit besonderer Sorgfalt durchzuführen.

9.2 Therapiestrategien bei Vergiftungen

Bei Vergiftungen allgemein bietet sich das folgende Schema an:

10-A-Regel bei Intoxikationen
- Aufrechterhaltung der Vitalfunktionen
- Anamnese
- Aqua zum Verdünnen
- Aktivkohlegabe
- Auslösen von Erbrechen ist out!
- Ausnahme: Magenspülung

parallel hierzu erfolgen:
- Antidotgabe
- Asservierung
- Anrufen eines Giftinformationszentrums
- Analytik

(modifiziert nach M. Brockstedt)

Aufrechterhaltung der Vitalfunktionen
Der erste Blick gilt dem Patienten, erst der zweite dem Gift! Die Aufrechterhaltung der Vitalfunktionen steht im Mittelpunkt der präklinischen Therapie.

Anamnese
Am einfachsten gelingt die Diagnosestellung durch das Betrachten von Leitsymptomen, da meist vor Ort keine genaue Giftanalytik betrieben werden kann.

Aqua zum Verdünnen
Für eine Verdünnungstherapie wird grundsätzlich nur Wasser angewendet. Die Gabe von Eiweiß oder Milch ist (wieder) als obsolet anzusehen. Der Grundsatzgedanke ist ein Schutz des Magens durch das Eiweiß und die Pufferwirkung. Es kommt jedoch im Magen zu einer Verklumpung (Koagulation) der Eiweiße, die Erbrechen auslösen kann. Ein Effekt, den man vermeiden möchte. Kontraindiziert ist die Gabe von kohlensäurehaltigen Getränken, da das Gas die Resorption des Giftes fördern würde.

Aktivkohlegabe
Zur Giftbindung benötigt man 1g/kgKG. Kohle hat eine sehr geringe Dichte. 1 Esslöffel Kohlepulver wiegt nur ca. 4 g. Dieser Umstand trägt häufig zur Unterdosierung bei.

> **Dosierung von Kohle: 1 g/kgKG**

Die Alternative zu Kohlepulver ist Granulat. In der von den Giftinformationszentralen empfohlenen und für den Rettungsdienst sehr gut geeigneten Zubereitung Ultracarbon® sind pro Kunststoffflasche 50,0 g aktivierte Kohle enthalten. Das Behältnis wird mit Wasser zur Markierung bis 400 ml aufgefüllt. Die durch Schütteln gebildete Suspension wird oral oder über Sonde verabreicht.

Auslösen von Erbrechen ist out!
Erbrechen birgt verglichen mit der Kohlegabe ein deutlich höheres vitales Risiko für den Patienten und hat vergleichsweise viele Kontraindikationen. Außerdem wird meist nur ein geringer Anteil des Giftes erbrochen. An die Stelle des Erbrechens ist die Gabe von Kohle getreten.

Ausnahme: Magenspülung
Die präklinische Magenspülung ist, wenn überhaupt, bei längeren Transportwegen und bei der Aufnahme großer Giftmengen indiziert. Sie sollte nur vom darin erfahrenen Rettungsteam vorgenommen werden. Der Komplikation der Aspiration kann nur wirksam mit einer Intubation entgegengewirkt werden.

Antidotgabe
Die Gabe eines geeigneten Antidots setzt die Kenntnis des Giftes voraus! Gegengifte können, wie alle Arzneimittel, ab einer bestimmten Dosierung selbst als Gift wirksam werden. Sie sind eine sinnvolle Ergänzung zur herkömmlichen Pharmakotherapie und weiteren Maßnahmen zur Sicherung der Vitalfunktion.

Für die Vergiftungstherapie steht eine Frage im Mittelpunkt des therapeutischen Management: An was würde der Patient sterben, wenn er keine Therapie erhält? Hieraus ergibt sich die Forderung für eine vorausschauende Therapie.

Asservierung
Das Rettungsteam sollte alles mitnehmen, was Rückschlüsse auf die Art des Giftes zulassen könnte:
- Erbrochenes,
- Kot,
- Tablettenreste,
- leere Umkartons von Arzneimitteln,
- Pflanzenteile,
- Spritzbestecke,
- Löffel etc.

Anrufen eines Giftinformationszentrums
Wenn die zeitlichen und technischen Möglichkeiten zur Verfügung stehen, kann Kontakt mit einem Giftinformationszentrum aufgenommen werden. In den deutschen Zentren ist Giftberatung Sache eines Arztes. Die Liste der Zentren ist im Anhang zu finden.

Analytik

Aus forensischer Sicht haben Schnelltests lediglich die Funktion einer Vorprobe. Um gerichtlich verwertbare Spuren zu sichern oder die Menge des aufgenommenen Rauschgiftes quantitativ zu bestimmen, werden klinisch-chemische Methoden angewendet.

Der Eigenschutz darf natürlich ebenfalls nicht vergessen werden, schreibt sich aber leider mit „E".

Anexate®

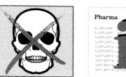

⇒ 356

Zusammensetzung
Eine Ampulle zu 5 ml enthält 0,5 mg, zu 10 ml 1,0 mg Flumazenil.

Indikation
- Vergiftungen mit Benzodiazepinen (auch als diagnostisches Instrument),
- Beendigung der mit Benzodiazepinen eingeleiteten Narkose.

Toxikologie der Benzodiazepine
Benzodiazepine stellen die wichtigste Gruppe der Tranquilizer dar. Mit der Entdeckung des Chlordiazepoxids im Jahre 1955 und des Diazepams 1959 gelang es erstmals, eine Gruppe relativ ungefährlicher Sedativa zu entwickeln, die heute weitgehend die Barbiturate verdrängt haben.

Die Abgrenzung der Tranquilizer von anderen Psychopharmaka beruht auf pharmakologisch experimentellen Gesichtspunkten, denn klinisch wirken auch viele andere Medikamente aus anderen Gruppen sedierend oder beruhigend. Tranquilizer unterscheiden sich von den anderen Neuroleptika durch das Fehlen der antipsychotischen Wirkung. Zudem wirken sie gleichzeitig antikonvulsiv und muskelrelaxierend, ohne dabei wesentlich die vegetativen Funktionen zu beeinflussen.

Benzodiazepinderivate werden heute in großem Umfang eingesetzt. Sie werden bei oraler Applikation schnell und gut resorbiert. Die therapeutische Breite ist groß. Sie ist um etwa das Zehnfache größer als die der Barbiturate. Im Hinblick auf Intoxikationen gelten diese Stoffe daher als „safe drugs". Dass diese Medikamentengruppe trotzdem häufig in suizidaler Absicht eingenommen wird, liegt neben der weiten Verbreitung daran, dass einem psychisch Kranken ein Pharmakon in die Hand gegeben wird, von dem er glaubt, er könne sich damit töten.

Todesfälle wurden nur vereinzelt und bei Dosen über 700 mg beobachtet. Ausschlaggebend für die Toxizität ist die Halbwertzeit. Stoffe, die schnell eliminiert werden, neigen nicht zur Kumulation und sind damit sicherer.

Anexate®

Vergiftungssymptome
- Müdigkeit,
- Nystagmus (Zuckungen der Augäpfel),
- Ataxie (Störungen der Bewegungskoordination, Torkeln),
- Sprachstörungen.

Möglich ist weiterhin eine Blutdrucksenkung, für die es bislang noch keine Erklärung gibt. Da GABAerge Synapsen nur im Nervengewebe vorkommen, werden andere Gewebe nicht beeinflusst, und somit sollten Blutdruck und Herzfrequenz unbeeinflusst bleiben.

Das Symptom der Müdigkeit kann wegen der langen Halbwertzeiten mancher Vertreter recht lange anhalten. Die Schläfrigkeit geht jedoch nur selten in tiefere Bewusstlosigkeit über. Aufgrund der muskelrelaxierenden Wirkung besteht gewöhnlich eine ausgeprägte muskuläre Hypotonie mit gedämpften Reflexen.

Da die Verlaufsprognose bei Vergiftungen mit Benzodiazepinen fast immer günstig ist, beschränken sich die Maßnahmen in der Regel auf die primäre Giftentfernung, also Verdünnen, Giftbindung mit Kohle und Abführen mit salinischen Laxanzien. Ebenso wichtig ist eine Überwachung von Atmung und Kreislauf.

Von den sekundären Eliminationsmaßnahmen kommt die forcierte Diurese nicht in Frage, da sie bei den meisten Benzodiazepinen wirkungslos ist.

Wirkung

Bei der Anexate®-Gabe werden die Benzodiazepine kompetitiv von ihrem Rezeptor verdrängt, wobei die Pharmakokinetik unverändert bleibt.

Anexate® zählt selbst zur Gruppe der Benzodiazepine (Imidazolbenzodiazepin), hat jedoch bei der für die Antagonisierung eingesetzten Dosierung sonst keine Eigenwirkung. Anexate® kann als diagnostisches Instrument eingesetzt werden. Bei einem Patienten mit unklarer Bewusstlosigkeit lässt sich eine Vergiftung mit Benzodiazepinen von anderen Ursachen abgrenzen. Nach einer Narkose mit Benzodiazepinen hebt Anexate® deren zentraldämpfende Wirkung auf, und der Patient wird dadurch schneller wach und kooperationsfähig.

Anexate®

 ⇒ 356

Die Hoffnung, Anexate® könne im Rahmen eines Alkoholdelirs oder einer Alkoholintoxikation einen Weckeffekt ausüben, wurde durch neuere Studien widerlegt. Insgesamt ist fraglich, ob Anexate® präklinisch wirklich indiziert ist.

Dosierung
Die Verabreichung von Flumazenil erfordert eine vorsichtige Titration, um Rebound-Effekte zu vermeiden. Aus diesem Grund rät der Hersteller nur die Anwendung durch Anästhesisten oder gleichwertig erfahrene Ärzte.
Initial gibt man 0,2 mg Flumazenil verdünnt in Glucose 5% oder Natriumchloridlösung innerhalb von 15 Sekunden.
Tritt eine Minute nach der ersten Applikation der gewünschte Bewusstseinszustand nicht ein, kann eine Repetition von 0,1 mg erfolgen. Dieses Vorgehen lässt sich in einminütigen Abständen bis zu einer Gesamtdosis von 1 mg Flumazenil wiederholen, wobei die mittlere Dosis bei 0,3 bis 0,6 mg liegt.
Bei Patienten mit Leberinsuffizienz muss eine Dosisreduktion erfolgen.

Nebenwirkungen
Da Flumazenil in therapeutischen Dosen selbst keine pharmakologische Wirkung besitzt, ist es auch in hohen Dosen gut verträglich. Wegen der Möglichkeit, bei chronischen Benzodiazepin-Benutzern abrupte Entzugserscheinungen auszulösen, ist deshalb trotzdem Vorsicht geboten.

Es können vereinzelt auftreten:
- Übelkeit, Erbrechen,
- Angstgefühl,
- Herzklopfen bei zu rascher Injektion,
- Blutdruckveränderungen,
- Entzugssymptome bei Benzodiazepinabhängigkeit.

Die Effekte von Psychopharmaka wie Barbituraten, Hypnotika und Neuroleptika bleiben unbeeinflusst.

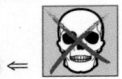

Anexate®

In sehr hohen Dosen (5 bis 100 mg/kgKG) soll von dem Antagonisten auch eine Eigenwirkung (intrinsischer Effekt) im Sinne eines partiellen Antagonisten ausgehen.

Kontraindikationen
Bei Epilepsien, insbesondere beim so genannten Petit-mal-Anfall, bei denen Benzodiazepine als Zusatzmedikation eingesetzt werden, sollte kein Anexate® gegeben werden.
Bei Kindern unter 15 Jahren sollte wegen mangelnder Erfahrungen eine strenge Nutzen-Risiko-Abwägung erfolgen, ebenso bei Patienten mit Leberinsuffizienz.

Anticholium®

  ⇒ 357

Zusammensetzung
Eine Ampulle zu 5 ml enthält 0,2 mg Physostigminsalicylat.

Indikation
- Als *diagnostisches Instrument* bei Verdacht auf Vergiftungen mit zentralen und peripheren anticholinergen Symptomen.
- Zur *Therapie* bei Vergiftungen mit
  - Ethanol,
  - Atropin und seinen Derivaten,
  - Antihistaminika (Antazolin, Diphenhydramin, Meclozin u.a.),
  - Antiparkinsonmittel,
  - Psychopharmaka (tri- und tetrazyklische Antidepressiva, Phenothiazine),
  - Psychokampfstoffen (Benzylate, Glykolate).

Die o.g. Pharmaka und Toxine sind in der Lage, das so genannte anticholinerge Syndrom auszulösen. Hierzu kommt es durch eine Blockade der Rezeptoren des Neurotransmitters Acetylcholin und somit zu einer gestörten Reizleitung im Nervensystem. Der Neurotransmitter kann seine Aufgabe nicht mehr erfüllen und wird durch das Enzym Acetylcholinesterase wieder gespalten.

In der Folge kommt es zu folgenden *zentralen* Symptomen:
- Agitiertheit,
- Bewegungsdrang,
- Angst, Halluzinationen,
- Krämpfe,
- Gedächtnisstörungen, Desorientiertheit, Delirium, Stupor,
- Atemdepression,
- Koma.

Durch eine *periphere* Hemmung des Übertragerstoffes zeigen sich Symptome wie:
- Flush, trockene Haut, Mundtrockenheit, Hyperthermie,
- Harnverhaltung,
- Herzrhythmusstörungen (Sinustachykardie),
- Mydriasis,
- unkoordinierte Bewegungen.

Anticholium®

Seine Rolle als Antidot bei Vergiftungen mit Benzodiazepinen hat Anticholium® seit der Einführung des Benzodiazepin-Antagonisten Anexate® verloren.
Bei der Therapie von Vergiftungen mit tri- und tetrazyklischen Antidepressiva kommt dem Antidot jedoch eine besondere Bedeutung zu, da die Zahl der Intoxikationen – meist im Rahmen eines Suizidversuches – stetig steigt.

Wirkung
Physostigmin verzögert als Acetylcholinesterasehemmer den Abbau des Acetylcholins, dessen Konzentration im synaptischen Spalt dadurch ansteigt, und übt somit am Rezeptor eine indirekte parasympathische Wirkung aus. Hieraus resultiert eine Verdrängung des Giftstoffes aus dem Bereich der Rezeptoren, womit die Reizleitung wieder hergestellt ist. Es ergeben sich folgende pharmakologische Effekte:
- Aufhebung der Symptome des zentralen anticholinergen Syndroms,
- Reduzierung der Atemdepression,
- Kupierung von Atropineffekten,
- Behebung der in kausalem Zusammenhang mit der Vergiftung stehenden Herzrhythmusstörungen,
- Beseitigung der Blasenatonie.

Dosierung
Initial erhalten Erwachsene 2 mg i.m. oder sehr langsam i.v.
Je nach der klinischen Symptomatik kann alle 20 Minuten eine Repetition von 1 bis 4 mg innerhalb der folgenden acht Stunden durchgeführt werden. Durch geringe Halbwertzeit von 30 bis 60 Minuten ist eine Kumulation ausgeschlossen.
Kleinkinder erhalten initial 0,5 mg, Repetition alle fünf Minuten in gleicher Höhe bis zu einer Gesamtdosis von 2 mg.
Erhaltung mit Perfusor: 2 mg/h.

Anticholium® ⇒ 357

Nebenwirkungen
Bei Überdosierung können auftreten:
- Bradykardie,
- Hypersalivation,
- Übelkeit, Erbrechen,
- tonisch-klonische Krämpfe.

Bei der Therapie von Intoxikationen mit trizyklischen Antidepressiva ist ein Herzstillstand möglich, weshalb die Applikation nur unter engem Monitoring durchgeführt werden sollte.
Nebenwirkungen im Rahmen einer Anticholium®-Überdosierung können durch die Gabe von 1 mg Atropin i.v. aufgehoben werden.

Kontraindikationen
Risikoabschätzung bei:
- koronarer Herzkrankheit,
- Asthma bronchiale,
- Harnretention,
- Diabetes.

Interaktionen
Anticholium® sollte nicht unmittelbar nach der Gabe von Muskelrelaxantien verabreicht werden, da dies zur Aufhebung der neuromuskulären Blockade führt.
Bei Kombinationsvergiftungen mit Hypnotika zeigt Anticholium® keine Wirkung.

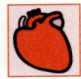

Atropinsulfat

Zusammensetzung
Eine Ampulle Atropinum sulfuricum Thilo® zu 1 ml enthält 0,5, 1,0 oder 2,0 mg Atropinsulfat.
Eine Ampulle Atropinsulfat Köhler® zu 10 ml enthält 0,10 g (100 mg!) Atropinsulfat.

Indikation
- In der hohen Konzentration ist Atropin nur bei Vergiftungen mit Phosphorsäureestern (Alkylphosphaten) und Carbamaten indiziert.
- Muscarinsyndrom bei Vergiftungen mit Risspilzen, Trichterlingen und Cholinergika.

Phosphorsäureester/Kontakt-, Fraß- und Inhalationsgifte

Anziphos	Fenthion
Bromophos	Formothion
Carbophenothion	Jodfenphos
Chlorfenvinfos	Malathion
Chlorthion	Methidathion
Demeton	Mevinphos
Dialifor	Monochrotophos
Diazonon	Omethoat
Dibrom	Parathion (E 605)
Dichlorfenthion	Phenkapton
Dichlorvos	Phorate
Dicrotophos	Phosalone
Dimefox	Phosphamidon
Dimethoat	Phoxim
Dioxathion	Sulfotepp
Disulfothon	Tetrachlorvinphos
Endothion	Triaminphos
Fenchlorphos	Trichlorphon
Fenitrothion	Vamidothion
Fensulfothion	Zinophos

Atropinsulfat

 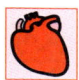

⇒ 362

Kampfstoffe

Tabun
Sarin
Soman
V-Stoffe

Carbamate

Aldicarb
Barban
Carbaryl
Carbetamid
Chlorbufam
Chlorpropham
Deiquat
Dimetan
Dimetilan
Formetanat
Isolan
Mercaptodimethur
Methomyl
Paraquat
Phenmedipham
Promecarb
Propham
Propoxur

Toxizität der Insektizide

Organische Phosphorsäureester führen zu einer irreversiblen Hemmung der Acetylcholinesterase und verhindern somit den Abbau des körpereigenen Acetylcholins, wodurch sich der Organismus quasi selbst vergiftet. Die Aktivität der Cholinesterase wird erst durch die physiologische Regeneration wieder hergestellt, was bis zu drei Monate dauern kann. Die Symptome bei einer Vergiftung klingen jedoch bereits wesentlich früher ab.

Phosphorsäureester sind Berührungs-, Fraß- und Atemgifte. Sie sind wirksam gegen Insekten, Pilze, Nematoden und Milben. Der wohl bekannteste Vertreter aus der Gruppe der Insektizide ist das E 605 (Parathion), das inzwischen in Deutschland nicht mehr hergestellt wird. In der Augenheilkunde werden als indirekte Parasympathomimetika Ecothio-pat (Phospholinjodid®) und Paraxon (Mintacol®) eingesetzt, um eine Engstellung der Pupille zu erreichen (Miosis).

Vergiftungssymptome

Die Auswirkungen bei einer oralen, dermalen oder pulmonalen Aufnahme erklären sich durch die Belegung der beiden Rezeptortypen:
Muscarinartige Wirkung an parasympathischen Nervenendigungen:
- Miosis,
- vermehrte Speichel- und Bronchialsekretion,
- Bronchokonstriktion,
- Herabsetzung der Herzfrequenz.

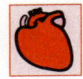

Atropinsulfat

Antidote

Muscarinartige Wirkung an Synapsen im ZNS:
- Angst, Unruhe, Verwirrung,
- Sprachstörungen,
- Krämpfe,
- Koma.

Nikotinartige Wirkung an den synaptischen Ganglien:
- Anstieg der Herzfrequenz,
- Blutdruckanstieg (selten),
- Hyperglykämie.

Nikotinartige Wirkung an der motorischen Endplatte:
- Muskelzuckungen im Gesichtsbereich,
- Muskelkrämpfe,
- generalisierte Muskellähmung.

Zu Beginn einer Vergiftung kommt es zu Auswirkungen an den Organen, die vom Sympathikus beeinflusst werden, da der Muscarinrezeptor erheblich empfindlicher auf eine erhöhte Menge an körpereigenem Acetylcholin reagiert als der Nikotinrezeptor. Im Vordergrund stehen deshalb Symptome wie Speichelfluss, Diarrhoe und vermehrte Bronchialsekretion durch eine Erregung der Drüsen der glatten Musku-

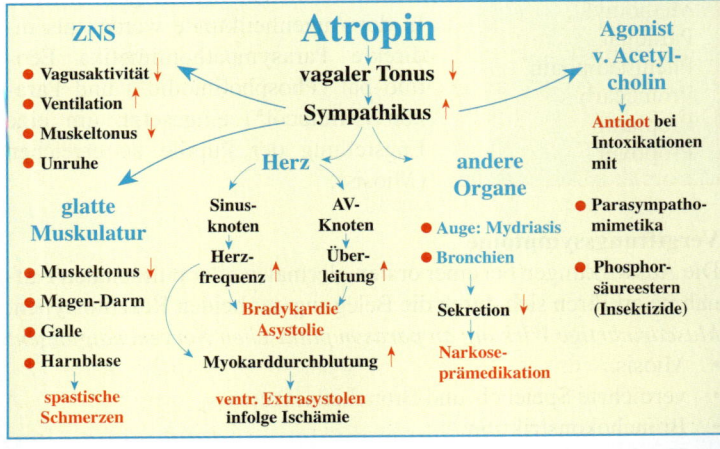

Wirkungsspektrum Atropin

290

Atropinsulfat

 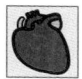 ⇒ 362

latur des Gastrointestinaltraktes, der Bronchien und des Auges. Als Leitsymptom sind die stecknadelkopfgroßen Pupillen anzusehen. Findet keine Therapie statt, so tritt der Tod durch eine Übererregung der Muscarinrezeptoren ein. Erst wenn diese Bindungsstellen pharmakologisch blockiert werden, kommt es zu einer veränderten Giftwirkung durch die Anregung der Nikotinrezeptoren.

Gelegentlich kann es bei sehr schweren Vergiftungen zu einer präganglionären cholinergen Sympathikusstimulation mit endogener Katecholaminfreisetzung kommen. Die Folge hiervon ist eine stark veränderte Vergiftungssymptomatik: Die Pupillen sind erweitert (Mydriasis), die Pulsfrequenz ist gesteigert, und der Blutdruck ist erhöht!

Alkylphosphate besitzen zusätzlich eine kardiotoxische Wirkung, die zu Herzrhythmusstörungen führen kann.

Wirkung

Eine Antidottherapie mit Atropin sollte so früh wie möglich nach Behebung des Sauerstoffmangels einsetzen. Es bewirkt eine Blockierung der zentralen und peripheren Muscarinrezeptoren und hemmt somit als kompetitiver Antagonist die Wirkung von Acetylcholin an den parasympathischen Nervenendigungen. Da Atropin die Blut-Hirn-Schranke nur sehr langsam überwindet, sind extrem hohe Dosen erforderlich, die bei einem Gesunden tödlich sein könnten.

Die toxischen nikotinartigen Effekte der Alkylphosphate, wie periphere Atembehinderung und Lähmung der Thoraxmuskulatur, werden durch Atropin nicht aufgehoben.

Weitere Therapie

Als zweites Antidot steht Toxogonin® (Obidoxim) zur Verfügung, das in der Lage ist, bereits blockierte Cholinesterase zu reaktivieren. Dies ist möglich, da das Oxim eine höhere Affinität zum Toxin besitzt als das Gift zum Enzym. Standen Hemmstoff und Cholinesterase jedoch längere Zeit in Kontakt und ist somit das Enzym phosphoryliert, so ist keine Reaktivierung mehr möglich. Die Gabe von Toxogonin® sollte frühestens 5 Minuten nach der Verabreichung von Atropin erfolgen.

Atropinsulfat

 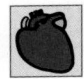

Antidote

Eine Applikation ohne Atropingabe ist kontraindiziert. Die Dosierung richtet sich im Gegensatz zum Atropin nicht nach der Wirkung. Bei Insektizidvergiftungen mit Carbamaten darf die Gabe von Obidoxim nicht erfolgen, da die Wirkung an Phosphor gebunden ist, der den Carbaminsäureestern (Urethane und Carbamate) fehlt. Außerdem ist bei dieser Stoffgruppe die Enzymhemmung reversibel.
Bei ansprechbaren Patienten mit intakter Atmung wird Erbrechen ausgelöst und Natriumsulfat als Laxans gegeben. Dies sollte nach Möglichkeit geschehen, bevor eine durch Atropin bedingte Magen-Darm-Atonie einsetzt. Das Erbrochene kann farbig sein, da die Insektizide aus Sicherheitsgründen eingefärbt sind. Zur Giftbindung gibt man 30 bis 40 g Aktivkohle. Durch den Arzt kann eine Magenspülung vorgenommen werden.
Als sekundäre Gifteliminationsmaßnahme kommt die Hämoperfusion in Frage. Durch diese werden nicht nur die Phosphorsäureester entfernt, sondern auch die in großen Mengen vorhandenen Neurotransmitter Acetylcholin und (Nor-)Adrenalin.

Dosierung
Die Dosierung erfolgt nach der Wirkung (Verminderung des Bronchialsekretes) und ist sehr individuell.

Bei schweren Vergiftungen erhalten Erwachsene initial 2 bis 5 mg Atropinsulfat i.v., Kinder 0,5 bis 2 mg.

Eine Repetition erfolgt nach Wirkung und ist gegebenenfalls alle 10 bis 15 Minuten erforderlich.
Die Behandlungsdauer soll mindestens 24 Stunden betragen, um eine Nachresorption des Giftstoffes zu kompensieren.

Nebenwirkungen
Im Rahmen der anticholinergen Wirkung kommt es zu
- Pupillenerweiterung,
- Akkomodationsstörungen,
- Tachykardie (positiv chronotroper Effekt),

Atropinsulfat

  ⇒ **362**

- Hautrötung,
- Temperaturanstieg,
- Zittern,
- zentraler Erregung.

Glukokortikoide
zur Prophylaxe des toxischen Lungenödems

  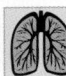

Glukokortikoide zur Prophylaxe des toxischen Lungenödems
Seit dem 1. März 2003 ist das bisher übliche dexamethasonhaltige Auxiloson® außer Handel. Restbestände dürfen nicht mehr verwendet werden. Als Ersatz stehen zwei Aerosole zur Verfügung:
- Junik® und
- Ventolair®.

Zusammensetzung
Junik®/Ventolair®: ein Sprühstoß enthält 100 µg Beclometason-17,21-dipropionat.
Beide Zubereitungen gibt es als Dosieraerosol und als Autohaler. Bei der letzten Darreichungsform wird der Sprühstoß atemzuggesteuert ausgelöst. Bei einem zu geringen Atemzugvolumen, kann der Hub manuell erfolgen.
Bei den Nachfolgepräparaten handelt es sich ebenfalls um Glukokortikoide, die die mit Dexamethason vergleichbare Wirkungen aufweisen. Die Selektivität ist bei den neueren Produkten jedoch höher. Mit der Beurteilung der Wirksamkeit inhalativer Glukokortikoide hat dies nichts zu tun. Es ist auch weiterhin nicht zweifelsfrei bewiesen, dass derartige Pharmaka bei pulmonaler Applikation eine wirksame Prophylaxe des toxischen Lungenödems nach der Exposition von Reizstoffen zu erreichen vermögen.

Indikation
- Rauchgasvergiftungen,
- inhalative Intoxikationen mit Dämpfen, Gasen und Stäuben, die ein toxisches Lungenödem auslösen können.

Toxikologie der Lungenreizstoffe
Zu den Noxen, die Lungenschäden hervorrufen können, gehören neben den Reizgasen wie Ammoniak, Chlor, Stickoxiden u.a. auch Dämpfe, Nebel (Zinkchlorid), Rauch (Zinkoxid) oder Stäube. Intoxikationen mit Lungenreizstoffen sind als besonders gefährlich anzusehen, da sich ihnen nach einer Latenzphase ein toxisches Lungenödem anschließen kann, welches u.U. letal endet.

Glukokortikoide
zur Prophylaxe des toxischen Lungenödems

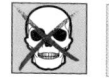 ⇒ **363**

Das klinische Bild der Vergiftung ist sehr unterschiedlich. Ausmaß und Art der Schädigung hängen weniger von den spezifischen chemischen Moleküleigenschaften, sondern vielmehr von der Wasserlöslichkeit des Giftstoffes ab.

Wasserlösliche Gase – zu denen die meisten Noxen zählen – schlagen sich in der Tränenflüssigkeit und im feuchten Schleimhautbelag der oberen Atemwege nieder und gelangen so nicht über die Luftröhre in die tieferen Regionen. Die Folge sind *sofort* starke Reizungen der Augen und des oberen Atemtraktes mit folgender Symptomatik:
- Augentränen und -brennen,
- Niesreiz und Sekretion,
- Rachenreiz, eventuell Stimmlosigkeit durch Reizung der Stimmbänder,
- Hustenreiz.

Zu diesen Stoffen zählen Ammoniak, Formaldehyd, Fluor und Acrolein. Als überschießender Schutzreflex kann ein Stimmritzenkrampf auftreten, der einen Atemstillstand zur Folge haben kann und besonders häufig nach Ammoniakexposition auftritt.

Stoffe mit *mittlerer Wasserlöslichkeit*, wie beispielsweise Chlor, Brom, Schwefeldioxid oder Essigester, erreichen auch die Bronchien und Bronchiolen.

Auftretende Symptome sind:
- Schleimabsonderung,
- Hustenreiz,
- Bronchokonstriktion,
- Bronchitis und Bronchopneumonie als Sekundärfolge.

Wasserunlösliche Stoffe, wie Stickstoffdioxid, Phosgen oder Cadmiumoxid, die zudem eine hohe Lipoidlöslichkeit und eine geringe Partikelgröße aufweisen, verursachen kaum Reizerscheinungen im oberen Atemtrakt. Sie werden bis in die tieferen Atemwege inhaliert und schädigen dort neben Bronchiolen und Alveolen auch die feinen Kapillaren, die die empfindlichste Stelle des Atemtraktes darstellen und mit einer exsudativen Entzündung reagieren.

Dabei wird durch den Reiz die Durchlässigkeit der Kapillarwand erhöht, was einen Plasmaaustritt zur Folge hat. Die dadurch bedingte

Glukokortikoide
zur Prophylaxe des toxischen Lungenödems

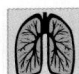

Schwellung des Alveolarepithels führt zu einer Störung der so genannten Blut-Luft-Schranke. Das heißt, Sauerstoff wird in geringerem Maße als Kohlendioxid ausgetauscht, was einen O_2-Mangel im Hämoglobin bewirkt. Da die Atemfrequenz nicht ansteigt, bildet sich das Symptom der „grauen Zyanose". Bei jedem Atemzug entsteht nun Ödemschaum, gelangt in größere Bronchien und verlegt diese. Durch einen Anstieg des CO_2-Gehaltes im Blut und einen sinkenden O_2-Druck wird die Atmung vertieft, was wiederum den Flüssigkeitsaustritt verstärkt und so zu einem Teufelskreis führt.

Bis sich das toxische Lungenödem, bei dem sich die Alveolen oder das Lungengewebe mit seröser Flüssigkeit füllen, voll ausgebildet hat, vergeht einige Zeit. Diese klinisch stumme Latenzphase ist von der inhalierten Dosis abhängig und kann wenige Minuten bis zu mehr als 72 Stunden betragen!

Die auftretenden Symptome sind:
- Atemnot,
- Schaum vor Mund und Nase,
- möglicher Tod durch Ersticken, da die Lunge in der Ödemflüssigkeit regelrecht „ertrinkt".

Wirkung
- Dexamethason gehört zur Gruppe der Glukokortikoide und ist deutlich stärker wirksam als das natürliche, in der Nebennierenrinde gebildete Cortisol.
- Der inhalativ verabreichte Wirkstoff hemmt den krankhaft vermehrten Flüssigkeitsaustritt aus den Blutgefäßen, indem er die pathologisch erhöhte Flüssigkeitsdurchlässigkeit herabsetzt.
- Weiterhin erhöht er die Ansprechbarkeit auf körpereigene Katecholamine wie Adrenalin in der Epithelzelle, was entscheidend ist, da beim toxischen Lungenödem die regulativen Effekte dieser Hormone auf die Gefäße gestört sind.
- Darüber hinaus wird eine direkte vasokonstriktorische Wirkung im kapillaren Bereich ausgeübt sowie eine Hemmung der Freisetzung von Histamin, Bradykinin und weiteren bronchokonstriktorisch und entzündlich wirkenden Mediatoren. Durch diese Me-

Glukokortikoide
zur Prophylaxe des toxischen Lungenödems

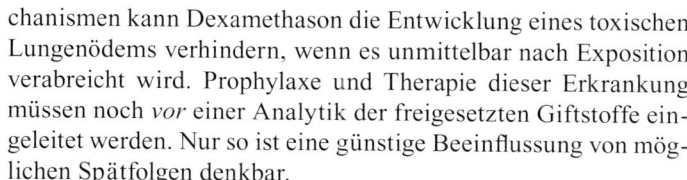

chanismen kann Dexamethason die Entwicklung eines toxischen Lungenödems verhindern, wenn es unmittelbar nach Exposition verabreicht wird. Prophylaxe und Therapie dieser Erkrankung müssen noch *vor* einer Analytik der freigesetzten Giftstoffe eingeleitet werden. Nur so ist eine günstige Beeinflussung von möglichen Spätfolgen denkbar.

Die Anwendung von Budenosid ist nicht unumstritten. Es liegen kaum fundierte Studien vor, die die Wirksamkeit bei der Prophylaxe des toxischen Lungenödems ausreichend belegen. Lediglich Anwendungsbeobachtungen sprechen für eine Effizienz. Akzeptierbare Studien sind jedoch aus ethischen Gründen nicht durchführbar.

Wenn aber eine Lungenödemprophylaxe durchgeführt wird, dann frühzeitig und ausreichend hoch dosiert. Alternativ kann die Gabe von Kortikoiden intravenös erfolgen. Das Risiko einer pulmonalen Pilzbesiedelung ist dabei reduziert.

Zur Wirksamkeit von inhalierbaren Kortikoiden haben sich zwei wichtige Fachgesellschaften Ende 1999/Mitte 2000 geäußert. Die Bundesärztekammer schreibt unter besonderer Berücksichtigung der Notkompetenz des Rettungsassistenten: „Der Einsatz von Dexamethason zur Prophylaxe des toxischen Lungenödems wird in der Fachwelt sehr differenziert diskutiert. Eine generelle Empfehlung ohne ärztliche Feststellung der Indikation im Einzelfall kann daher nicht ausgesprochen werden." Diese Empfehlung ist konsequent und richtig! Bislang existieren keine Studien, die die Wirksamkeit belegen. Ging man bisher davon aus, dass die inhalative Gabe von Kortikoiden keinen Schaden anrichtet, revidiert man dies. Die Applikation größerer Mengen kann zu einer Pilzbesiedelung der Lunge führen, die die Prognose des Patienten deutlich verschlechtert.

Auch der Deutsche Feuerwehrverband ist kritisch: „Ein gesicherter medizinischer Nachweis zur Wirksamkeit inhalativer Kortikoide bei Symptomen, die mit einer Rauchgasexposition der oberen und unteren Atemwege in Zusammenhang stehen, ist derzeit (1999) nicht vorhanden. Es kann deshalb kein Versäumnis oder eine Unterlassung sein, wenn Patienten mit Raugasexposition präklinisch nicht mit inhalativen Kortikoiden behandelt werden.

Glukokortikoide
zur Prophylaxe des toxischen Lungenödems

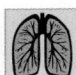

Vorrangiges Therapieziel bleibt die Rettung aus der Rauchgasatmosphäre und die symptomatische und wenn notwendig intensivmedizinische Behandlung (i.v.-Gabe von Kortikoiden). Eine präklinische Behandlung mit inhalativen Kortikoiden ist als Behandlungsversuch zu werten und ist unter besonderen Umständen vertretbar".

Im Rahmen einer Analyse wurde 1.156 Literaturstellen überprüft und zusätzlich internationale Experten befragt. Alle gemachten Empfehlungen hinsichtlich der inhalativen Gabe von Dexamethason (Auxiloson®) gelten auch für alle anderen inhalierbaren Kortikoide.

Für keines der Präparate liegen gesicherte Wirksamkeitsnachweise vor!

Dosierung
Unmittelbar nach Rauchgasexposition: 4 Sprühstöße.
Nach anschließender ambulanter Aufnahme: ebenfalls 4 Sprühstöße.
Nach Ablauf von weiteren 2 Stunden: erneut 4 Sprühstöße.
Bei weiterhin auftretenden Symptomen (Husten, Dyspnoe): Fortsetzung der Therapie mit 4 Sprühstößen alle 2 Stunden bis zum Abklingen der Beschwerden.
In besonderen Fällen kann die Tagesdosis auf 3 bis 4 Einzeldosen verteilt werden. Zum Erreichen einer klinischen Wirksamkeit muss regelmäßig inhaliert werden.

Nebenwirkungen
Durch die pulmonale Applikation sind systemische Nebenwirkungen nicht bekannt. Lediglich in sehr hohen Dosierungen ist bei Diabetikern eine Änderung der Stoffwechsellage möglich.
Da Kortikoide die Immunabwehr schwächen, besteht die Möglichkeit einer Pilzbesiedelung der Lunge (s.o.). Diese kann, gerade bei einem über längere Zeit beatmeten Patienten, zu massiven Problemen führen. Bei der inhalativen Anwendung ist die Gefahr besonders hoch.

Kontraindikationen
Keine bei der Indikation Lungenreizstoff-Vergiftung.

Cyanokit® 2,5

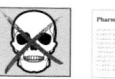 ⇒ 372

Zusammensetzung
2,5 g Hydroxocobalamin als Trockensubstanz zu lösen in 100 ml Kochsalzlösung 0,9%.
Die gefriergetrocknete Substanz ist 30 Monate lang haltbar.

Indikation
Intoxikationen mit
- Cyaniden,
- Nitroprussid-Natrium,
- Produkten, die bei der Verbrennung Cyanide freisetzen.

Das bei der akuten Cyanidintoxikation eingesetzte 4-DMAP wirkt zwar zuverlässig, ist aber selbst hochgiftig. Es darf nur maximal 30 bis 40% des Hämoglobins zu Met-Hämoglobin oxidiert werden.
Natriumthiosulfat wird lediglich unterstützend oder bei sehr leichten Vergiftungen als Monosubstanz eingesetzt. Es stellt dem Körper Schwefel zur Verfügung und unterstützt so die Aktivität des physiologischen Entgiftungssystems. Obwohl die Übertragung von Sauerstoff zusammengebrochen ist, sollte der Patient 100% O_2 erhalten. Dies führt dazu, daß die Giftigkeit des Cyanids reduziert und die Wirkung von Natriumthiosulfat verbessert wird. Wichtig: Niemals Natriumthiosulfat und Hydroxocobalamin gemeinsam einsetzen. Der gebildete Komplex kann Cyanid nicht mehr binden.
Mit Hydroxocobalamin steht ein neues Antidot zur Verfügung, das gut verträglich und rasch wirksam ist.

Wirkung
Cyanidionen binden sich rasch an das dreiwertige Eisen des Atmungsenzyms und inaktivieren es. Die Folge ist ein sofortiger Zusammenbruch der inneren Zellatmung. Der Zusammenbruch der für die Energiegewinnung notwendigen Oxidationsprozesse führt zur Aktivierung der Glykolyse. Hieraus resultiert eine starke Ansammlung von Laktat und eine rasch einsetzende metabolische Azidose. Im weiteren Verlauf der Intoxikation kommt auch dieser Kompensationsmechanismus zum Erliegen.

Cyanokit® 2,5

- Hydroxocobalamin (Vitamin B 12a) enthält als Zentralatom Kobalt. Dieses Metall ist in die organische Verbindung eingebettet und geht eine stabile Verbindung mit Cyanidionen ein. Der gebildete Komplex ist Cyanocobalamin, Vitamin B 12, und absolut ungiftig. Er wird renal ausgeschieden und färbt den Urin dunkelrot.
- Für die Komplexbildung sind sehr große Mengen des Antidotes erforderlich. Bei einer Menge von 1 mg Cyanid/kgKG benötigt der Patient 50 mg Antidot/kgKG.

Da Hydroxocobalamin im Gegensatz zu 4-DMAP den Sauerstofftransport nicht negativ beeinflusst, ist die Gabe auch bei Rauchgasvergiftungen sowie bei Kindern möglich und sinnvoll.

Die Herstellung des Produktes ist aufwendig, und die Cyanidintoxikation zählt nicht zu den häufigen Vergiftungsnotfällen. Dies erklärt den sehr hohen Preis des Antidotes. Es wäre schade, wenn man dem Notfallpatienten ein gut verträgliches und hochwirksames Medikament nur aufgrund monetärer Überlegungen vorenthält. Wegen der Kosteneinsparungen im Gesundheitswesen und gerade im Rettungsdienst ist dies fast zu befürchten. Das Antidot sollte auf jeden Fall so früh wie möglich gegeben werden. Somit empfiehlt sich die Bevorratung für notarztbesetzte Rettungsmittel.
Auf einer Konferenz wurde geraten, das Medikament auch vom Rettungsassistenten ohne ärztliche Diagnose verabreichen zu lassen. Medizinisch und toxikologisch ist dieser Rat sicherlich richtig, rechtlich jedoch bedenklich. Das Antidot ist in Frankreich zugelassen und soll bald auf den deutschen Markt gelangen.

Dosierung
Die Trockensubstanz muss vor der Anwendung frisch gelöst werden. Dem Cyanokit® liegt eine Überführungsvorrichtung bei. Mit dieser wird die beigefügte 0,9%ige Kochsalzlösung in das Behältnis gefüllt. Um den Lösungsvorgang zu beschleunigen, muss kräftig geschüttelt werden. Das Sichtfenster der Verpackung ermöglicht eine Kontrolle.

Cyanokit® 2,5 ⇒ 372

Da die beiden NaCl-Flaschen aus Glas sind, können sie nicht komprimiert werden, um die Fließgeschwindigkeit zu erhöhen. Wenn eine schwere Intoxikation eine sehr rasche Applikation notwendig macht, kann zum Lösen Kochsalzlösung aus Kunststoffbeuteln verwendet werden. Diese lassen sich zusammendrücken und erlauben so ein rascheres Füllen der Flasche. Warum der Hersteller nicht gleich komprimierbare Behältnisse beifügt, ist nicht einleuchtend.
Erwachsene erhalten als Initialdosis 70 mg/kgKG oder 5 g. Je nach Schwere der Vergiftung kann bis zu dreimal eine Repetition der gleichen Dosis erfolgen.
Die intravenöse Applikation der Bolusgabe erfolgt als Infusion über einen Zeitraum von 25 bis 30 Minuten. Bei schweren Intoxikationen kann zusätzlich eine zweite Infusion langsamer laufen (30 Minuten bis 2 Stunden).
Achtung: Die zubereitete Lösung ist nach dem Mischen nicht länger als vier Stunden haltbar.

Nebenwirkungen
- Reversible Verfärbung (hellrot bis rosa) von Haut und Schleimhaut sowie Rotfärbung des Urins.

Kontraindikationen
- Risikoabschätzung bei bekannter Allergie gegen den Wirkstoff.

Inkompatibilitäten
Cyanokit® darf nicht gemeinsam mit Natriumthiosulfat verabreicht werden, da es zur Wirkungsabschwächung kommt.

Digitalis-Antidot BM®

Zusammensetzung
Eine Inj.-Flasche enthält 80 mg Digitalis-Antitoxin vom Schaf (Fab-Antikörperfragmente) in 192 mg Trockensubstanz.

Indikation
- Lebensbedrohliche Vergiftungen mit Digitalisglykosiden.

Dieses Antidot gehört sicher nicht zur Standardausstattung der Rettungsmittel, soll aber wegen seines interessanten Wirkmechanismus und der klinischen Bedeutung doch dargestellt werden.

Toxikologie der Digitalisglykoside
Jährlich werden etwa 1.700 Patienten mit Digitalisvergiftungen auf Intensivstationen in Deutschland behandelt (Studie von 1982). Zu einer Überdosierung kann es entweder durch einen unbeabsichtigten Anstieg der Digitaliskonzentration, beispielsweise durch Interaktionen mit anderen Pharmaka bzw. zu häufiger Tabletteneinnahme, oder aber durch suizidale Absicht kommen. Auch durch den Verzehr von Pflanzenteilen von Digitalis-Arten sind letale Intoxikationen möglich. Bei schweren Glykosidvergiftungen ist die Sterblichkeit relativ hoch: Sie beträgt etwa 20%. Ursache hierfür sind nicht beherrschbare Rhythmusstörungen.

Die Symptomatik bei einer Intoxikation richtet sich nach der Menge des aufgenommenen Arzneimittels. Bei weniger gravierenden Dosierungsfehlern durch veränderte Glykosidtoleranz oder Missverständnisse sind die Symptome weniger stark ausgeprägt als bei großen Mengen bei suizidalen oder akzidentellen Intoxikationen.

Die Vergiftungssymptome lassen sich in vier Gruppen unterteilen:
- *gastrointestinal:* Appetitlosigkeit, Übelkeit, Erbrechen, Durchfall, Bauchschmerzen,
- *neurologisch:* Stimmungsschwankungen, Halluzinationen, Psychosen, Müdigkeit, Muskelschwäche, Schwindel, Kopfschmerz, Unruhe, Reizbarkeit, Krämpfe, zeitweiser Gedächtnisverlust,
- *visuell:* Lichtempfindlichkeit, Verschwommen-Sehen, Mydriasis, Doppelbilder, Farben sind verändert oder unbestimmbar, tanzende Punkte und farbige Blitze, zeitweise Rot-Grün-Blindheit,

Digitalis-Antidot BM®

- *kardiologisch:* Verlangsamung der Sinusknotentätigkeit, Änderung der Erregungsleitung im Vorhof, Hemmung der Erregungsleitung im AV-Knoten, Herzrhythmusstörungen wie Sinusbradykardie, Sinusarrhythmie, Sinusasystolie;
Vorhoftachykardie mit Block, Vorhofflimmern und -flattern mit absoluter Arrhythmie;
AV-Block (alle Grade), AV-Dissoziation, ventrikuläre Tachykardie, Kammerflimmern, Asystolie u.a. Die jeweiligen Rhythmusstörungen können sich in Sekunden abwechseln.

Bei der Einnahme größerer Mengen von Digitalisglykosiden kommt es oft im Verlauf der ersten halben Stunde zu einem zentral ausgelösten Erbrechen, das die weitere Resorption verhindert. Der Wirkungsmechanismus der Vergiftung ist sehr komplex und geht zum einen auf direkte und indirekte Effekte an der Herzzelle zurück und zum anderen auf den Einfluss auf das vegetative Nervensystem und eine veränderte Empfindlichkeit des Herzens gegenüber Acetylcholin und Katecholaminen. Hinzu kommen die Folgen der Ionenbeeinflussung durch die Zellmembran. Durch die stärkere Hemmung der Natrium/Kalium-ATPase wird der Kaliumspiegel in der Zelle weiter erniedrigt und der Natrium- und Calciumgehalt noch stärker erhöht. Die Folge sind Herzrhythmusstörungen.

Toxische Erscheinungen treten bereits bei einer Überschreitung der therapeutischen Dosis um das 1,5- bis 3fache auf. Ausschlaggebend für die Prognose ist u.a., ob es sich um Patienten mit gesundem oder vorgeschädigtem Herzen handelt, wie viel eingenommen und resorbiert wurde und ob rechtzeitig effektive Therapiemaßnahmen einsetzen.

Therapie
Ziele der Vergiftungsbehandlung sind:
- *Resorptionsverminderung:* Bei noch nicht vollständiger Resorption der Glykoside sowie bei Intoxikationen mit Digitoxin ist die Unterbrechung des enterohepatischen Kreislaufs sinnvoll. Dadurch wird eine erneute Resorption im Darm nach biliärer Ausscheidung verhindert. Dies geschieht durch die Gabe von Aktivkohle (Ultracarbon®).

Digitalis-Antidot BM®

- *beschleunigte Elimination:* Wirkungslos sind die forcierte Diurese, die Peritonealdialyse und die Hämodialyse. Die Hämoperfusion wird in der Literatur kontrovers beurteilt.
  Wirksam ist eine Magenspülung.
  Bei schweren Verlaufsformen sollte sie jedoch erst nach einer klinischen Kompensierung der Hyperkaliämie erfolgen, da andernfalls der ausgelöste Vagusreiz zu einer Asystolie führen kann.
  Kaliumausscheidende Diuretika wie Furosemid sollten nicht verabreicht werden ($K^+\downarrow \rightarrow CA^H \rightarrow HF\downarrow$).
- *Therapie der Rhythmusstörungen:* Dies ist die wichtigste therapeutische Zielsetzung bei der Digitalisintoxikation.
  Bei bradykarden Rhythmusstörungen ist Atropin i.v. das Mittel der Wahl. Bei Rhythmusstörungen, die von der Kammer ausgehen, sind Lidocain (Xylocain®) und Phenytoin (Epanutin®, Phenhydan®) geeignet. Bei lebensbedrohlichen Rhythmusstörungen besteht die Möglichkeit der Defibrillation, bei der versucht wird, durch einen elektrischen Impuls die Herzschlagfolge zu normalisieren.
  Eine Prognose der Vergiftung ist nach klinischer Bestimmung des Serumkaliumwertes möglich. Bei Werten über 5,5 mval/l beträgt die Letalitätsrate nahezu 100%.

Wirkung

Bereits im Jahre 1785 schrieb ein englischer Arzt: „Wenn die Dosen des Fingerhutes aus Unachtsamkeit zu groß aufgeschrieben, zu rasch hintereinander oder zu lange angewandt sein sollten, dürfte die Kenntnis eines Mittels, um ihre Wirkung zu unterbrechen, sehr erwünscht sein. Solch ein Mittel kann vielleicht einmal entdeckt werden."
Im Jahre 1983 wurde dieses Mittel in den Markt eingeführt: Digitalis-Antidot BM® (Boeringer Mannheim). Somit ist erstmals eine kausale Therapie bei schweren Vergiftungen mit Digitalisglykosiden möglich geworden.
Die Grundsubstanz für dieses Antidot ist tierischen Ursprungs. Das Globulin wird vom Schaf gewonnen. Um die immunologischen Eigenschaften beim Immunglobulin zu beseitigen und dennoch die

Digitalis-Antidot BM®

antigenbindende Wirkung zu erhalten, wird durch enzymatische Prozesse das Globulin aufgetrennt. Man erhält so einen für die komplement-aktivierende und allergene Wirkung verantwortlichen Fc-Anteil und zwei Fab-Anteile (Fragments antigen binding). Diese sind für die Bindung des Antigens verantwortlich. Folge dieses Prozesses sind ein rascher Wirkungseintritt, bessere Verträglichkeit und schnellere Elimination, da der Glykosid-Fab-Komplex nierengängig ist.

- Bei einer Digitalisvergiftung findet man freie Glykoside in Zelle und Extrazellulärraum in hoher Konzentration.
- Durch die Gabe des Antidotes wird die Konzentration der freien Glykoside reduziert, da diese an das Antidigoxin-Fab binden.
- Um einen Konzentrationsausgleich zu erreichen, strömt freies Glykosid aus der Zelle in den Extrazellulärraum nach, wo es wiederum an die Antikörper gebunden wird.
- Die Folge ist eine rasche und nahezu vollständige Bindung des freien Glykosids.

In der Mehrzahl aller Fälle bilden sich die Rhythmus- und Überleitungsstörungen bereits während der Infusion des Antidotes zurück. Durch die Verwendung des Antidotes hat sich die Prognose der Digitalisintoxikation grundlegend verbessert.

Dosierung

Die Dosisfindung erfolgt je nach der im Körper vorhandenen Glykosidmenge. Die häufigste Dosierung liegt dabei bei 6 Injektionsflaschen. 80 mg Digitalis-Antidot BM® binden 1 mg Digoxin, Digitoxin bzw. Derivate.

Nebenwirkungen

- Allergische Reaktionen und Sensibilisierung gegen Schafglobulin möglich. Vor der Anwendung erfolgt deshalb ein Intrakutan- oder Konjunktival-Test.

Kontraindikationen

Allergie gegen Schafglobulin.

4-DMAP Köhler®

Zusammensetzung
1 Ampulle 4-DMAP zu 5 ml enthält 250 mg 4-Dimethylaminophenol.

Indikation
Intoxikationen mit
- Cyaniden,
- Schwefelwasserstoff,
- Rauchgasen bei Kunststoffbränden.

Toxikologie der Cyanide
Cyanide hemmen eine Vielzahl von Enzymen, u.a. die für die intrazelluläre Atmung verantwortliche Zytochromoxidase, durch eine Blockierung des dreiwertigen Eisens durch Komplexbildung. Die Folge ist eine Unterbrechung der Atmungskette in den Mitochondrien und damit der Zelltod. Es liegt dabei keine Transportstörung des Sauerstoffes vor, sondern eine Störung der Verwertung (innere Erstickung). Durch eine Schädigung des Atemzentrums kann es zum Atemstillstand kommen und durch eine Minderversorgung des Herzens mit Sauerstoff zu einer Hypoxie des Herzmuskels, die eine reversible Schädigung nach sich zieht.
Die chronische Toxizität ist gekennzeichnet durch eine Schädigung der Nerven und eine herabgesetzte Aufnahme von Jod in die Schilddrüse, als deren Folge ein Jodmangel-Kropf möglich ist.

Wirkung
Ziel der Behandlung ist die Verhinderung einer weiteren Cyanidaufnahme, die Sicherung der Vitalfunktionen sowie eine rechtzeitige Antidottherapie. Eine Giftbindung mit Kohle ist wenig effektiv, eine Hämodialyse wirkungslos.
Bei der medikamentösen Therapie werden zwei Antidote miteinander kombiniert, sodass es zu einer synergistischen Wirkung kommt.
- Als erstes erfolgt die intravenöse Gabe von 4-DMAP, das im Blut zu einer Methämoglobinbildung führt. Dabei macht man sich zunutze, dass die Bindung von Cyaniden an das dreiwertige Eisen

4-DMAP Köhler®

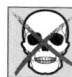 ⇒ 374

der Zytochromoxidase reversibel ist und einer Gleichgewichtsreaktion unterliegt.
- Durch eine Erhöhung des Methämoglobins (Met-Hb) auf 30% steht ein Überschuss an dreiwertigem Eisen zur Verfügung, sodass das Cyanidion von der Zytochromoxidase abgekoppelt wird und sich an das Eisen des Methämoglobins anlagert. Die Menge an Met-Hb darf 40% nicht übersteigen.
- Sollte dennoch eine Überdosierung des Antidotes erfolgt sein, so kann durch Toluidinblau die Rückbildung zu Hämoglobin beschleunigt werden.
- Durch ein Zurverfügungstellen von Schwefel kann der körpereigene Entgiftungsmechanismus gesteigert werden.
Dies geschieht unmittelbar nach der Gabe von 4-DMAP mit einer 10%igen Natriumthiosulfatlösung. Hierdurch wird genügend Schwefel für eine enzymatische Thiocyanatbildung bereitgestellt und die Giftwirkung des Methämoglobinbildners reduziert. Entscheidend für den Erfolg der Therapie ist die frühzeitige Applikation der Antidote, die noch vor der Giftentfernung (Magenspülung) erfolgt.
Ist eine Beatmung notwendig, darf diese nur mit Maske bzw. unter Intubation durchgeführt werden, um ausreichenden Schutz des Rettungsdienstpersonals zu gewährleisten!
- Um der Laktatazidose entgegenzuwirken, wird dem Patienten Natriumbicarbonat intravenös verabreicht.

Bei leichteren Vergiftungen kann die Gabe von 4-DMAP entfallen. Seit kurzem steht ein neues, sehr gut verträgliches Antidot zur Verfügung: Cyanokit® (siehe dort). Eine weitere Verbindung ist Kobalt-EDTA (franz.: Kelocyanor®).

Dosierung

In hoher Dosierung (3 bis 4 mg/kgKG) erreicht man beim Erwachsenen eine Methämoglobinbildung von 30 bis 40%.
Die halbmaximale Konzentration ist nach etwa einer Minute erreicht. Die Grenze zwischen Antidottherapie und Intoxikation durch das Antidot ist hierbei fließend. Bei einer Vergiftung mit Methämo-

4-DMAP Köhler®

globinbildnern gilt die o.g. Konzentration bereits als behandlungsbedürftig.

Wählt man hingegen eine niedrige Konzentration (1 mg 4-DMAP/kgKG), so tritt die Wirkung erheblich verzögert ein.

Hohe Dosierung: 3 bis 4 mg 4-DMAP/kgKG als einmalige Injektion und unbedingt streng i.v. (vorher Blut aspirieren!).

Niedrige Dosierung: 1 mg 4-DMAP/kgKG

Danach 6 bis 10 Amp. (!) Natriumthiosulfat langsam i.v., keine Repetition!

Nebenwirkungen
- Bei zu rascher Injektion ist ein Blutdruckabfall möglich.
- Zyanose infolge der Methämoglobinbildung.
  Bei Überdosierung gibt man Toluidinblau, 2 bis 4 mg/kgKG streng i.v., Repetition nach 30 Minuten möglich.
- Bei Säuglingen ist die Methämoglobin-Reduktase noch nicht voll wirksam, weshalb es hier zu einer langanhaltenden Methämoglobinämie kommen kann.

Fluimucil®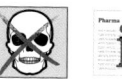

Zusammensetzung
Eine Ampulle Fluimucil® enthält 300 mg N-Acetylcystein (NAC)

Indikation
- Vergiftungen mit Paracetamol.

Wirkung
N-Acetylcystein ist eine chemische Modifikation der Aminosäure Cystein und wird sonst als Expectorans eingesetzt.
Bei der körpereigenen Umwandlung des Analgetikums Paracetamol entsteht eine reaktive, lebertoxische Substanz, die üblicherweise mit Hilfe von körpereigenen SH-Gruppen entgiftet wird. Erst bei einer Überdosierung reicht der lebereigene SH-Vorrat nicht mehr aus, es kommt zu einer Kumulation und damit zu einer irreversiblen Leberzellschädigung. Die Therapie der Paracetamolintoxikation besteht deshalb aus der Substitution von Stoffen, die SH-Gruppen liefern, den so genannten SH-Gruppen-Donatoren. Zu diesen gehört neben Methionin und Cysteamin auch N-Acetylcystein. Voraussetzung für die Wirksamkeit ist die rechtzeitige Gabe, die nicht später als 10 Stunden nach der Intoxikation beginnen sollte.

- NAC vermehrt den Glutathion-Gehalt und somit die Menge an SH-Gruppen in den Hepatozyten.
- Gleichzeitig übt das Antidot eine protektive Wirkung aus. Extrazellulär bindet es Toxine an sich und wirkt direkt gewebeschützend, intrazellulär führt es zu einer Bereitstellung von Cystein und schafft die Möglichkeit für eine Glutathionsynthese und wirkt somit indirekt zytoprotektiv.
- Als Gesamtwirkung kann der Schutz vor Leberzellnekrosen angesehen werden.

Dosierung
Initial 150 mg/kgKG unverdünnt, nach 15 Minuten bis 4 Stunden 50 mg/kgKG in 500 ml Glucoselösung 5% als Infusion.
Ab 5 bis 20 Stunden 100 mg/kgKG mit 1000 ml Glucoselösung 5%.

Fluimucil®

Nebenwirkungen
- Übelkeit,
- Erbrechen (selten).

Kontraindikationen
Keine bekannt.

Kohle

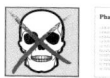
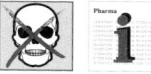

⇒ **397**

Zusammensetzung
Eine Dose Ultra Carbon® enthält 50 g Carbo medicinalis als Granulat.

Indikation
Orale Intoxikationen mit fett- und wasserlöslichen Stoffen.
Da in der modernen Vergiftungstherapie das provozierte Erbrechen wegen seiner immensen Nebenwirkungen und seiner Ineffektivität seine Bedeutung verloren hat, ist die unkomplizierte Giftbindung mit Kohle besonders hilfreich.

Wirkung
- Medizinalkohle wird durch Verkohlung von pflanzlichen Materialien wie Lindenholz, Kokosschalen oder Moosen gewonnen. Sie besteht zu 90% aus Kohlenstoff und wird durch gesättigten Wasserdampf oder Kohlendioxid aktiviert, wobei die Oberfläche der Kohlekörner von feinsten Kapillaren durchzogen wird und sie sich auf etwa 1.500 m^2/g vergrößert.
- Medizinalkohle kann in Flüssigkeiten und Gasen gelöste Teilchen adsorbieren. Zwischen Adsorption und Desorption besteht ein labiles Gleichgewicht. Diese Reaktion ist bereits nach einer Minute abgelaufen. Da nach 24 bis 48 Stunden der Kohle-Gift-Komplex durch pH-Wert-Änderung und andere Einflüsse in den tieferen Darmabschnitten wieder gelöst wird, muss die Passagezeit mit Hilfe von Laxanzien (Natriumsulfat) reduziert werden.
- Kohle ist in der Lage, die Toxikokinetik eines Giftes zu beeinflussen. Darunter versteht man analog zur (Pharmako-)Kinetik von Arzneistoffen die zeitliche Abhängigkeit aller Prozesse, die die biologische Verfügbarkeit eines Giftstoffes bestimmen.
Ziel einer Resorptionsverminderung durch Kohle ist es, dass die Plasmakonzentration des Giftes möglichst unter der toxisch wirksamen Konzentration bleibt bzw. in den nicht-toxischen Bereich gesenkt wird.
- Neuere Untersuchungen zeigen, dass Kohle nicht nur in der Lage ist, nicht adsorbierte Toxine zu binden, sondern auch schon in

Kohle

den Darm gelangte Substanzen einer weiteren Resorption zu entziehen. D.h. bei bestimmten Giften ist Kohle auch dann noch wirksam, wenn sie den Magen bereits verlassen hat!

Erwiesen ist dies u.a. für das Hypnotikum Phenobarbital (Luminal®), das Antiepileptikum Carbamazepin (Tegretal®, Timonil®) sowie für das zur Chemotherapie der Lepra eingesetzte Dapson (Dapson-Fatol®).

Die Erklärung hierfür ist, dass sich das Darmepithel wie eine „Dialysemembran" verhält. Selbst bei einer Kohlegabe nach 10 Stunden wurde ein steiler Abfall der Konzentration der o.g. Arzneistoffe bewirkt.

Von Kohle *gut gebunden* werden organisch apolare Stoffe und nicht ionisierte anorganische Substanzen.

> *Nicht adsorbiert werden*
> Säuren
> Laugen
> wasserunlösliche Stoffe
> dissoziierte Salze
>
> *Schlecht adsorbiert werden*
> Borsäure
> Blausäure
> Ethanol
> DDT
> Methanol
> β-Methyldigoxin
> Schädlingsbekämpfungsmittel

Dosierung

Kohle wird als Antidot häufig unterdosiert. Dies mag wohl u.a. an der geringen Dichte liegen. Ein Essöffel Kohlepulver wiegt nur 3,5 bis 6 g. Gaben von 3 bis 4 Esslöffel oder 30 Kohlecompretten bedeu-

Kohle

ten für Erwachsene eine klare Unterdosierung. In der Literatur findet man unterschiedliche Angaben. Sie reichen von 10 g (Daunderer) über 50 g (Mutschler u.a.) bis hin zu 50 bis 100 g (Seeger). Eine Dosierung von 0,5 bis 1,0 g/kgKG als Suspension, ggf. über Magensonde, erscheint sinnvoll.

Bei komatösen Patienten erfolgt alle 3 bis 6 Stunden eine Repetition von 10 bis 20 g über Sonde.

Für eine Antidottherapie im Rettungsdienst eignen sich nur Kohlepulver oder Granulat. In der von den Giftinformationszentralen empfohlenen Zubereitung Ultracarbon® sind pro Kunststoffflasche 50 g aktivierte Kohle enthalten. Das Behältnis wird mit Wasser zur Markierung bis 400 ml aufgefüllt. Die durch Schütteln gebildete Suspension wird oral oder über Sonde verabreicht. Da nach 24 bis 48 Stunden der Kohle-Gift-Komplex durch pH-Wert-Änderung und andere Einflüsse in den tieferen Darmabschnitten wieder gelöst wird, kann die Passagezeit mit Hilfe von Laxantien reduziert werden. Eine fixe Kombination sollte jedoch nicht erfolgen. Über Art und Sinn dieser Maßnahme liegen kontroverse Ergebnisse vor.

Die Gabe von *Sorbitol* zur Verkürzung der Darmpassage und zur Verbesserung des Geschmacks ist in der Literatur erwähnt. Dieser Alkohol wird nicht an Kohle gebunden. Die Normdosis liegt bei 1,5 g Sorbitol (35%). Sorbitol hat den Nachteil, dass durch die bakterielle Zersetzung gasförmige Stoffe entstehen und damit Blähungen auftreten können. Die Folge kann eine Überdehnung des Darms sein. Bei Überdosierung von Sorbitol können Exsikkose, Blutdruckabfall und Hyponatriämie auftreten. Die größte Gefahr ist jedoch in der Auslösung von Übelkeit zu sehen. Diese kann u.U. zu Erbrechen führen, das die Kohleverweildauer verkürzt.

Lediglich bei der fraktionierten Gabe kleinerer Mengen Kohle (20 g alle 6 Stunden über 1 bis 2 Tage) kann eine Beschleunigung der Darmpassage angezeigt sein. Dieses Verfahren wird beispielsweise bei Giften angewandt, die den enterohepatischen Kreislauf mehrfach passieren und so längere Zeit im Körper verbleiben würden oder eine besonders lange Halbwertzeit haben. Dies sind u.a. Amitryptilin, Digoxin, Theophyllin, Phenobarbital.

Kohle

Nebenwirkungen
- Keine

Kontraindikationen
Bei Verätzungen mit Säuren oder Laugen sollte Kohle nicht angewandt werden, da sie zum einen keine Bindungskapazität für diese Stoffgruppe aufweist und zum anderen die weitere Diagnostik erschweren könnte. Das schwarze Pulver überzieht bei einer Applikation die Speiseröhre, sodass bei einer Ösophagoskopie eventuelle Nekrosen übersehen werden.

Interaktionen
Der pharmakodynamische Effekt anderer oral applizierter Pharmaka kann durch die Adsorptionskapazität von Kohle vermindert werden.

Narcanti®

⇒ **404**

Zusammensetzung
Eine Ampulle zu 1 ml enthält 0,4 mg Naloxonhydrochlorid.
Eine Ampulle Narcanti pro infantibus®/Narcanti Neonatal® zu 1 ml enthält 0,04 mg.

Indikation
- Völlige oder teilweise Aufhebung opioidinduzierter, zentralnervöser Dämpfungszustände, insbesondere der Atemdepression. Blockiert werden Effekte von natürlichen Opioiden, synthetischen Narkotika, Fentanyl, Dextropropoxyphen, Methadon sowie Pentazocin.
- Als diagnostisches Instrument und Therapie bei Verdacht auf akute Opioidintoxikation.

Toxikologie von Opioiden
Als Vergiftungsquellen kommen neben Rauschdrogen wie Opium, Morphin und Heroin, Antitussiva vom Codeintyp oder stark wirksame Analgetika mit Morphingrundstruktur in Frage (siehe Kapitel Opioide Analgetika). Eine Nachfrage bei einer Giftinformationszentrale ergab, dass immerhin 2 % aller Anfragen akzidentelle Vergiftungen mit codeinhaltigen Hustensäften bei Kindern betreffen.
Bei einer Überdosierung mit Opioiden ergibt sich folgendes Vergiftungsbild:
- respiratorische Insuffizienz bis hin zum Atemstillstand,
- Zyanose,
- Miosis,
- keine Muskelreflexe,
- kalte Haut, niedrige Körpertemperatur,
- evtl. Koma.

Die Verengung der Pupillen sollte nicht als Leitsymptom angesehen werden, da bei einer ausgeprägten Hypoxie oder bei Mischintoxikationen mit Scopolamin eine Pupillenerweiterung eintritt.
Die atemdepressive Wirkung wird durch die Herabsetzung der Empfindlichkeit des Atemzentrums gegenüber der Kohlendioxidwandspannung bzw. der Wasserstoffionenkonzentration im Blut ausgelöst.

Narcanti®

Antidote

Die Reizschwelle des Atemzentrums wird heraufgesetzt. Diese unerwünschte Nebenwirkung tritt bereits bei Dosierungen auf, die unterhalb der therapeutischen Dosis liegen. Ab 50 mg Morphin wird die Atemfunktion wesentlich beeinflusst, ab 150 bis 200 mg ist eine tödliche Atemlähmung möglich. Hinsichtlich der Letaldosis bestehen große Unterschiede, da die Toleranzentwicklung eine große Rolle spielt. Morphinabhängige vertragen wesentlich größere Mengen als solche, die vorher die Droge nicht chronisch konsumiert haben. Interessant ist, dass Schmerzpatienten eine wesentlich größere Dosis erhalten müssen, um eine atemdepressive Wirkung zu erfahren, als solche, die schmerzfrei sind. Die Erklärung hierfür ist, dass das Symptom *Schmerz* einen Reiz auf das Atemzentrum ausübt und dieses stimuliert.

Der Beginn der Atemdepression ist eine langsame (bis zu 2- bis 4-mal pro Minute) und oberflächliche Atmung. Die Folge ist eine Hypoxie und damit eine periphere Zyanose. Neben dem zentralen Atemstillstand ist eine respiratorische Insuffizienz möglich. Hierbei kommt es wegen des erloschenen Hustenreflexes zu Sekretstauungen in den Atemwegen.

Wirkung

Naloxon verdrängt die Opiate kompetitiv als Antagonist von allen Opiat-Rezeptor-Subtypen und hebt alle zentralen und peripheren Effekte des Morphins auf:
- Analgesie,
- Atemlähmung,
- Sedierung,
- Miosis und
- herabgesetzte Reflexe.

Opioide bewirken eine reduzierte Acetylcholinfreisetzung, die durch Narcanti® ebenfalls teilweise aufgehoben wird.

Bei Analgetika, die eine vom Morphin stärker abweichende Grundstruktur aufweisen, den Opioiden jedoch pharmakologisch gleichwertig sind, ist die Giftwirkung zwar durch Naloxon aufhebbar, die hierfür erforderliche Dosis ist jedoch häufig höher.

Narcanti®

Zu dieser Substanzklasse zählen:
- Pentazocin,
- Dextropropoxyphen,
- Tilidin und
- Nefopam.

Da bei der akuten Alkoholintoxikation ebenfalls Opiat-Rezeptoren besetzt werden, untersucht man in klinischen Studien die Wirksamkeit von Narcanti®.

Dosierung

Bei bekannter oder vermuteter Opioid-Intoxikation erhalten Erwachsene initial 0,4 bis 2 mg Naloxon i.v, i.m. oder s.c.
Ein starres Dosierungsschema gibt es nicht.
Falls der erwünschte Grad der Antagonisierung und die Verbesserung der Atemfunktion nicht unmittelbar nach der ersten i.v.-Gabe erreicht wird, kann in Abständen von 2 bis 3 Minuten eine Repetition erfolgen. Wenn nach der Applikation von 10 mg Wirkstoff keinerlei Wirkung beobachtet wird, sollte die Diagnose einer opioidbedingten Vergiftung in Frage gestellt werden. Ausnahmen hiervon können Überdosierungen mit Buprenorphin oder hohe Dosen von agonist-antagonistisch wirkenden Opioiden sein.
Kinder erhalten 0,01 mg/kgKG, Repetitionen der gleichen Dosis sind möglich.
Cave: Halbwertzeit deutlich kürzer als die der Opiate!

Nebenwirkungen

Selbst bei einer Überschreitung der Dosis um das 100fache erzeugt Naloxon weder eine Analgesie noch eine Atemdepression.
Es können hingegen auftreten:
- zentralnervöse Störungen (Schwindel, Schwitzen, Tremor),
- Erbrechen,
- Tachykardie,
- Blutdruckanstieg und
- Auslösung von Entzugssymptomen bei bestehender Opiatabhängigkeit, sekundär damit kardiozirkulatorische Effekte.

Narcanti®

Deswegen ist der präklinische Einsatz sehr kritisch zu betrachten. Hiervon unberührt bleibt die Gabe bei Intoxikationen mit Opioiden (auch Codein), bei denen keine Abhängigkeit vorliegt.

Kontraindikationen
Risikoabschätzung bei bestehender Opiatabhängigkeit.

Inkompatibilitäten
Eine Mischung mit hochmolekularen oder alkalischen Lösungen muss vermieden werden.

Toluidinblau

 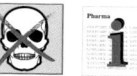

Zusammensetzung
Eine Ampulle zu 10 ml enthält 0,30 g Toloniumchlorid.

Indikation
Intoxikationen mit
- Nitraten, Nitrilen und aromatischen Aminen.
- Bei Überdosierung von 4-DMAP im Rahmen der Antidottherapie bei Cyanidvergiftungen oder anderen Methämoglobinbildnern (Aniline, Chlorate etc.).

Toxikologie der Giftstoffe siehe Wirkmechanismus von 4-DMAP.

Wirkung
Toluidinblau katalysiert die Reduktion von Methämoglobin, sodass wieder ein aktiver Sauerstofftransport möglich wird. Es wird deshalb bei Intoxikationen eingesetzt, die zu einer Oxidation des Hämoglobins führen (siehe auch Antidot 4-DMAP).

Dosierung
Initial 2 bis 4 mg Toluidinblau/kgKG streng und langsam i.v. (nicht zentralvenös), eine Repetition ist nach 30 Minuten möglich.

Nebenwirkungen
- Nach der Applikation kann der Eindruck entstehen, dass die durch Methämoglobinbildung ausgelöste Zyanose zunimmt. Dies ist jedoch nicht der Fall. Bei dem Wirkstoff handelt es sich um einen blauen Farbstoff, der durch die Verteilung in der Blutbahn diesen Effekt auslöst.
- Bei Überdosierung kann Erbrechen auftreten.
- Herzrhythmusstörungen.

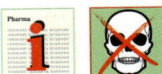

Spüllösungen bei Augenverätzungen

Verätzungen können durch Säuren, Laugen, Oxidations- und Reduktionsmittel, Chelatbildner oder einige Öle hervorgerufen werden. Die Stärke der jeweiligen Verätzung hängt einerseits von der Art (z.B. Säure oder Lauge), der Konzentration und der Temperatur des Ätzmittels und andererseits auch von der Dauer seiner Einwirkung ab.

Schweregrade von Verätzungen und Verbrennungen der Augen			
I	**II**	**III**	**IV**
Erosio	Erosio	Erosio	Erosio
Hyperämie	Ischämie > $1/3$	Ischämie > $1/2$	Ischämie > $3/4$
Regeneration	Chemosis	Chemosis	Dichte Hornhauttrübung
	Rezirkulation	Trübung	Ausgedehnte Nekrosen
	Regeneration	Ulkus	Epitheldefekte
		Vaskularisation	Flächenhafte Ulzerationen
		Proliferation	Fibrinexsudation auf Iris
		Narben	Katarakt, Glaukom

Bei Verätzungen des Auges bestimmt die Schnelligkeit und Effizienz der Spülung maßgeblich die Prognose des Patienten. Vor jeder Augenspülung muss unbedingt eine Lokalanästhesie erfolgen. Dazu wird die Lösung eines geeigneten Präparates (z.B. Proparakain® Augentropfen) auf das geschlossene Auge geträufelt. Sie unterkriecht das Lid und führt rasch zu einer Schmerzfreiheit. Erst so wird eine Spülung ermöglicht. Auch Lidocaininjektionslösung ist grundsätzlich möglich. Sie erfüllt zwar nicht die strengen Anforderungen, die an die Sterilität und den pH-Wert von Augenarzneien gestellt werden, aber die Rettung des Augenlichtes sollte im Vordergrund stehen.

Für eine Spülung stehen verschiedene Mittel zur Verfügung:
- Wasser,
- isotone Lösungen (0,9%-ige Kochsalzlösung, Ringerlösung),
- Phosphatpuffer,
- polyvalente Lösungen.

Augenspüllösungen sind im Vergleich zur gesunden Hornhaut meist isotonisch (0,4 Osmol/kg). Leitungswasser ist mit 0 Osmol/kg stark hypoosmolar, andere Substanzen wie Previn® sind hyperosmolar (0,8 Osmol/kg).

Spüllösungen bei Augenverätzungen

Niedrige Osmolaritäten bewirken durch Quellung der Hornhaut des Auges eine vergrößerte Diffusionsbarriere und dadurch einen niedrigeren Kammer-pH-Wert. Durch die Verdünnung des Ätzmittels wird in der Hornhaut ein physiologischer Druck erreicht. Lösungen ohne Pufferkapazität sollten möglichst hypoosmolar sein. Wasser ist NaCl 0,9% vorzuziehen. Eine lange Spüldauer mit einer isotonen Lösung eliminiert zwar den Ätzstoff, kann aber durch die Quellung zu Schädigungen des Epithelgewebes führen. Dadurch sind irreversible Störungen möglich.

Zurzeit gibt es kein Spülmedium, das hinsichtlich der Elektrolyte dem Milieu des Korneastromas angepasst ist. Ringerlaktatlösung wird vom Auge besser toleriert als eine physiologische Kochsalzlösung. Eine Ringerlaktatlösung ist gepuffert und somit wirksamer als eine Natriumchloridlösung.

pH-Wert, Osmolarität und Pufferkapazität des Kammerwassers, des Hornhautstromas und verschiedener Spülflüssigkeiten

	pH-Wert	Osmolarität	Pufferkapazität
Kammerwasser	7,4	304	0,0008
Hornhautstroma	7,4	420	0,0004
NaCl 0,9%	7,0	290	0,0002
Isogutt®	7,4	260	?
Ringerlaktat	5,0 bis 7,5	280 bis 309	0,00069
Previn®	7,4	816	0,02

Pufferlösungen (Isogutt®) sind in der Lage, ein Vielfaches ihrer Volumenmenge an Wasser zu ersetzen. Isotone Lösungen ohne Puffereffekt (Isogutt akut®) vermögen dies nicht.

Neuere polyvalente Lösungen wie Previn® sind erheblich wirksamer. Sie verfügen über einen ausgeklügelten Wirkmechanismus, der Ätzmittel aller Art neutralisiert und somit Schäden verhindert. Es stehen auch Zubereitungen für die Ganzkörperdekontamination zur Verfügung.

Ein weiterer Vorteil ist, dass auch fettlösliche Reizstoffe wie Pfefferspray damit aus dem Auge entfernt werden können.

Spüllösungen bei Augenverätzungen

Spüllösungen bei Augenverätzungen		
Präparat	Wirkstoff	Pufferwirkung
Isogutt®	Natriumdihydrogenphosphat 2H$_2$O 4,4 mg, Natriummonohydrogenphosphat 12H$_2$O 40,4 mg	ja
Isogutt akut®	Natriumchlorid 0,9 g/100 ml	nein
Ovulavnit®	Natriumdihydrogenphosphat 2H$_2$O 4,4 mg, Natriummonohydrogenphosphat 12H$_2$O 40,4 mg	ja
Previn®	Polyvalenter, adsorbierender Wirkstoff (Medizinprodukt)	ja
W.A.D. Augendusche®	Natriumchlorid 0,9 g/100 ml Wasser	nein

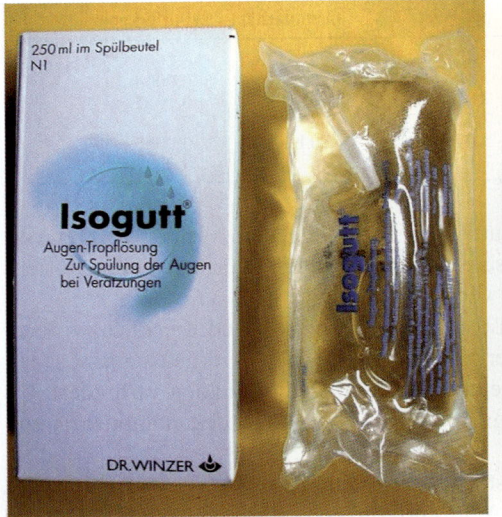
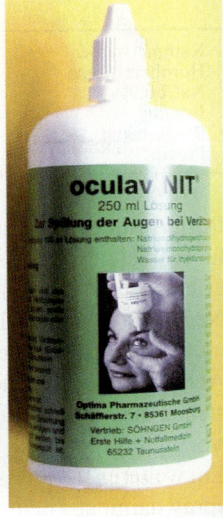

Isogutt® und Oculav NIT®: wirkungsvolle Pufferlösungen

Spüllösungen bei Augenverätzungen

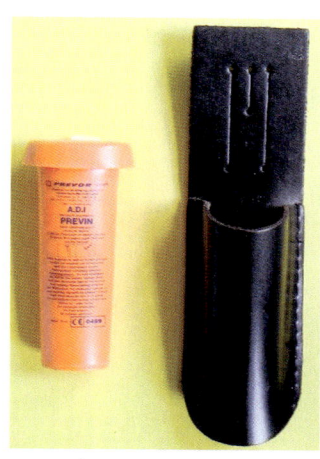

Previn®: der „Porsche" unter den Spüllösungen

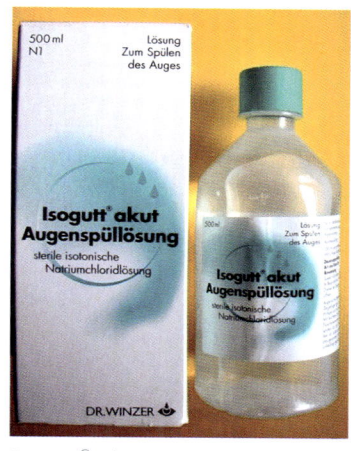

Isogutt® akut: neuer, aber nicht besser

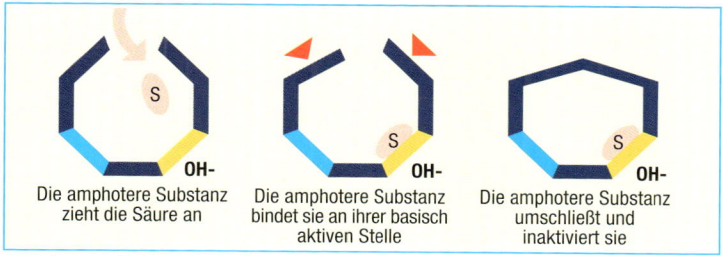

Die amphotere Substanz zieht die Säure an

Die amphotere Substanz bindet sie an ihrer basisch aktiven Stelle

Die amphotere Substanz umschließt und inaktiviert sie

Amphotere Substanz und Säuren

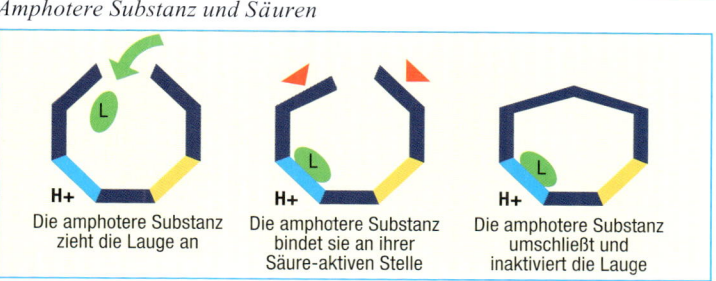

Die amphotere Substanz zieht die Lauge an

Die amphotere Substanz bindet sie an ihrer Säure-aktiven Stelle

Die amphotere Substanz umschließt und inaktiviert die Lauge

Amphotere Substanz und Laugen

Notizen

10. Sonstige Pharmaka

10.1 Übersicht

Die folgenden Arzneimittel lassen sich nicht in die zuvor besprochenen Gruppen einordnen, daher werden sie an dieser Stelle gesondert behandelt.

Metoclopramid wird bei Übelkeit und Erbrechen als Antiemetikum eingesetzt.

Clemastin wird als Antihistaminikum bei allergischen Reaktionen gegeben.

Präparat	Wirkstoff	Gruppe	Ph.- Info
Paspertin®	Metoclopramid	Antiemetikum	411
Tavegil®	Clemastin	Antiallergikum	416

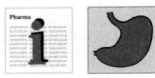

Paspertin®

Zusammensetzung
1 Ampulle zu 2 ml enthält 10 mg Metoclopramidhydrochlorid.
1 Filmtablette enthält 10 mg Metoclopramidhydrochlorid.
Weiterhin stehen Zäpfchen zu 10 und 20 mg sowie Saft zur Verfügung.

Indikation
Im Rettungsdienst wird Metoclopramid überwiegend gegen Übelkeit und Erbrechen angewendet. Übelkeit stellt lediglich ein Symptom dar, hinter dem sich unterschiedliche Krankheitsbilder verbergen können:
- Magen-Darm-Erkrankungen,
- Intoxikationen,
- Schädel-Hirn-Verletzungen,
- zerebrale raumfordernde Prozesse,
- Meningitis,
- Insolation,
- Herzinfarkt,
- Leber- und Nierenerkrankungen.

Neben der primären Linderung der Beschwerden ist es Therapieziel, durch eine Diagnose die Grunderkrankung zu therapieren. Auch Medikamente, wie beispielsweise Opiate, können zu Übelkeit führen. Um diese unerwünschte Wirkung abzuschwächen, ist eine kombinierte Gabe möglich.

Weiterhin wird der Wirkstoff bei Motilitätsstörungen des oberen Magen-Darm-Traktes (z.B. bei Entzündung der Magenschleimhaut, Refluxösophagitis, Pylorusstenose) eingesetzt.

Wirkung
- Metoclopramid wirkt an zentralen Dopaminrezeptoren agonistisch und zeigt eine peripher cholinerge Aktivität.
- Die antiemetische Wirkung beruht auf einem zentralen Angriffspunkt am Hirnstamm, wo sich das Brechzentrum befindet (Chemorezeptoren – Triggerzone des Brechzentrums). Dort führt Metoclopramid zu einer Hemmung dopaminerger Neurone.

Paspertin® ⇒ 411

- Eine weitere Hauptwirkung ist die Beschleunigung der Magenentleerung und der Dünndarmpassage. Die Motilitätssteigerung wird zum Teil ebenfalls von übergeordneten Zentren gesteuert, gleichzeitig spielt aber auch ein peripherer Wirkungsmechanismus über eine Aktivierung postganglionärer cholinerger Rezeptoren und möglicherweise eine Hemmung dopaminerger Rezeptoren des Magens und Dünndarms eine Rolle.

Chemisch betrachtet ist Metoclopramid mit einigen Neuroleptika verwandt, woraus sich auch seine Nebenwirkungen erklären.

Die Halbwertzeit beträgt 2,5 bis 4,5 Stunden, die Ausscheidung erfolgt über die Nieren. Bei der i.v.-Gabe hält die Wirkung am Darm 20 bis 40 Minuten an, die Magenentleerung wird etwa 3 Stunden beeinflusst, und die antiemetische Wirkung bleibt noch länger bestehen.

Dosierung

Injektionslösung: Erwachsene und Jugendliche 1- bis 3-mal täglich 2 ml Injektionslösung (= 1 Ampulle).
Bei Kindern unter 14 Jahren beträgt die Dosierung 0,1 mg/kgKG, die maximale Tagesdosis 0,5 mg/kgKG.
Bei eingeschränkter Nierenfunktion Dosisreduktion.

Nebenwirkungen

Durch den dopaminantagonistischen Effekt im ZNS kann es zu extrapyramidalen Symptomen kommen. Diese Dyskinesien äußern sich u.a. in unwillkürlichen, krampfartigen Bewegungen, Nackensteifigkeit, Kieferklemme und Schiefhals. Besonders bei Kindern und Jugendlichen ist die Gefahr dieser Nebenwirkung und die Möglichkeit, generalisierte Krämpfe auszulösen, höher. Vor einer unkritischen Anwendung in dieser Altersgruppe sei ausdrücklich gewarnt! Das dyskinetische Syndrom kann durch Gabe von Biperiden (Akineton®) unterbrochen werden.

Bei länger dauernder Anwendung kann es wegen des Ausfalls der dopaminergen Hemmung der Prolaktinsekretion zur Erhöhung der Prolaktinkonzentration im Serum kommen. Dies führt u.a. zum Milchfluss, der auch bei Männern beschrieben worden ist. Als

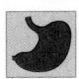

Paspertin®

Nebenwirkungen können Müdigkeit, Kopfschmerzen, Schwindel, Angst, Ruhelosigkeit und Durchfall nach Metoclopramid auftreten. Vereinzelt wird, vorwiegend bei Kindern, ein dyskinetisches Syndrom beobachtet.
Bei Überdosierung können Somnolenz, Verwirrtheit, Reizbarkeit, Unruhesteigerung, Krämpfe, extrapyramidalmotorische Störungen, Störungen der Herz-Kreislauf-Funktion mit Bradykardie und Blutdruckanstieg bzw. -abfall auftreten. Müdigkeit, Abgeschlagenheit und Nervosität können in bis zu 10% der Fälle auftreten.
Bei Jugendlichen und bei Patienten mit schwerer Niereninsuffizienz, bei denen die Ausscheidung des Metoclopramids eingeschränkt ist, ist besonders auf unerwünschte Wirkungen zu achten und bei deren Auftreten das Mittel sofort abzusetzen.

Kontraindikationen
Metoclopramid darf nicht angewendet werden bei
- mechanischem Darmverschluss,
- Darmdurchbruch und Blutungen im Magen-Darm-Bereich,
- Epileptikern und Patienten mit vermehrter Krampfbereitschaft (extrapyramidalmotorische Störungen),
- Geschwulst des Nebennierenmarks (Phäochromozytom).
- Bei Neugeborenen, Säuglingen und Kleinkindern bis zu 2 Jahren sowie während der Stillzeit ist Metoclopramid nicht angezeigt.
- Älteren Kindern und schwangeren Frauen soll Paspertin® nur bei strenger Indikation gegeben werden.

Interaktionen
Anticholinergika können die Wirkung von Metoclopramid vermindern. Metoclopramid sollte nicht gleichzeitig mit Phenothiazinen, trizyklischen Antidepressiva, Sympathomimetika und MAO-Hemmern gegeben werden, da dadurch die Gefahr extrapyramidaler Reaktionen erhöht wird.
Metoclopramid oral gegeben kann die Resorption von anderen Stoffen beeinflussen. Paracetamol, Alkohol und einige Antibiotika werden besser, Digoxin und Cimetidin schlechter aufgenommen.

Paspertin® ⇒ 411

Inkompatibilitäten
Der Wirkstoff ist unverträglich mit alkalischen Infusionslösungen und darf mit diesen nicht gemischt werden.

Tavegil®

Zusammensetzung
1 Ampulle zu 5 ml enthält 2 mg Clemastin.

Indikation
- leichte allergische Reaktionen.

Wirkung
- antiallergisch,
- juckreizstillend,
- gefäßabdichtend,
- zentral sedierend und bronchodilatatorisch.

Antihistaminika hemmen die Wirkung des Gewebehormons Histamin, das u.a. bei allergischen Reaktionen freigesetzt wird. Das Hormon wird in Mastzellen gespeichert und aus diesen durch einen Reiz freigesetzt. Ähnlich dem Adrenalin und Noradrenalin besetzt es unterschiedliche Bindungsstellen. Man differenziert in H_1- und H_2-Rezeptoren.

Clemastin hemmt als Antagonist kompetitiv alle H_1-Wirkungen des Histamin, insbesondere die Konstriktion der glatten Muskulatur (Bronchien etc.) und die Permeabilitätserhöhung im Bereich der Venolen (Quaddelbildung bei Allergien). Da die Wirkung auf den Kreislauf wesentlich komplexer ist und auch H_2-Rezeptoren daran beteiligt sind, kommt es hier nur zu einer partiellen Beeinflussung. Fast alle H_1-Antihistaminika besitzen eine zentral dämpfende Wirkkomponente, die in manchen Fällen als (erwünschte) Hauptwirkung, in anderen als (unerwünschte) Nebenwirkung anzusehen ist.

Antihistaminika können bei bestimmten Pharmakotherapien vorbeugend eingesetzt werden, um allergische Reaktionen zu vermeiden. Gegen Allergien besitzen Antihistaminika keine Sofortwirkung, da lediglich die Histaminrezeptoren blockiert werden, die nicht bereits besetzt sind. Das aktive Histamin muss also erst abgebaut werden, um Platz für das antiallergische Arzneimittel zu schaffen.

Tavegil®

 ⇒ 416

Wirkungen des Histamin	Rezeptor
Dilatation der Koronargefäße	H_1 / H_2
Steigerung der Herzfrequenz	H_2
Steigerung der Kontraktilität	H_2
Permeabilitätserhöhung der Venolen	H_1
Bronchokonstriktion	H_1
Gefäßvasodilatation	H_1 / H_2
Blutdrucksenkung	H_1 / H_2
Kontraktion der glatten Muskulatur	H_1
Zunahme der Magensaftsekretion	H_2

Histamin wirkt an den Arteriolen etwa 500- bis 1.000-mal stärker dila-tierend als Acetylcholin. Neben der eigenen Kreislaufwirkung bewirkt das Hormon eine endogene Katecholaminfreisetzung. Viele Substanzen können eine Histaminfreisetzung und somit allergische Reaktionen auslösen: Dextrane, Suxamethonium, Morphin, Thiopental u.a.

Dosierung
1 - 1^1/$_2$ Amp. (= 2 bis 3 mg) langsam i.v.

Nebenwirkungen
- Sedierung,
- Tachykardie, Schwindel,
- Mundtrockenheit.

Bei Medikamentenüberdosierung (Suizide sind nicht selten) kommt es zu tonisch-klonischen Krämpfen, zentralnervösen Störungen mit Halluzinationen und anticholinergen Symptomen (ähnlich der Atropinvergiftung) wie Flush, Mundtrockenheit, Fieber, starren Pupillen etc. Einige Präparate sind kardiotoxisch und können lebensbedrohliche Rhythmusstörungen auslösen.

Interaktionen
- zentral dämpfende Pharmaka,
- Alkohol (Wirkungsverstärkung).

11. Infusionslösungen

Der englische Arzt Thomas Latta verabreichte bereits 1831 Choleraerkrankten bis zu 10 Liter einer intravenösen Salzlösung und konnte sie retten. Im Resümee seiner ersten Veröffentlichung wies er darauf hin, dass der Misserfolg der Infusionstherapie seiner Überzeugung durch folgende Faktoren bedingt war:
- das verabreichte Flüssigkeitsvolumen war zu gering,
- der Zeitpunkt der therapeutischen Maßnahmen erfolgte zu spät,
- die Grunderkrankung des Patienten war so schwerwiegend, dass eine Infusionstherapie ohne Erfolg blieb.

Aus heutiger Sicht hat dies immer noch Gültigkeit.

In Abhängigkeit von der zu verabreichenden Menge unterscheidet man Injektions- und Infusionslösungen: Behälter mit 100 ml oder weniger sind Injektionslösungen, Behälter mit 100 ml oder mehr sind Infusionslösungen.

Infusionen werden aus unterschiedlichen Gründen angewendet:
- Stabilisierung des intravasalen Volumens → Sicherung des extrazelluläre Volumens,
- Stabilisierung des Blutdrucks,
- Sicherstellung einer ausreichenden Diurese → Aufrechterhaltung der Nierenfunktion,
- Verbesserung der Mikrozirkulation,
- Verbesserung der Fließeigenschaften des Blutes,
- Verbesserung des Sauerstofftransportes.

60 bis 75% das Körpergewichtes eines Menschen besteht aus Wasser. Das prozentuale Verhältnis ist abhängig vom Alter und vom Geschlecht. Bei Kindern ist der Anteil mit 75% am größten. Männer haben mit 60% mehr Wasser als Frauen (50%). Die Gesamtkörperflüssigkeit kann weiter in den Intrazellularraum (IZR) und den Extrazellularraum (EZR) unterteilt werden. Daneben existiert sozusagen ein virtueller Bereich, der „third space" (dritter Raum). Dieser entzieht sich jedoch den Regulationsmechanismen

des Wasser-Elektrolyt-Haushaltes und ist deshalb von untergeordneter Bedeutung. Das Augenkammerwasser, der Liquor und das Magen-Darm-Sekret stellen u.a. diesen dritten Raum dar.
Das wässrige Milieu des Intrazellularraumes ist der „Tummelplatz" für Stoffwechselvorgänge. Nur wenn der IZR intakt und ausreichend gefüllt ist, ist ein funktionierender Zellstoffwechsel sichergestellt.
Wasser ist als Transport- und Lösungsmittel für Arzneistoffe, Nährstoffe, Atemgase außerhalb der Zelle zuständig. Der Extrazellularraum besteht aus dem Intravasalraum in den Blutgefäßen und dem interstitiellen Raum. Letzter wird auch als Interstitium bzw. Zwischenzellraum bezeichnet. In der Flüssigkeit des Interstitiums sind alle für die Zelle notwendigen Salze und Nährstoffe enthalten.
Der intravasale Raum entspricht dem Raum in den Blutgefäßen, das darin enthaltene Wasser dem Plasmawasser.

11.1 Kompensationsmöglichkeiten

Im Körperwasser sind Salze in Form von Ionen gelöst. Sie werden auch als Elektrolyte bezeichnet. Wird das Gleichgewicht, die so genannte Homöostase, der Elektrolyte gestört, kann es zu Störungen der Körperfunktion kommen. Die Skelettmuskulatur, das Herz und die Niere sind von Ionen und so genannten Ionenpumpen abhängige Organsysteme. Natrium ist das wichtigste Ion im Extrazellularraum. Von seiner Konzentration hängt die Verteilung der zugeführten Infusion in die verschiedenen Räume ab.
Ein Konzentrationsgefälle kann auch mit Hilfe der Osmose ausgeglichen werden. Dabei „kommunizieren" zwei Räume miteinander, die durch eine semipermeable (halbdurchlässige) Membran getrennt sind. Diese Membran lässt nur bestimmte Stoffe passieren, beispielsweise Wassermolekühle. Stoffe mit anderen Eigenschaften wie Ladung oder Molekühlgröße wie z.B. Eiweißmolekühle prallen an der Barriere ab. Bei der Osmose wird ein Konzentrationsgefälle durch Wanderung des Lösungsmittels (Wasser) vom Ort niedriger Konzentration zum Ort höherer Konzentration ausgeglichen.

Infusionslösungen

Der osmotische Druck ist definiert durch die Anzahl aller Ionen und anderer molekularer Bestandteile in einer Lösung. Seine Maßeinheit ist das milliosmol (mosm) und beträgt beim Plasma in etwa 280 mosm/l. Alle Lösungen, die den gleichen osmotischen Druck wie das Blutplasma besitzen, werden als isoosmolar bezeichnet. Lösungen mit höherer Osmolarität sind hyperosmolar und solche mit niedriger Osmolarität hypoosmolar.

Die Verteilung der Flüssigkeiten wird außerdem mit Hilfe des kolloid-osmotischen oder onkotischen Druckes beeinflusst. Die Wasserbindungsfähigkeit der gelösten Eiweiße beeinflusst diesen Faktor. Eiweiße werden in der überwiegend von der Leber gebildet oder über den Darm resorbiert und ins Blut abgegeben. Sie können die Blutbahn unter physiologischen Bedingungen nicht verlassen und binden zusätzlich Flüssigkeit an sich. Bei Mangelernährung oder Lebererkrankungen kann es deshalb zu Ödemen kommen. Bei intravasalem Eiweißmangel versickert Flüssigkeit im Interstitium.

Die Verteilung einer Lösung ist u.a. abhängig vom Natriumgehalt. Entspricht die Natriumkonzentration der Infusionslösung dem des EZR, kann die Lösung nicht in den IZR gelangen. Sie verteilt sich dann zu gleichen Teilen im intravasalen Raum und im Interstitium. Soll das Wasser auch in die Zelle gelangen, muss die gegebene Lösung eine Na-Konzentration unter der des EZR besitzen.

Bei Volumenverlusten von etwa 30-40% des Gesamtblutvolumens reicht es, das Plasmavolumen zu ersetzen. Dazu wird eine Vollelektrolytlösung mit makromolekularen Substanzen verwendet (Gelafundin, Hemohes). Bei Verlusten von über 40% muss meist zusätzlich auf klinische Bluttransfusionen zurückgegriffen werden.

	Kinder	Frauen	Männer
Gesamtkörperflüssigkeit	75%	50%	60%
IZR (Intrazellularraum)	48%	30%	40%
EZR (Extrazellularraum)	27%	20%	20%
Interstitium	22%	16%	15%
Intravasal	5%	4%	5%

Variationen der Flüssigkeitsräume

11.2 Plasmaersatzmittel

Bei akuten, absoluten oder relativen Volumenmangel im Gefäßsystem sollte ein ideales Plasmaersatzmittel die gestörte Hämodynamik und die Mikrozirkulation möglichst rasch wieder normalisieren. Es sollte so lange im Körper verbleiben und wirken, bis körpereigene Regulationsmechanismen zur Stabilisierung des Kreislaufs greifen. Nach verrichteter Arbeit sollte das Pharmakon unter minimaler Belastung des Stoffwechsels vollständig metabolisiert und ausgeschieden werden. Wie bei allen Medikamenten gibt es eine Lösung, die alle Anforderungen erfüllt, nicht. Dennoch haben gerade in der letzten Zeit innovative Verbesserungen dazu beigetragen, diese Mittel zu optimieren.

Die eingesetzten Mittel unterscheiden sich in ihrer chemischen Zusammensetzung, die u.a. auch die Verweildauer im Körper und das Nebenwirkungspotenzial bestimmt.

	6% HES 450/0.7 „Hetastarch"	6/10% HES 200/0.5 „Pentastarch"	Gelatine	Dextran 40/60	Albumin 5/20%
Volumeneffekt	ca. 100%	ca. 100/145%	ca. 60-70%	ca. 200/100%	ca. 100/300%
Effektive Wirkungsdauer	ca. 12 h	ca. 6 h	ca. 1-2 h	ca. 4/8 h	ca. 1-3 h
Plateaueffekt	ca. 8 h	ca. 3-4 h	keinen	keinen	keinen
Maximal-Dosierung (empfohlen)	20 ml/kgKG/Tag ~ 1.500 ml	33/20 ml/kgKG/Tag ~ 2.500/1.500 ml	–	15 ml/kgKG/Tag ~ 1.000 ml	~ 1.500/300 ml
Kumulation im Plasma	++	+	0	++	0
Gewebe-einlagerung	++	+	(+)	+	(0)
Kapilläres Leck/Ödeme	+	+	++	?	+++
Einfluss auf Gerinnung	++	+	(+)	+++	0
Rohstoff	pflanzlich	pflanzlich	Rind	pflanzlich/Bakterien	human
Allergierisiko	+	+	+++	+++	+
Verfügbarkeit	unbegrenzt	unbegrenzt	unbegrenzt	unbegrenzt	limitiert
Lagerungs-bedingungen	sehr stabil	sehr stabil	stabil (Cave: < 15 C)	stabil	instabil (Kühlschrank)
Kompatibilität	hoch	hoch	gering (Ca++)	?	hoch

Eigenschaften gängiger Plasmaersatzmittel

11.3 Kristalloide Infusionslösungen

Die Elektrolytkonzentration einer Vollelektrolytlösung kommt der des Blutplasmas am nächsten. Diese Lösungen sind ein universeller Ersatz für extrazelluläre Flüssigkeit und werden als Trägerlösung für Medikamente verwendet. Extrazellulärflüssigkeit enthält jedoch zusätzlich auch Bikarbonat. Würde dies der Lösung bereits bei der Herstellung zugemischt werden, ergeben sich Stabilitätsprobleme. Als Ersatz kann eine Vollelektrolytlösung Acetat oder auch Laktat enthalten. Beide Stoffe kann der Körper in Bikarbonat umwandeln. Vollelektrolytlösungen werden schnell und unverändert über die Niere ausgeschieden. Deshalb ist der Volumeneffekt nur gering. Vorteilig ist jedoch, dass wegen der plasmaähnlichen Zusammensetzung keine allergischen Reaktionen auftreten.

Kristalloide sind Elektrolytlösungen, die frei durch die Kapillarmembranen diffundieren und daher nur zu ca. $1/3$ im Gefäßsystem bleiben.

Indikation
- isotone und hypotone Dehydratation,
- Trägerlösung für Elektrolytkonzentrate und kompatible Medikamente,
- primärer Volumenersatz bei Plasmaverlusten und Verbrennungen,
- Flüssigkeitsersatz bei ausgeglichenem Säure-Basen-Haushalt und bei leichter Azidose (Ringer-Lakat-Lösung),
- leichte metabolische hypochlorämische Alkalose (Ringer-Lösung).

Wirkung
- Normalisierung extrazellulärer Wasser- und Elektrolytverluste.
- Die Volumenwirkung: 30 bis 40 Minuten.
- Der Volumenersatz mit Kristalloiden erscheint nur dann sinnvoll, wenn sie zusammen mit Kolloiden bei einer vorbestehenden Dehydratation den Extrazellularraum auffüllen sollen.

Dosierung
- 2,5 ml/kgKG pro Stunde

Kontraindikation
- Überschuss an den in der Lösung vorhandenen Ionen. In der Notfallmedizin ist dies jedoch nicht relevant, da nicht feststellbar.

Interaktion
- Oxalathaltige Lösungen (Tutofusin®), phosphat- und carbonathaltige Lösungen führen mit Kalzium zur Ausfällung.

		Ringer-Lösung® pfrimmer (Baxter)	Ringer-Laktat-Lösung® (Baxter)	Jonosteril® (Fresenius)	Sterofundin® (Braun)
Elektrolyte in mmol/l	Kationen				
	Calcium	2	1,85	1,65	2,5
	Magnesium	–	–	1,25	1
	Kalium	4	5,4	4	4
	Natrium	147	130	137	140
	Anionen				
	Acetat	–	–	36,8	–
	Chlorid	156	112	110	106
	Lactat	–	27	–	45
Indikation		• Trägerlösung für Medikamente • Offenhalten von Zugängen • Flüssigkeits- und Elektrolytverluste • kurzfristiger intravasaler Volumenersatz			
Wirkung		• Ersetzen Flüssigkeit und Elektrolyte im Extrazellularraum			
Nebenwirkungen		• Ödeme (Verschiebung in den interstitiellen Raum) • Überwässerung (Gefahr der kardialen Dekompensation)			
Kontraindikationen		• Hyperhydratation • Herzinsuffizienz • Myocardinfarkt v.a. bei größeren Infusionsmengen			

11.4 Kolloide Infusionslösungen

Kolloide Plasmaersatzmittel enthalten Eiweiße, die zu einer allergischen Reaktion führen können. Deshalb ist es besonders zu Beginn der Applikation wichtig, auf Anzeichen einer solchen Reaktion zu achten. Quaddelbildung, Juckreiz, Tachykardie, Bronchospasmus und Blutdruckabfall sind Anzeichen dafür.

In der präklinischen Notfallmedizin werden folgende Plasmaersatzmittel eingesetzt:
- gelatinehaltige Volumenersatzmittel,
- Hydroxyäthylstärke (HAES),
- Small-volume Resuscitation.

Hydroxyäthylstärke

Hydroxyäthylstärke (HAES) wird aus Wachsmaisstärke oder Amylopektin hergestellt und ist in verschiedenen Modifikationen verfügbar. Die Molekülgrößen und das Molekulargewicht können sich unterscheiden. Die Wirkdauer von HAES wird von der Aktivität der Serum-Amylase bestimmt, das die Infusionslösung intravasal abbaut und anschließend renal ausscheidet. Die Volumenwirkung ist nicht größer, wenn auch die Molekülgröße groß ist. Viele kleinere Moleküle erzielen eine deutlich bessere Volumenwirkung als wenige große Moleküle.

Das neuere Voluven® ist eine Modifikation von HAES und besitzt in zahlreichen Studien Vorteile gegenüber dem herkömmlichen HAES® 6%.

Vorteile von Volufen®
- besser verträglich,
- höhere Wasserbindungskapazität,
- praktische keine Höchstdosis (bei HAES® 6% ca. 30-40 ml/kg KG/Tag),
- äquivalente Kosten.

Indikation
- Therapie und Prophylaxe von Volumenmangel (Hypovolämie) und Schock beispielsweise nach Operationen, Verletzungen, Infektionen, Verbrennungen und therapeutische Blutverdünnung (Hämodilution) bei Mikrozirkulationsstörungen.

Wirkungen

- Auffüllung des Gefäßsystems bei Blut- und Plasmaverlusten oder relativer Hypovolämie,
- je nach Konzentration, Molekulargewicht und Substitutionsgrad wird ein initialer Volumeneffekt von 0,9 bis 1,5 erreicht,
- Plasmahalbwertzeit: 3 bis 6 Stunden.

Dosierung

- Im Bedarfsfall zuerst Druckinfusion von 500 ml.

Nebenwirkung

- anaphylaktoide Unverträglichkeitsreaktionen (ca. 0,1%). Es werden erheblich weniger schwere Zwischenfälle verursacht als bei Gelatinepräparaten oder Dextranen.

Präparat	Substanz	MW	K [g/l]	Natrium [mmol/l]	Chlorid [mmol/l]	Calium [mmol/l]
Rheomacrodex® 10% (Pharmalink)	Dextran	40.000	100	154	154	
Macrodex® 6% (Pharmalink)	Dextran	60.000	60	154	154	
Haemaccel® 35 (Hoechst)	Polygelin (Gelatinderivat)		35	145	145	6,25
Gelafundin® 4% (Braun)	Gelatinepoly-succinat		40	154	154	
Haemofusin® 6% (Baxter)	Hydroxyethyl-stärke	200.000	60	154	154	
HAES-steril® 6% (Fresenius)	Hydroxyethyl-stärke	200.000	60	154	154	
HAES-steril® 10% (Fresenius)	Hydroxyethyl-stärke	200.000	100	154	154	
Hemohes® 6% (Braun)	Hydroxyethyl-stärke	200.000	60	154	154	
Voluven® (Fresenius)	Hydroxyethyl-stärke	130.000	60	154	154	
Human Albumin 20% (Immuno)	Humanes Plasmaprotein		200	120	120	

Infusionslösungen

Wirkstoff	Präparat ®	Verweildauer in h
H S 40.000 6%	Expafusin Onkohäs	2
H S 20.000 6%	Elohäst HAES-steril 6	4
H S 200.000 10 %	HAES-steril 10	6 bis 8
H S 450.000 6%	Plasmasteril	6 bis 8

Kontraindikationen
- Hyperhydratationszustände,
- Hypervolämie,
- schwere hämorrhagische Diathesen,
- Nierenversagen mit Oligurie und Anurie,
- schwere stauungsbedingte Herzinsuffizienz,
- kardiogener Schock,
- Frühschwangerschaft,
- Stärkeallergie.

Interaktion
- Expafusin® mit oxalathaltigen Lösungen.

11.5 Small-volume Resuscitation

Einem Zufall ist es zu verdanken, dass die Methode der Small-volume Resuscitation als Therapieoption zur Verfügung steht. Eine englische Krankenschwester hat versehentlich einem Trauma-Patienten eine 7%-ige Kochsalzlösung anstatt einer isotonischen infundiert. Die Tatsache, dass sich der Zustand des Patienten verbesserte führte dazu, diese Methode zu untersuchen und zu optimieren.

Das Prinzip der neuartigen Volumentherapie basiert auf einer Infusionslösung, die 7 bis 7,5%-ige Kochsalzlösung und 6 bis 10%-ige Dextran- oder HAES-Lösung enthält. Die Erste ist hyperosmolar, die Zweite hyperonkotisch.

Dies hat u.a. folgende Vorteile:
- sofortiger Volumeneffekt,
- Steigerung des HZV, der Vorlast und des systemischen arteriellen Druckes,
- Wiederherstellung der mikrovaskulären Durchblutung,
- Verminderung der Leukozytenadhärenz am Endothel,
- Verbesserung des zerebralen Blutflusses (zerebroprotektiv?),
- Verbesserung der Organfunktion.

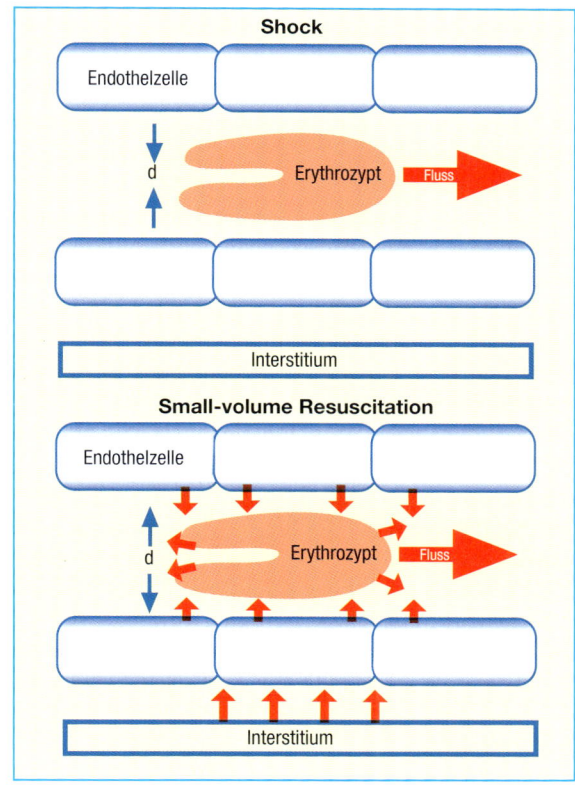

Endogene Flüssigkeitsverschiebung durch osmotischen Gradienten

200 ml HyperHAES®-Lösung beispielsweise ersetzen 1.000 ml Volumen im Intravasalraum. Es kommt somit zu einem schlagartigen Volumeneffekt. Wichtig dabei ist, dass die Gabe von Volumen vor allen weiteren Maßnahmen erfolgt. Dabei gilt die Regel: Katecholamine sind kein Ersatz für Volumen, und Blutfluss ist nicht Blutdruck.

Dosierung:
- 4 ml kg KG i.v., am besten als Druckinfusion innerhalb von 2 bis 5 Minuten (etwa 250 ml bei Erwachsenen).
- Die Gabe erfolgt als einmalige Bolusinfusion.

Gerade bei schwerst traumatisierten Patienten stößt die bisher übliche Volumentherapie an ihre Grenzen. Selbst wenn sich die hämodynamischen Parameter stabilisieren lassen, kommt es infolge von Mikrozirkulationsstörungen zum Multiorganversagen. Das Endothel verliert seine Barrierefunktion, es kommt zu ausgedehnten Permeabilitätsstörungen, dem so genannten kapillären Leck. Die Small-volume Resuscitation erhöht schlagartig die Osmolarität des Plasmas. Die Folge ist ein hoher osmotischer Gradient zwischen Intra- und Extravasalraum und den Zellmembranen. Das 2- bis 4fache des infundierten Volumens strömt aus dem interstitiellen Raum nach intravasal. Kurzfristig, aber hoch effizient leiht sich der Körper jetzt Volumen aus, ohne dabei sein „Flüssigkeitskonto" zu überziehen.
Die „golden hour" der Notfallsituation wird effizient genutzt und Mikrozirkulationsstörungen entgegengewirkt. Die Gabe sollte so rasch wie möglich am besten als Druckinfusion erfolgen. Über 2 bis 5 Minuten werden einmalig 4 ml/kgKG intravenös verabreicht. Sowohl präklinisch als auch in der operativen Medizin könnte diese Therapieform neue Maßstäbe setzen. Der Anwender sollte jedoch über Erfahrungen verfügen, damit er die Small-volume Resuscitation zum Mittel der 1. Wahl beim hypovolämischen Schock macht.

Nebenwirkung
- anaphylaktische Reaktionen (selten).

	HyperHAES® (Fresenius)
Hydroxyethylstärke (g)	60
Natrium (mmol/l)	1.232
Chlorid (mmol/l)	1.232
pH-Wert	3,5 bis 6,0
Osmolarität (mosm/l)	2.464
Substitutionsgrad	0,4 bis 0,55
Indikation	Small-volume Resuscitation bei hypovolämischem Schock
Wirkung	Mobilisierung von Volumen aus dem Intrazellulärraum und dem Interstitium
Nebenwirkungen	anaphylaktische Reaktion evtl. zerebrale Blutung evtl. zentrale pontine Myelinolyse
Kontraindikationen	Herzinsuffizienz, Anurie, Schwangerschaft, Dehydratation

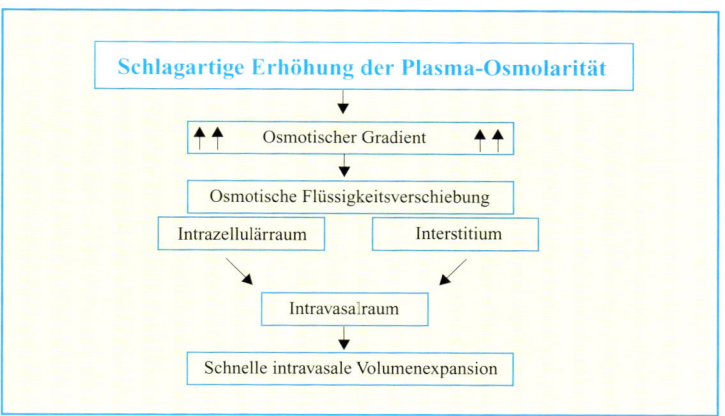

Kontraindikationen

Risikoabschätzung bei:
- Gerinnungsstörungen,
- Herzinsuffizienz,
- Nierenversagen mit Anurie,
- Schwangerschaft.

11.6 Gelatinehaltige Plasmaersatzmittel

Dextrane und Gelatine werden wegen häufig auftretender allergischer Reaktionen nur noch sehr zurückhaltend eingesetzt.

Indikation
- Hypovolämie, Volumenmangelschock.

Wirkung
- Auffüllung des Gefäßsystems bei Blut- und Plasmaverlusten bzw. relativer Hypovolämie. Gelatinepräparate haben einen Volumeneffekt von 0,8 (Oxypolygelatine) bzw. 0,7 (Polygeline und partiell hydrolysierte Gelatine).
- Plasmahalbwertzeit: zwei bis vier Stunden.

Nebenwirkungen
- Anaphylaktische Reaktionen
  Die Häufigkeit anaphylaktischer Zwischenfälle nach Gelatinelösungen ist je nach Modifikation des Präparats sehr unterschiedlich (0,05 bis 10%). Sie treten in der Regel am Beginn der Infusion und in Abhängigkeit von der Infusionsgeschwindigkeit auf.
- Bei großen Infusionsmengen kann eine Hypokalzämie auftreten.

Kontraindikationen
- Hyperhydratationszustände,
- Hypervolämie,
- schwere Herzinsuffizienz,
- kardiogener Schock,
- Gelatineallergie.

Interaktionen
- Die Beeinflussung klinisch-chemischer Untersuchungen ist möglich.
- Das Polygelinepräparat Haemaccel® 35 enthält 6,25 mmol Kalzium/l. Zitratblut kann durch Rekalzifizierung gerinnen.

			Jonosteril® HD5 (Fresenius)	Sterofundin® HEG-5 (Braun)	Tutofusin® H G5 (Baxter)	Kochsalz 0,45 mit Glukose 5% (Braun)
Elektrolyte in mmol/l	Kationen	Calcium	0,82	1,25	1,25	–
		Magnesium	0,62	0,5	0,75	–
		Kalium	2	2	2,5	–
		Natrium	68,5	70	70	77
	Anionen	Acetat	–	–	–	–
		Chlorid	73,4	66	76,5	77
		Lactat	–	–	–	–
Anwendungsgebiete			• Trägerlösung für Medikamente • Offenhalten von venösen Zugängen			
Wirkung			• Verteilung der Flüssigkeit sowohl im EZR als auch im IZR			
Nebenwirkung			• Ödeme durch Verschiebung in den interstitiellen Raum • Überwässerung (mit Gefahr der kardialen Dekompensation)			
Kontraindikation			• Hyperhydratation • Herzinsuffizienz • Myocardinfarkt v.a. bei größeren Infusionsmengen • SHT			

Halbelektrolytlösungen

Von Halbelektrolytlösungen spricht man, wenn diese nur etwa 50% der Natriumkonzentration des Plasmas enthalten.

Da die Natriumkonzentration niedriger als die Plasmakonzentration ist, kann nun auch ein Teil des Wassers in den Intrazellulärraum gelangen.

11.7 Osmodiuretika

Osmodiuretika wie Mannit werden im proximalen Tubulus der Niere in das Tubuluslumen filtriert, jedoch nicht mehr rückresorbiert. Außerdem binden sie große Mengen Wasser. Dadurch kann in relativ kurzer Zeit dem Körper Volumen entzogen werden. Die Folge ist u.a.

eine Senkung des Hirndruckes (ICP). Eine weitere mögliche Indikation ist die forcierte Diurese bei bestimmten Intoxikationen. Osmodiuretika haben in der präklinischen Notfallmedizin nahezu keinen Stellenwert mehr. Lediglich ein steigender Hirndruck mit Einklemmungszeichen könnte als enge Indikation angesehen werden.

11.8 Glukoselösungen

Bei einigen wenigen Erkrankungen ist es sinnvoll, den Organismus nicht mit weiteren Ionen anzureichern, beispielsweise Hypernatriämie, Nierenversagen, Dialysepatienten. Die Gabe von reinem Wasser würde zum Platzen von Erythrozyten und damit zur Hämolyse führen. Glukose enthält als organische Zuckerlösung keine Ionen und kann als Trägerlösung eingesetzt werden.

Das anfallende freie Wasser bei der Infusion von etwa 500 ml Glukose 10% ist entgegen mancher Lehrmeinung vernachlässigbar. Freies Wasser kann zu einer hydroptischen Zellschwellung, vergleichbar mit einem Zellödem, führen. Dies spielt jedoch bei Infusion von 500 bis 1.000 ml und für die Präklinik eine untergeordnete Rolle.

11.9 Pufferlösungen

Pufferlösungen dienen der Aufrechterhaltung des Säure-Basen-Gleichgewichts im Körper. Natriumhydrogencarbonat-Lösung ist im Rettungsdienst am gebräuchlichsten, sie wird auf Seite 213 im Kapitel Medikamente für die Reanimation besprochen.

D. Pharma-Infos

Actilyse® ⇒ 263

Zusammensetzung:	• 1 Inj.-Flasche enthält 20 mg bzw. 50 mg t-PA
Indikation:	• Fibrinolyse bei Infarkt • Lungenembolie
Wirkung:	• physiologische Fibrinolyse • Halbwertzeit 3,5 Minuten
Dosierung:	• siehe Text
Nebenwirkungen:	• Blutungen • Apoplex • Blutdruckabfall • Tachykardie
Kontraindikationen:	• siehe Text

Actosolv®

Zusammensetzung:	• 1 Inj.-Flasche enthält 25.000, 100.000 oder 600.000 I.E. humane Urokinase
Indikation:	• Lyse-Therapie • Lungenembolie
Wirkung:	• direkte Fibrinolyse
Dosierung:	• siehe Text
Nebenwirkungen:	• Blutungen • Apoplex • Blutdruckabfall • Tachykardie
Kontraindikation:	• siehe Text

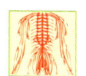 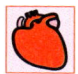

Adalat® ⇒ 140

Zusammensetzung:	• 1 Kapsel enthält 10 mg Nifedipin
Indikation:	• hypertone Krise • Angina pectoris
Wirkung:	• periphere Vasodilatation durch Calciumantagonismus
Dosierung:	• 1 bis 2 Kapseln zerbeißen und schlucken, bei hypertoner Krise evtl. zusätzlich eine Kapsel *ganz* schlucken.
Nebenwirkungen:	• Kopfschmerzen • Flush • überschießende Blutdrucksenkung • stenokardische Beschwerden (selten)
Kontraindikationen:	• Hypotonie • Schock • Gravidität • Eklampsie • akuter Herzinfarkt

Adrecar®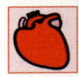

Zusammensetzung:	• 1 Inj.-Flasche zu 2 ml enthält 6 mg Adenosin
Indikation:	• paroxysmale supraventrikuläre Tachykardien
Wirkung:	• negativ chronotrop, inotrop, dromotrop
Dosierung:	• Initialdosis: 3 mg als Bolus i.v. • Repetition: 6 mg nach 1 bis 2 Minuten • bei weiterer Erfolglosigkeit: 9 mg, dann 12 mg nach jeweils 1 bis 2 Minuten
Nebenwirkungen:	• Steigerung der Atemfrequenz • Bronchokonstriktion bei Prädisposition • Flush • pektanginöse Beschwerden • Rhythmusstörungen
Kontraindikation:	• AV-Block II. oder III. Grades • Sick-Sinus-Syndrom • obstruktive Lungenerkrankungen • verlängertes QT-Intervall • Vorhofflimmern oder -flattern

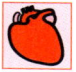 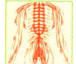

Adrenalin ⇒ 202

Zusammensetzung:	• 1 Amp. Suprarenin® zu 1 ml enthält 1 mg, • 1 Amp. Adrenalin 1:10.000 Min-I-jet zu 10 ml enthält 1 mg Adrenalin Seit dem 1. Juli 1996 besitzt der Adrenalin Medihaler® keine Zulassung mehr in Deutschland. Das Dosieraerosol wurde angewendet bei Insektenstich-Allergie, Quincke-Ödem und Broncho-spasmen. Das Präparat war das einzige in Deutschland zugelassene Adrenalin-Dosieraerosol und hatte einen festen Platz in der Standardausstattung auf den Rettungsmitteln. Der Grund für den Rückruf ist die so genannte *Halon-Verordnung*, nach der dieses als Treibmittel benutze Gas nicht mehr angewendet werden darf. Da das Arzneimittel in Deutschland nach dem Arzneimittelgesetz keine Zulassung mehr besitzt, ist es nicht mehr verkehrsfähig und darf, aus rechtlicher Sicht, nicht mehr angewendet werden. Entstünde bei einer Anwendung durch Arzt oder Rettungsassistent ein Schaden für den Patienten, so könnte dies haftungsrechtliche Konsequenzen nach sich ziehen. Es besteht nur die Möglichkeit, das Produkt aus dem Ausland zu importieren, wo keine Halon-Verordnung existiert. Das Produkt enthält zwar auch das verbotene Treibgas, darf jedoch als importiertes Arzneimittel in Deutschland angewendet werden. Der Import muss dokumentiert werden.
Indikation:	• schwere anaphylaktische Reaktionen • kardiopulmonale Reanimation
Wirkung:	• Engstellung der peripheren Gefäße (α-Rezeptoren) • Erhöhung der Herzkraft- und der Herzfrequenz (β_1-Rezeptoren) • Erweiterung der Bronchialgefäße (β_2-Rezeptoren)
Dosierung:	• bei Kreislauf-Stillstand initial 1 mg Adrenalin i.v. (= 5 bis 10 ml 1: 10 verdünnt), bei Wirkungslosigkeit 3 bis 5 mg, • endobronchial: 2 bis 3 mg Adrenalin in 5 bis 10 ml isot. Kochsalzlösung • bei Kleinkindern: 0,01 bis 0,02 mg/kgKG (!) • 0,1 mg Adrenalin bei anaphylaktischen Reaktionen, evtl. wiederholen
Nebenwirkungen:	• Tachykardie • Gefahr von Extrasystolen
Interaktionen:	• nicht zusammen mit alkalischen Lösungen (Natriumbicarbonat) verabreichen.
Kontraindikationen:	• tachykarde Rhythmusstörungen

Akrinor®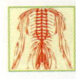

Zusammensetzung:	• 1 Amp. zu 2 ml enthält 200 mg Cafedrinhydrochlorid und 10 mg Theoadrenalinhydrochlorid
Indikation:	• Kreislaufversagen • Hypotonie
Wirkung:	• β-Sympathomimetikum mit antihypotoner Wirkung
Dosierung:	• 1 Amp. zu 2 ml i.m. oder ½ bis 1 Amp. langsam i.v., bei Schock 1 bis 2 • Infusionsampullen in 500 ml Trägerlösung
Nebenwirkungen:	• bei Prädisposition pektanginöse Beschwerden
Kontraindikationen:	• Mitralstenose • Engwinkelglaukom • Vorsicht bei Asthmatikern
Interaktionen:	• β-Blocker verstärken den negativ chronotropen Effekt

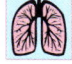

Alupent® ⇒ 151

Zusammensetzung:	• 1 Amp. zu 1 ml enthält 0,5 mg, • 1 Amp. zu 10 ml enthält 5 mg Orciprenalinsulfat
Indikation:	• Asthma • Bradykardie • Antidot bei ß-Blocker-Überdosierung

Wirkung:	• β-Sympathomimetikum:
	   – positiv inotrop
	   – chronotrop
	   – dromotrop
	   – bathmotrop
	   – bronchospasmolytisch

Dosierung:	• $^1/_2$ = 1 Amp. zu 1 ml (= 0,25 bis 0,5 mg) i.v. oder • 1 bis 2 Amp. i.m. bzw. s.c. • Perfusor: 10 bis 30 µg/min
Nebenwirkung:	• Gesichtsrötung • Tachykardien • Blutdruckabfall
Kontraindikationen:	• bei frischem Herzinfarkt Risikoabschätzung

Anexate®

Zusammensetzung:	• 1 Amp. zu 5 ml enthält 0,5 mg Flumazenil • 1 Amp. zu 10 ml 1,0 mg Flumazenil
Indikation:	• Vergiftungen mit Benzodiazepinen (auch als diagnostisches Instrument) • Beendigung der mit Benzodiazepinen eingeleiteten Narkose
Wirkung:	• antagonistische Verdrängung der Benzodiazepine vom Rezeptor
Dosierung:	• initial: 0,2 mg Flumazenil i.v. innerhalb von 15 Sekunden, • falls nach 1 min keine ausreichende Wirkung eintritt: Repetition von 0,1 mg. Ggf. bis zu einer Gesamtdosis von 1 mg wiederholbar. Da kurze Halbwertzeit (ca. 1 h) evtl. weitere Gaben erforderlich
Nebenwirkungen:	• Übelkeit, Erbrechen • Angstgefühl • Herzklopfen bei zu rascher Injektion • Blutdruckveränderungen • Entzugssymptome bei Benzodiazepinabhängigkeit
Kontraindikationen:	• Epilepsie, wo Benzodiazepine als Begleitmedikation eingesetzt werden

Anticholium® ⇒ 285

Zusammensetzung:	• 1 Amp. zu 5 ml enthält 2 mg Physostigminsalicylat
Indikation:	• Vergiftungen mit – Atropin – tricyclischen Antidepressiva – Antihistaminika – Ethanol
Wirkung:	• reversible Cholinesterasehemmung
Dosierung:	• Erwachsene, bewusstlos: initial 5 ml (= 2 mg) langsam i.v., nicht mehr als 1mg/min, ggf. Repetition 1- bis 2-mal, bis Patient erwacht bzw. Nebenwirkungen auftreten • Erhaltung mit Perfusor: 2 mg/h • Kinder: Einzeldosis 0,5 mg • leichte Intoxikationen: Einzeldosis 1mg
Nebenwirkungen:	• Bradykardie • Hypersalivation • Übelkeit, Erbrechen
Kontraindikationen:	• Risikoabschätzung bei: – koronarer Herzkrankheit – Asthma bronchiale – Harnretention – Diabetes

Apomorphin®

Zusammensetzung:
- 1 Amp. zu 1 ml enthält 10 mg Apomorphinhydrochlorid

Indikation:
- Auslösen von Erbrechen

Wirkung:
- zentral wirkendes Emetikum

Dosierung:
- Als Mischspritze i.v., s.c. oder i.m:
  1 Amp. Apomorphin® und
  1 Amp. Novadral®
  oder Effortil® (wegen Blutdruckabfall)
- bei Ethanolintoxikation meist ½ Amp. ausreichend
- Schulkinder: 0,1 mg Apomorphin®/0,2 mg Novadral® pro kgKG s.c.
- Kleinkinder: 0,1 mg Apomorphin®/0,3 mg Novadral® pro kgKG s.c.
- bei unstillbarem Erbrechen: Opiatantagonisten (Narcanti®)

Nebenwirkungen:
- Blutdruckabfall
- Müdigkeit
- Krämpfe
- Atemlähmung bei Überdosierung

Kontraindikationen:
- Kreislaufinsuffizienz
- Vergiftungen, bei denen Erbrechen kontraindiziert ist (Ätzmittel, Lösungsmittel, Waschmittel)
- Bewusstlosigkeit

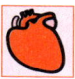 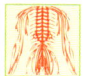

Arterenol®

Zusammensetzung:	• 1 Amp. zu 1 ml enthält 1 mg Norepinephrin
Indikation:	• Schock • therapieresistente Hypotonie • Antidot bei Überdosierung von Vasodilatantien
Wirkung:	• α- und β_1-Sympathomimetikum mit blutdrucksteigernder und • antidiuretischer Wirkung, steigert den linksventr. enddiastolischen Druck
Dosierung:	• initial: 1/3 Amp. (= 0,3 mg Norepinephrin) i.v. • Perfusor: 3 Amp. = (3 mg) in 50 ml NaCl mit 3 bis 5 ml/h = 0,18 mg bis 0,30 mg/h Maximaldosis: 1,5 mg/h
Nebenwirkungen:	• ventrikuläre Rhythmusstörungen • Tachykardie • Hyperglykämie • pektanginöse Beschwerden
Kontraindikationen:	• Hypertonie • Tachykardie • Engwinkelglaukom
Interaktionen:	• α-Sympatholytika (Wirkungsumkehr) • Kombination mit Dopamin und Dobutamin bei ausgeprägter Hypotonie möglich

Aspisol®

Zusammensetzung:
- 1 Inj.-Flasche enthält als Trockensubstanz 0,9 g DL-Lysinomonoacetylsalicylat = 0,5 g Acetylsalicylsäure
- 1 Amp. mit Lösungsmittel enthält 5 ml Wasser für Injektionszwecke

Indikation:
- Schmerzzustände, besonders bei koronarer Herzkrankheit
- Thromboseprophylaxe

Wirkung:
- Prostaglandinhemmer mit analgetischer, antipyretischer, antiphlogistischer und thrombozytenaggregations-hemmender Wirkung

Dosierung:
- 1 Inj.-Flasche (0,5 g Acetylsalicylsäure) langsam i.v., bei starken Schmerzen doppelte Dosis
- auch als Kurzinfusion möglich

Nebenwirkungen:
- Magenbeschwerden
- Blutungen
- bei Überempfindlichkeit Bronchokonstriktion
- Reye-Syndrom bei Kindern (sehr selten)

Kontraindikationen:
- Magen-Darm-Ulcera
- erhöhte Blutungsneigung
- Asthma bronchiale
- Gravidität (letztes Trimenon)

Interaktionen:
- Wirkungsverstärkung von gerinnungs-hemmenden (Marcumar®!) und
- blutzuckersenkenden Arzneimitteln
- Wirkungsverminderung von Diuretika (Furosemid, Spirolonacton)

Atosil® ⇒ 186

Zusammensetzung:	• 1 Amp. zu 2 ml enthält 50 mg Promethazin
Indikation:	• Übelkeit, Erbrechen • Erregungszustände • zur Prämedikation
Wirkung:	• H_1-antihistaminisches Neuroleptikum mit • sedativer, • antiallergischer und • antiemetischer Wirkung
Dosierung:	• ½ bis 1 Amp. (25 bis 50 mg Promethazin) langsam i.v., intraglutäale Injektion möglich
Nebenwirkungen:	• Sekretionsstörungen • Tachykardie • Blutdruckabfall • Dyskinesien • paradoxe Reaktionen • Gewebeschäden bei paravenöser Injektion
Kontraindikationen:	• Intoxikationen mit zentraldämpfenden Pharmaka und Alkohol
Interaktionen:	• zentraldämpfende Pharmaka (Wirkungssteigerung) • Dormicum® (erhöhte Gefahr paradoxer Reaktionen)

Atropin

 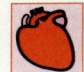

Zusammensetzung:	• a./b. Amp. mit 0,5, 1,0 und 2,0 mg Atropinsulfat pro ml • c. Amp. zu 10 ml mit 100 mg Atropinsulfat
Indikation:	• a. bradykarde Herzrhythmusstörungen • b. Asystolie • c. Vergiftungen mit Alkylphosphaten (Insektizide)
Wirkung:	• Parasympatholytikum, positiv chronotrop • Hemmung von Speichel, Schleim- und Bronchialsekretion
Dosierung:	• a. 0,5 bis 1,0 mg, evtl. wiederholen, Gesamtdosis 2 mg • b. 1,0 mg, ggf. Repetition nach 5 Minuten • c. initial 50 bis 100 mg i.v.
Nebenwirkungen:	• Tachykardie • Pupillenerweiterung (Mydriasis)
Kontraindikationen:	• im Notfall keine • Vorsicht bei Glaukom und Herzinfarkt

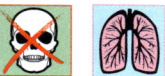

Glukokortikoide
zur Prophylaxe des toxischen Lungenödems ⇒ 294

Zusammensetzung:	• 1 Sprühstoß des Dosieraerosols enhält • Junik®: 100 µg Beclometason • Ventolair®: 100 µg Beclometason
Indikation:	• Rauchgasvergiftungen (siehe Text) • inhalative Intoxikationen mit Dämpfen, Gasen und Stäuben, die ein toxisches Lungenödem auslösen können
Wirkung:	• Glukokorticoid mit antiphlogistischer und antihistaminischer Wirkung
Dosierung:	• bei fehlender Symptomatik zur Lungenödemprophylaxe: initial
Nebenwirkungen:	• bei hochdosierter Gabe Pilzbesiedlung der Lunge (intravenöse Gabe in Betracht ziehen)

Seit März 2003 steht das bis dahin übliche Auxiloson® (Dexamethason) nicht mehr zur Verfügung.

Ben-u-ron®

Zusammensetzung:
- 1 Supp. enthält 125 mg, 250 mg, 500 mg bzw. 1.000 mg
- 5 ml Saft (entspr. 1 Messb.) enthalten 200 mg
- Tabletten und Kapseln enthalten 500 mg Paracetamol

Indikation:
- leichte bis mittelstarke, nicht entzündliche Schmerzen
- Fieber
- Krämpfe in der Pädiatrie

Wirkung:
- zentrale Hemmung der Prostaglandinsynthese
- wirkt analgetisch und fiebersenkend

Dosierung:
- Erwachsene: 500 bis 1.000 mg oral, Repetition bis zur vierfachen Einzeldosis
- Kinder von 6 bis 12 Jahren: 250 mg oral oder 500 mg rektal
- Kinder von 1 bis 5 Jahren: 60 bis 120 mg oral oder 250 mg rektal
- Kinder unter 1 Jahr: 60 mg oral oder 125 mg rektal
- bei vergleichweise reduziertem KG Dosisreduktion!

Nebenwirkungen:
- allergische Hautreaktionen (gelegentlich)
- reversible Niereninsuffizienz (sehr selten)
- Nierenschäden bei Überdosierung

Kontraindikationen:
- schwere Nieren- und Leberfunktionsstörungen

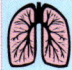

Berotec® 100 ⇒ 239

Zusammensetzung:
- 1 Sprühstoß enthält 0,1 mg Fenoterolhydrobromid

Indikation:
- Asthma bronchiale

Wirkung:
- broncholytisch wirkendes β_2-Sympathomimetikum

Dosierung:
- 1 Sprühstoß des Dosieraerosols, ggf. nach 5 Minuten Repetition

Nebenwirkungen:
- Unruhe, Fingerzittern,
- in hoher Dosierung bzw. i.v.: Tachykardie
- Tokolyse

Kontraindikationen:
- Risikoabschätzung kurz vor der Geburt (wehenhemmende Wirkung)
- ausgeprägte Tachykardie
- bereits durchgeführte Applikation hoher Dosen eines Bronchospasmolytikums wie Fenoterol u.a.

Brevibloc®

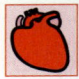

Zusammensetzung:	• 10 ml Infusionslösung enthalten 100 mg, • 10 ml Infusionslösungskonzentrat 2,5 g Esmololhydrochlorid
Indikation:	• supraventrikuläre Tachykardien (außer Reentry-Mechanismen) • Lungenödem als Folge einer Tachykardie in Verbindung mit einer Mitralstenose • therapiebedürftige, nichtkompensatorische Sinustachykardie • hypertensive Krise • hyperkinetisches Herzsyndrom
Wirkung:	• β-Blocker mit vorwiegender Wirkung auf kardiale $β_1$-Rezeptoren, negativ chronotrop, dromotrop, bathmotrop und inotrop, antihypertensiv
Dosierung:	• initial 500 µg/kgKG/min, wenn kein Erfolg Repetition der gleichen Dosis nach vier Minuten • Erhaltungsdosis 100 µg, maximal 200 µg
Nebenwirkungen:	• Bronchospasmus • Blutdruckabfall • AV-Block (selten) • Übelkeit, Erbrechen • Anstieg der Herzfrequenz nach Infusionsende

Kontraindikationen:	• Bradykardie
	• Risikoabschätzung bei:
	  – Asthma bronchiale
	  – kompensatorischer Herzinsuffizienz
	  – Diabetes

Interaktionen:	• Verstärkung der antihypertensiven Wirkung durch Antihypertensiva, Narkotika, Psychopharmaka • erhöhte Bradykardiegefahr durch Clonidin, Herzglykoside, Fentanyl • Verstärkung der kardiodepressiven Wirkung durch Calciumantagonisten • verlängerte neuromuskuläre Blockade mit Succinylcholin • erhöhter Esmololspiegel durch Morphin

Buscopan® ⇒ 88

Zusammensetzung:	• 1 Amp. zu 1 ml enthält 20 mg, • 1 Stechflasche zu 10 ml 200 mg Butylscopolaminiumbromid
Indikation:	• Krämpfe bei Erkrankungen des Gallenganges und des Darmes • Harnleiterkoliken
Wirkung:	• parasympatholytisch wirkendes Spasmolytikum
Dosierung:	• 1 ml (= 20 mg Wirkstoff) langsam i.v. oder s.c., Kinder 1/4 Amp.
Nebenwirkungen:	• Tachykardie • Verkürzung der artrioventr. Überleitung • Augeninnendruckerhöhung beim Engwinkelglaukom • Mydriasis, Akkomodationsstörungen • Mundtrockenheit • Hemmung der Schweißsekretion, Wärmestau • Miktionsbeschwerden
Kontraindikationen:	• Tachyarrhythmien • Engwinkelglaukom • Prostataadenom mit Restharnbildung • Stenosen im Magen-Darm-Trakt
Interaktionen:	• Verstärkung der anticholinergen Wirkung von Antihistaminika, Pethidin, Phenothiazinen • tachykarde Wirkung von β-Sympathomimetika wird erhöht • additive spasmolytische Wirkung mit Novalgin® und Nitrolingual®

Calcium 10%

Zusammensetzung:	• 1 Amp. zu 10 ml enthält 4,5 mval Calciumgluconat
Indikation:	• Flusssäureverätzungen • Intoxikationen mit Fluoriden und Oxalaten • Hypokalzämie (Ca-Mangel-Tetanie) • allergische Reaktionen? • elektromechanische Entkoppelung? • Herz-Kreislauf-Stillstand?
Wirkung:	• antiphlogistische, gefäßabdichtende und zellmembranstabilisierende Wirkung • Steigerung der Ventrikelerregbarkeit und der Schlagkraft des Myokards
Dosierung:	• 1 Amp. zu 10 ml langsam i.v., bei Flusssäureverätzungen betroffenes Gebiet umspritzen

Nebenwirkungen:	• bei zu rascher Applikation
	  – Wärmegefühl
	  – Übelkeit
	  – Blutdruckabfall
	  – ventrikuläre Rhythmusstörungen bis hin zur Asystolie

Kontraindikationen:	• Digitalisierung
Interaktionen:	• Herzglykoside (Wirkungsverstärkung)
Inkompatibilitäten:	• Natriumbicarbonatlsg. (Wirkungsverlust)

Catapresan® ⇒ 113

Zusammensetzung:	• 1 Amp. zu 1 ml enthält 0,15 mg Clonidin
Indikation:	• hypertensive Krise • Opiatentzug • Delirium tremens
Wirkung:	• Blutdrucksenkung durch zentrale α_2-Rezeptor-Stimulation sowie • anxiolytische und • zentraldämpfende Wirkungen
Dosierung:	• hypertensive Krise: ½ bis 1 Ampulle 1:10 mit NaCl-Lsg. verdünnt langsam über 5 bis 10 min i.v., ggf. wiederholen oder unverdünnt s.c. bzw. i.m. • oral: 1 Tablette mit 0,15 mg initial, ggf. wiederholen • Perfusor: 3 Amp. auf 50 ml NaCl: 1 bis 5 ml/h = 9 bis 45 µg/h • Alkoholentzug: 4 bis 5 µg/kg KG oral
Nebenwirkungen:	• initialer Blutdruckanstieg (parenterale Gabe) • Sedierung • Bradykardie • Mundtrockenheit
Kontraindikationen:	• Vorsicht bei Bradykardie • AV-Überleitungsstörungen

Clexane®

Zusammensetzung:	• 1 Amp. zu 1 ml enthält 100 mg Enoxaparin-Natrium
Indikation:	• instabile Angina pectoris • Nicht-Q-Wellen-Myokardinfarkt • peri- und postoperative Primärprophylaxe tiefer Venenthrombosen
Wirkung:	• antithrombotisch und thrombolytisch wirkendes Heparin
Dosierung:	• 1 mg/kgKG (1 ml Lösung enthält 100 mg)
Nebenwirkungen:	• allergische Reaktionen • Temperaturanstieg • Blutdruckabfall (selten) • vereinzelt Schmerzen an der Einstichstelle
Kontraindikationen:	• kürzlich zurückliegende Verletzungen am ZNS, Auge oder Ohr • kürzlich zurückliegende starke Blutung • weniger als 6 Monate zurückliegender akuter hämorrhagischer Schlaganfall oder andere intrakraniale Blutungen • klinisch relevante Gerinnungsstörungen • Magen- oder Darmulzera • schwere Leber- oder Pankreaserkrankungen • Heparinallergie
Inkompatibilitäten:	• Gerinnungshemmer (ASS u.a.) und Antikoagulantien (Marcumar®), Dextrane (Wirkungsverstärkung) • Antihistaminika, Digitalispräparate, möglicherweise auch Nitroglycerin i.v. (Wirkungsabschwächung)

Cordarex®

Zusammensetzung:	• 1 Amp. zu 3 ml enthält 150 mg Amiodaronhydrochlorid
Indikation:	• therapieresistente supraventrikuläre und ventrikuläre Arrhythmien • Vorhofflattern und Vorhofflimmern • AV-Knoten-Tachykardien • Reentry-Tachykardien • WPW-Syndrom
Wirkung:	• verzögert den repolarisierenden Kalium-Auswärtsstrom und verlängert damit die Aktionspotenzialdauer sowie die Refraktärstrecke, kreisende Erregungen werden unterbrochen
Dosierung:	• 300 mg in Glucoselösung, weiteres siehe Hauptteil
	• Blutdruckabfall • AV-Blockierung
Nebenwirkungen:	• Sinusbradykardie, AV-Block II. und III. Grades • Kreislaufkollaps, Hypotonie • schwere Ateminsuffizienz • Kardiomyopathie, Herzinsuffizienz • Neugeborene
Kontraindikationen:	• herzwirksame Glykoside (exzessive Bradykardie) • Vitamin K-Antagonisten (erhöhtes Blutungsrisiko) • andere Antiarrhythmika, siehe Hauptteil • Kalium ausschwemmende Diuretika • Kalziumantagonisten vom Verapamil- und Diltiazem-Typ oder β-Blocker (Bradykardie)
Inkompatibilitäten:	• nicht mit anderen Arzneistoffen mischen!

Cyanokit® 2,5

Zusammensetzung:	• 1 Durchstechflasche enthält 2,5 g Hydroxocobalamin
Indikation:	• Intoxikation mit Cyaniden
Wirkung:	• Komplexbildung der Cyanide
Dosierung:	• 70 mg/kgKG oder 5 g als Initaldosis • vor der Anwendung in 0,9%-iger NaCl-Lsg. lösen, dann über 25 bis 30 Minuten infundieren • bis zu 3-malige Repetition möglich
Nebenwirkungen:	• reversible Farbveränderungen von Haut, Schleimhaut und Urin
Kontraindikationen:	• Risikoabschätzung bei Allergie gegen den Wirkstoff
Inkompatibilitäten:	• Natriumthiosulfat (Wirkungsabschwächung)

Dipidolor® (BtM) ⇒ 69

Zusammensetzung:	• 1 Amp. zu 2 ml enthält 15 mg Piritramid
Indikation:	• starke Schmerzzustände
Wirkung:	• Opioid-Analgetikum mit zentral schmerzhemmender und stark sedierender Wirkung • morphinäquivalente Wirkstärke: 0,7
Dosierung:	• ½ bis 1 Amp. (7,5 bis 15 mg Piritramid) i.v. bzw. 15 bis 30 mg i.m. • Repetition nach 6 Stunden
Nebenwirkungen:	• Atemdepression • initialer Blutdruckanstieg • Miosis • Bradykardie • Übelkeit • Hypotonie
Kontraindikationen:	• Krankheitszustände, bei denen eine Dämpfung des Atemzentrums vermieden werden muss • erhöhter Hirndruck

4-DMAP

Zusammensetzung:	• 1 Amp. zu 5ml enthält 250 mg 4-Dimethylaminophenol
Indikation:	• Vergiftungen mit Blausäure und Schwefelwasserstoff
Wirkung:	• Methämoglobinbildung und damit Bindung von Cyanidionen
Dosierung:	• 3-4 mg/kgKG i.v. oder niedriger • Cave: keine Repetition! Kombination mit Natriumthiosulfat (50 bis 100 mg/kgKG i.v.) • bei Überdosierung: Toluidinblau® i.v.
Nebenwirkungen:	• Hypotension • Zyanose

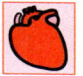 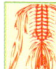 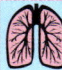

Dobutrex® ⇒ 117

Zusammensetzung:	• 1 Inj.-Flasche enthält 250 mg Dobutamin als Trockensubstanz
Indikation:	• kardiogener Schock • Herzversagen • Herzinsuffizienz
Wirkung:	• β_1-Sympathomimetikum mit positiv inotroper Wirkung • chronotrope Wirkung dosisabhängig • Senkung des Pulmonalkapillardruckes
Dosierung:	• 2,5 bis 10 µg/kgKG/min (nach Auswirkung titrieren) • Perfusor: 1 Amp. in 50 ml Lösung (1 ml = 5 mg Dobutamin) • Infusomat: 1 Amp. in 250 ml Lösung
Nebenwirkungen:	• Anstieg der Herzfrequenz (5 bis 10 Schläge/min) und • des Blutdruckes (10 bis 20 mm Hg) • Extrasystolie • vereinzelt Übelkeit und pektanginöse Beschwerden
Kontraindikationen:	• tachykarde Arrhythmien • Volumenmangel (evtl. vor der Gabe ausgleichen)

Dolantin® (BtM)

Zusammensetzung:	• 1 ml Injektionslösung enthält 50 mg Pethidinhydrochlorid
Indikation:	• schwere Schmerzzustände
Wirkung:	• Opioid-Analgetikum mit zentral schmerzhemmender und sedierender Wirkung • morphinäquivalente Wirkstärke: 0,1 bis 0,2
Dosierung:	• 50 bis 100 mg = 1 bis 2 ml in Glukose- oder NaCl-Lösung langsam i.v., i.m. oder s.c.: 0,5 bis 3 ml
Nebenwirkungen:	• Bradykardie oder Tachykardie bei rascher Applikation • Hypotonie • Bronchospasmus • Übelkeit • allergische Reaktionen
Kontraindikationen:	• Krankheitszustände, bei denen eine Dämpfung des Atemzentrums vermieden werden muss • erhöhter Hirndruck
Interaktionen:	• Buprenorphin und Pentazocin schwächen die Wirkung von Dolantin® ab
Inkompatibilitäten:	• unverträglich mit alkalischen Infusionslösungen

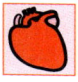 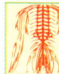 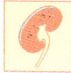

Dopamin ⇒ 120

Zusammensetzung:	• 1 Amp. Dopamin Giulini® zu 5 ml enthält 50 mg, • 1 Amp. Dopamin Giulini® 200 zu 10 ml enthält 200 mg (!), • 1 Amp. Dopamin Giulini® 250 zu 50 ml enthält 250 mg, • 1 Amp. Dopamin Giulini® 500 zu 50 ml enthält 500 mg Dopamin
Indikation:	• kardiogener und septischer Schock • Herzversagen • Nierenversagen beim Schock • drohendes Nierenversagen, z.B. bei PEEP-Beatmung • schwere Hypotension • sinnvoll bei Herzinsuffizienz
Wirkung:	• diuretisch durch Wirkung am Dopaminrezeptor • positiv chronotrop, inotrop • Verengung der peripheren Gefäße durch Anregung der α-Rezeptoren (Wirkungen dosisabhängig)
Dosierung:	nephrologische Indikation: 2 bis 3 µg/kgKG/min kardiologische Indikation: 10 µg/kgKG/min septischer Schock: 20 µg/kgKG/min
Nebenwirkungen:	• Tachykardie • Herzrhythmusstörungen • Angina pectoris
Kontraindikationen:	• Tachyarrhythmie • Vorsicht bei Ulcusblutungen
Interaktionen:	• Komb. mit Dobutrex® günstig (Dosisreduktion) • Komb. mit Nitroglycerin günstig, da Senkung des pulmonalen Widerstandes • Komb. mit Furosemid zur Steigerung des diuretischen Effektes • Cave: Dosisreduktion bei gleichzeitiger Gabe von MAO-Hemmern
Inkompatibilitäten:	• Inaktivierung durch alkalische Lösungen

Dormicum®

Zusammensetzung:	• 1 Amp. enthält 5 mg Midazolam
Indikation:	• Krampfanfälle (Status epilepticus) • Narkoseeinleitung (auch in Kombination)
Wirkung:	• Benzodiazepin mit sedierender, anxiolytischer, antikonvulsiver und muskelrelaxierender Wirkung
Dosierung:	• Prämedikation: Erwachsene 0,7 bis 1,5 ml i.v. (= 0,05 bis 0,1 mg/kgKG) • zur Krampfunterbrechung bei Status epilepticus gibt man 3 ml (0,2 mg/kgKG) langsam i.v. bzw. i.m., ggf. ist eine Dosisreduktion (Kinder und ältere Patienten) oder Steigerung der Dosis erforderlich
Nebenwirkungen:	• Blutdruckabfall (gering) • Atemdepression • ZNS-Störungen und paradoxe Wirkung
Interaktionen:	• zentraldämpfende Medikamente (Wirkungsverstärkung)

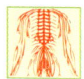

Ebrantil® ⇒ 127

Zusammensetzung:	• 1 Amp. zu 5 ml enthält 25 mg, • 1 Amp. zu 10 ml enthält 50 mg Urapidil
Indikation:	• hypertone Krise
Wirkung:	• periphere Gefäßerweiterung durch Sympatholyse an α-1-Rezeptoren • zentrale Minderung des Sympathikustonus
Dosierung:	• Bolusinjektion 25 mg • Blutdruckstabilisierung durch Tropfinfusion: 250 mg Urapidil in 500 ml Trägerlösung, 2 mg/min • Erhaltungsdosis 9 mg/h
Nebenwirkungen:	• Kopfschmerzen • pektanginöse Beschwerden • Tachykardie (selten)
Kontraindikationen:	• Aortenisthmusstenose • bei Gravidität Risikoabschätzung

Effortil®

Zusammensetzung:	• 1 Amp. zu 1 ml enthält 10 mg, • 1 Infusionsamp. zu 5 ml enthält 50 mg Etilefrinhydrochlorid
Indikation:	• hypotone Kreislaufregulationsstörungen
Wirkung:	• β-Sympathomimetikum. Blutdruckanstieg durch Senkung des periph. Widerstandes und arterielle Vasokonstriktion
Dosierung:	• Infusion: 6 µg/kgKG/min (= 2 Amp zu 1 ml/h). • Injektion: 1 Amp. zu 1 ml langsam i.v. (i.m.- und s.c.-Injektion möglich)
Nebenwirkungen:	• Tachykardie • Arrhythmien • Angina-pectoris-artige Beschwerden (bei hoher Dosierung)
Kontraindikationen:	• Engwinkelglaukom • Hypothyreose • dekompensierte Herzerkrankungen • Risikoabschätzung in der Schwangerschaft

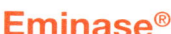

Zusammensetzung:	• 1 Inj.-Flasche enthält 30 I.E. Anistreplase
Indikation:	• Lyse bei Infarkt
Wirkung:	• enzymatische Fibrinolyse
Dosierung:	• 30 I.E. (1 E. = 1 mg Wirkstoff) in 5 Minuten, vorher 40 mg Dexamethason, danach Heparinisierung
Nebenwirkungen:	• Blutungen • Flush • Apoplex • Blutdruckabfall • Tachykardie • allergische Reaktionen
Kontraindikationen:	• siehe Text

Euphyllin®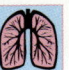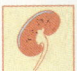

Zusammensetzung:	• 1 Amp. zu 2 ml enthält 0,12 g, • 1 Amp. zu 10 ml enthält 0,24 g Theophyllin-Äthylendiamin
Indikation:	• obstruktive Atemwegserkrankungen wie Asthma, Status asthmaticus und Lungenemphysem • akute Rechtsherzinsuffizienz
Wirkung:	• Bronchodilatation mit Herabsetzung des Atemwegswiderstandes • Hemmung der Mediatorfreisetzung • Anregung der mukoziliären Clearance • positiv chronotrope und inotrope Effekte • diuretische Wirkung
Dosierung:	• individuelle Gabe erforderlich! • initial: 1 Amp. zu 0,24 g langsam i.v. • Perfusor: 0,72 auf 50 ml NaCl-Lösung mit 4 bis 6 ml/h • Erhaltungsdosis: 0,6 mg/kgKG/h • Applikation der Ampullenlösung auch oral oder durch den Tubus möglich.
Nebenwirkungen:	• Tachykardie • Unruhe, Übelkeit • Blutdruckabfall • allergische Reaktionen (Hilfsstoff)
Kontraindikationen:	• Epilepsie • Tachykardie • kardiogener Schock
Interaktionen:	• Sympathomimetika (Wirkungsverstärkung, teilweise erwünscht, Gefahr von Rhythmusstörungen größer) • β-Blocker (Aufhebung der Wirkung)
Inkompatibilitäten:	• Glukose- und Fruktose-Infusionslösungen

Fentanyl® (BtM) ⇒ 71

Zusammensetzung:	• 1 Amp. zu 2 ml enthält 0,1 mg, • 1 Amp. zu 10 ml 0,5 mg Fentanyl-Base
Indikation:	• schwere Schmerzzustände • Neuroleptanalgesie
Wirkung:	• Opioid-Analgetikum (Partialagonist) mit zentral schmerzhemmender und sedierender Wirkung • morphinäquivalente Wirkstärke: 100 bis 300
Dosierung:	• Anästhesie: initial 5,0 µg/kgKG • Analgesie: bis zu 1,5 µg/kgKG i.v.
Nebenwirkungen:	• ausgeprägte Atemdepression • Miosis • Bradykardie • Übelkeit • Hypotonie (besonders bei Hypovolämie und Hypokapnie)
Kontraindikationen:	• Krankheitszustände, bei denen eine Dämpfung des Atemzentrums vermieden werden muss

Fluimucil®

Zusammensetzung:	• 1 Amp. enthält 300 mg N-Acetylcystein (NAC)
Indikation:	• Paracetamolvergiftung
Wirkung:	• Leberprotektion durch Anregung körpereigener Entgiftung
Dosierung:	• initial 150 mg/kgKG unverdünnt, nach 15 Minuten bis 4 Stunden • 50 mg/kgKG in 500 ml Glucoselösung 5% als Infusion. • ab 5 bis 20 Stunden 100 mg/kgKG mit 1.000 ml Glucoselösung 5%
Nebenwirkungen:	• Übelkeit, Erbrechen (selten)

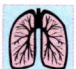

Fortecortin®

Zusammensetzung:
- 1 Amp. zu 5 ml enthält 40 mg, zu 10 ml 100 mg Dexamethasonphosphat

Indikation:
- allergische Reaktionen (nach der Gabe von Adrenalin)
- Status asthmaticus
- Hirnödemprophylaxe
- Postreanimationsphase?

Wirkung:
- Glukokortikoid mit antiphlogistischen, zellmembranstabilisierenden und bronchodilatorischen Eigenschaften
- keine mineralokortikoide Wirkung

Dosierung:
- Status asthmaticus und leichte allergische Reaktionen: 40 mg i.v.
- Hirnödemprophylaxe und schwere allergische Reaktionen: 100 mg i.v.
- Wirkungseintritt: 1 bis 2 Stunden nach i.v.-Applikation

Nebenwirkungen:
- bei einmaliger Gabe keine außer Venenreizung bei zu schneller Applikation

Kontraindikationen:
- im Notfall keine

Fortral® (BtM)

Zusammensetzung:	• 1 Amp. zu 2 ml enthält 30 mg Pentazocin
Indikation:	• schwere Schmerzzustände
Wirkung:	• Opioid-Analgetikum mit zentral schmerzhemmender und gering sedierender Wirkung, gemischter Agonist-Antagonist • morphinäquivalente Wirkstärke: 0,3
Dosierung:	• 1 Amp. (= 30 mg Pentazocin) i.v., in Ausnahmefällen s.c. bzw. i.m. (Cave: Herzinfarkt) • Repetition nach 3 bis 4 Stunden
Nebenwirkungen:	• Sedierung • Atemdepression • Blutdrucksteigerung • Herzfrequenzsteigerung • Anstieg des Pulmonalarteriendruckes
Kontraindikationen:	• bei kardialen und pulmonalen Notfällen Risikoabschätzung
Interaktionen:	• da antagonistische Eigenschaften: Abschwächung der Wirkung von Opioid-Agonisten
Inkompatibilitäten:	• Bicarbonatlösung • Diazepam (Valium®) • Barbiturate (Trapanal®) • Aminophyllin • Furosemid (Lasix®)

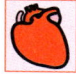

Gilurytmal® ⇒ 160

Zusammensetzung:
- 1 Amp. zu 2 oder 10 ml enthält 50 mg Ajmalin

Indikation:
- ventrikuläre und supraventrikuläre Extrasystolie
- Tachykardie
- WPW-Syndrom (auch differenzialdiagnostisch)

Wirkung:
- Antiarrhythmikum, das u.a. den schnellen depolarisierenden Natriumeinstrom verhindert und das Aktionspotenzial verlängert

Dosierung:
- 1 Amp. zu 10 ml langsam i.v. (> 5 min) unter EKG-Kontrolle
- Perfusor: 1 mg/kgKG/h mit 30 ml Trägerlösung (= 10 mg/ml)
  Dosisreduktion bei dekomp. Herzinsuffizienz und eingeschränkter Leberfunktion: 10 bis 30 mg/h

Nebenwirkungen:
- Bradykardie
- Blutdruckabfall
- Herzinsuffizienz
- AV-Block

Kontraindikationen:
- Bradykardie
- Tachykardie mit Herzdekompensation (außer Myokardinfarkt)

Glucose 10% / 40%

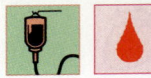

Zusammensetzung:	• 1 Amp. 10% zu 10 ml enthält 1 g Glukose 1 Amp. 40% zu 10 ml enthält 4 g Glukose
Indikation:	• Hypoglykämie
Wirkung:	• Steigerung der Blutglukosekonzentration
Dosierung:	• 1 bis 3 Amp. initial, Repetition nach Blutzucker und Wirkung
Nebenwirkungen:	• Venenreizung (nur zur laufenden Infusion applizieren) • Nekrosen bei paravenöser Injektion!
Kontraindikationen:	• Hyperglykämie

Glycylpressin®

Zusammensetzung:	• 1 Inj.-Flasche enthält 1 mg Terlipressin (mit 5 ml Lösungsmittel versetzen)
Indikation:	• Ösophagusvarizenblutungen
Wirkung:	• Drucksenkung in Ösophagusvarizen durch Vasokonstriktion
Dosierung:	• Initialdosis: 1 bis 2 mg (= 1 bis 2 Amp.) • Erhaltungsdosis: 1 mg nach 4 bis 6 Stunden • Maximaldosis: 8 bis 9 mg im 4-stündigen Abstand/Tag
Nebenwirkungen:	• Gesichts- und Körperblässe • Stuhldrang • Senkung der Herzfrequenz (selten)

Kontraindikationen:	• Vorsicht bei
	  – Epilepsie
	  – Erkrankungen der Koronargefäße
	  – Asthma
	  – Zuständen, bei denen eine vorübergehende Blutsteigerung unerwünscht ist

HAES-steril® 6%

Zusammensetzung:	• 500 ml enthalten 6% Hydroxyäthylstärke in NaCl 0,9%
Indikation:	• Blutverlust • Volumenmangelschock
Wirkung:	• kolloidales Volumenersatzmittel • Förderung der Mikrozirkulation
Dosierung:	• nach Wirkung und Volumenverlust initial maximal 20 ml/kgKG/h • Plasmahalbwertzeit 4 bis 6 Stunden
Nebenwirkungen:	• verlängerte Blutungszeit • anaphylaktische Reaktionen
Kontraindikationen:	• dekompensierte Herzinsuffizienz • schwere Blutgerinnungsstörungen • ausgeprägte Niereninssuffizienz

Haldol®

Zusammensetzung:	• 1 Amp. zu 1 ml enthält 5 mg Haloperidol
Indikation:	• Unruhezustände • Psychosen • Hyperkinesien
Wirkung:	• Neuroleptikum mit starker antipsychotischer, starker antiemetischer und gering sedierender Wirkung
Dosierung:	• 1 Amp. langsam i.v.
Nebenwirkungen:	• Dyskinesien • Mundtrockenheit • Erhöhung der Krampfbereitschaft • Blutdruckabfall
Kontraindikationen:	• Epilepsie
Interaktionen:	• Antihypertonika, zentraldämpfende Pharmaka: Wirkungsverstärkung • Adrenalin: paradoxe Hypotonie

HyperHAES®

Zusammensetzung:	• 1 Amp. zu 3 ml enthält 150 mg Amiodaron-hydrochlorid
Indikation:	• Initialtherapie der akuten Hypovolämie und des Schocks (Small-volume Resuscitation)
Wirkung:	• hyperosmolare, hyperonkotische Lösung mit sofortigem Volumeneffekt
Dosierung:	• 4 ml/kgKg i.v. als Druckinfusion innerhalb von 2 bis 5 Minuten
Nebenwirkungen:	• anaphylaktische Reaktionen (selten)
Kontraindikationen:	Risikoabschätzung bei: • Gerinnungsstörungen • Herzinsuffizienz • Nierenversagen mit Anurie • Schwangerschaft
Interaktionen:	• keine bekannt

Hypnomidate® ⇒ 96

Zusammensetzung:	• 1 Amp. zu 10 ml enthält 20 mg Etomidat
Indikation:	• Narkose bei Kardioversion, Intubation • therapieresistenter Status epilepticus
Wirkung:	• Kurznarkotikum mit Wirkung auf die Formatio reticularis mit • antikonvulsivem Effekt • keine analgetische Komponente
Dosierung:	• initial: 0,2 bis 0,3 mg/kgKG • Repetition: 0,1 mg/kgKG • Maximaldosis: 80 mg
Nebenwirkungen:	• Injektionsschmerz • unfreiwillige Muskelbewegungen • Myoklonien • Erniedrigung des Kortisolspiegels • kurzer Atemstillstand, besonders bei älteren Patienten
Kontraindikationen:	keine
Interaktionen:	• Fentanyl: längere Aufwachphase • Antihypertensiva: Wirkungsverstärkung
Inkompatibilitäten:	• ggf. Ausfällungen bei gleichzeitiger Applikation mit – Barbituraten – Benzodiazepinen – Furosemid und – Katecholaminen

Isoket®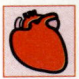

Zusammensetzung:	• 1 Amp. zu 10 ml enthält 10 mg Isosorbiddinitrat bzw. 25 mg in 50 ml Lösung bei der 0,05%igen Zubereitung • 1 Sprühstoß des Dosieraerosols enthält 1,25 mg Wirkstoff
Indikation:	• Myokardinfarkt und/oder Linksherzinsuffizienz • Angina pectoris • kardiales Lungenödem
Wirkung:	• vasodilatierendes Nitrat • durch Vorlastsenkung Herabsetzung des Sauerstoffbedarfs
Dosierung:	• 0,1%-ige Lösung nur als Dauerinfusion • 0,05%-ige Lsg. auch über Infusionspumpe initial 2 mg/h, bis auf 7 bis 10 mg/h langsam ansteigend (Herz-Kreislauf-Kontrolle!) • Spray: 1 bis 3 Hübe inhalativ
Nebenwirkungen:	• orthostatische Hypotension (gelegentlich) • Kollapszustände (selten) • Gesichtsrötungen, Wärmegefühl • Verstärkung der pektanginösen Beschwerden (selten)
Kontraindikationen:	• kardiogener Schock • schwere Hypotonie

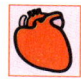

Isoptin® ⇒ 167

Zusammensetzung:	• 1 Amp. zu 2 ml enthält 5 mg • 1 Infusionsamp. zu 20 ml 50 mg Verapamil
Indikation:	• supraventrikuläre Tachykardien • Vorhofflimmern und -flattern • supraventrikuläre Extrasystolie und ventrikuläre Extrasystolen, soweit sie durch eine Myokardischämie hervorgerufen wurden • hypertone Krise und spastische Formen der Angina pectoris
Wirkung:	• Calciumantagonist mit vasodilatatorischer und antiarrhythmischer Wirkung
Dosierung:	• 1 Amp. zu 5 mg langsam i.v. • Repetition evtl. nach 15 Minuten • Perfusor: 100 mg (2 Amp. à 20 ml) auf 50 ml NaCl 2 bis 4 ml/h, maximal 5 ml/h, 100 mg/Tag
Nebenwirkungen:	• Hypotension • Bradykardie • Herzinsuffizienz • AV-Block
Kontraindikationen:	• AV-Block III° • kardiogener Schock • ausgeprägte Hypotonie und Bradykardie • WPW-Syndrom
Interaktionen:	• Digoxin (Erhöhung des Glykosidspiegels) • β-Blocker (Verstärkung der kardiodepressorischen Wirkung)
Inkompatibilitäten:	nicht mit alkalischen Infusionslösungen mischen, da Wirkstoffausfällung

Ketanest S®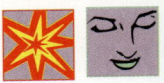

Zusammensetzung:	• 1 Stechflasche mit 5 und 20 ml enthält 10 mg Ketaminhydrochlorid • 1 Stechflasche mit 2 und 10 ml enthält 50 mg Ketaminhydrochlorid
Indikation:	• Kurznarkose • Analgesie • Status asthmaticus
Wirkung:	• Kurznarkotikum mit analgetischen, bronchodilatatorischen und kreislaufanregenden Wirkungen
Dosierung:	• 1 bis 4 mg/kgKG i.v., 4 bis 8 mg/kgKG i.m., Gabe nach Narkosetiefe, siehe Text
Nebenwirkungen:	• Hypertonie • Tachykardie • Hirndrucksteigerung bei unzureichender Beatmung • Hypersalivation • Aufwachreaktionen
Kontraindikationen:	• Herzinfarkt • schweres Schädelhirntrauma • Apoplex

Kohle-Pulvis® ⇒ 311

Zusammensetzung:	• 1 Dose enthält 10 g medizinische Kohle • Ultracarbon® 50g Kohlegranulat
Indikation:	• orale Vergiftungen
Wirkung:	• Adsorbtion der Giftstoffe
Dosierung:	• 30 bis 50 g (bis 100 g) oral oder durch den Magenschlauch • Kinder: 0,5 bis 1,0 g/kgKG
Nebenwirkungen:	• erschwert Diagnostik bei oralen Verätzungen
Kontraindikationen:	• nicht wirksam bei Intoxikationen mit 　– Säuren, Laugen 　– wasserunlöslichen Stoffen 　– dissoziierten Salzen • schlecht wirksam bei Intoxikationen mit 　– Blausäure, Cyaniden 　– Borsäure 　– Ethanol 　– DDT 　– Methanol 　– β-Methyldigoxin 　– Schädlingsbekämpfungsmitteln

Lasix®

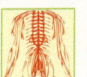 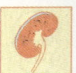

Zusammensetzung:
- 1 Amp. zu 2 ml enthält 20 mg,
- 1 Amp. zu 4 ml enthält 40 mg,
- 1 Amp. zu 25 ml enthält 250 mg Furosemid

Indikation:
- Lungenödem
- Oligurie
- Herzinsuffizienz
- Süßwasserertrinken
- hypertone Krise (unterstützend)
- forcierte Diurese nach Intoxikationen

Wirkung:
- Schleifendiuretikum, Senkung der Vorlast durch Erweiterung der venösen Kapazität

Dosierung:
- 1 bis 2 Amp. à 20 mg langsam i.v., evtl. wiederholen
- Infusion: 500 mg in 500 ml Trägerlösung (Ringer oder NaCl) mit 20 bis 120 ml/h

Nebenwirkungen:
- Elektrolytverluste
- Blutdruckabfall
- allergische Reaktionen (selten)
- Anstieg von Harnsäure und Blutzucker
- Hörstörungen

Kontraindikationen:
- Nierenversagen mit Anurie
- schwere Hypokaliämie
- Hyponatriämie
- Überempfindlichkeit gegen Sulfonamide oder Furosemid

Interaktionen:
- Digitalispräparate (erhöhte Arrhythmierate durch Hypokaliämie)

Inkompatibilitäten:
- sehr empfindlich gegenüber sauren Arzneistoffen, nicht als Mischspritze!

Liquemin® ⇒ 270

Zusammensetzung:	• 1 Amp. enthält je nach Zusammensetzung 5.000 bis 20.000 I.E. Heparin-Natrium, siehe Text S. 257
Indikation:	• Prophylaxe der Thrombosebildung bei frischem Herzinfarkt • in Kombination mit einer Lyse-Therapie • thromboembolische Erkrankungen
Wirkung:	• Hemmung von Gerinnungsfaktoren und damit der Blutgerinnung • Beeinflussung der Thrombozytenfunktion
Dosierung:	• individuelle Dosierung, siehe Text S. 257
Nebenwirkungen:	• dosisabhängige Blutungen • allergische Reaktionen (selten) • lokale Gewebereaktionen • Gegenmittel bei schweren, heparininduzierten Blutungen: Protamin (1 mg Protamin neutralisiert ca. 100 I.E. Heparin
Kontraindikationen:	• Heparin-Allergie • Erkrankungen mit erhöhter Blutungsbereitschaft • schwere Leber-, Nieren- oder Bauchspeicheldrüsenerkrankungen • schwere Thrombozytopenie • Erkrankungen, bei denen der Verdacht einer Läsion des Gefäßsystems besteht, z.B. Ulzera im Magen-Darm-Bereich • Hypertonie (> 105 mmHg diastolisch) • Apoplexie • Traumata am Zentralnervensystem, Augenoperationen, Retinopathien, Glaskörperblutungen, Hirnarterienaneurysma, subakute bakterielle Endokarditis
Interaktionen:	• Acetylsalicylsäure, Cumarin-Derivate, Fibrinolytika (Wirkungsverstärkung, teilweise erwünscht) • Nitroglycerin (Abschwächung der Heparinwirkung) • Propranolol (Wirkungsverstärkung des β-Blockers)
Inkompatibilitäten:	• nicht als Mischspritze anwenden, zahlreiche Unverträglichkeiten!

Lysthenon®

Zusammensetzung:	• 1 Injektionsflasche enthält 110 mg Suxamethoniumchlorid • Lagerung: unter 8 °C !
Indikation:	• Muskelrelaxation
Wirkung:	• Besetzung der Acetylcholinrezeptoren • Depolarisation der motorischen Endplatte
Dosierung:	• zur Intubation 0,5 bis 1 mg/kgKG i.v. • Wirkdauer: 5 bis 10 Minuten • Prämedikation mit Atropin zur Dämpfung cholinerger Erregung • zur Verhinderung von Muskelfibrillationen kann initial Pancuronium (1 bis 2 mg) appliziert werden
Nebenwirkungen:	• kutane allergische Reaktionen • Muskelfibrillation • Rhythmusstörungen • maligne Hyperthermie • Steigerung des intraokolaren Druckes • Hyperkaliämie

Kontraindikationen:	• Patienten, bei denen eine Intubation nicht möglich ist
	• maligne Hyperthermie
	• Vorsicht bei
	  – neuromuskulären Vorerkrankungen
	  – penetrierenden Augenverletzungen
	  – Glaukom
	  – Hyperkaliämie u.a. bei Verbrennungen, Apoplex, Polytrauma, Niereninsuffizienz

Interaktionen:	• Chinidin und Aminoglykosid-Antibiotika: Verstärkung der neuromuskulären Blockade

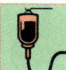

Macrodex®

Zusammensetzung:	• 500 ml enthalten 6% Dextran 60, gelöst in Ringer-Lactat bzw. Natr.-Chlor. 0,9%
Indikation:	• Blutverlust • Volumenmangelschock
Wirkung:	• kolloidales Volumenersatzmittel • verbessert die Mikrozirkulation und erhöht das zirkulierende Blutvolumen
Dosierung:	• je nach Wirkung und Volumenmangel • Maximaldosis: 1,5 g/kgKG • Plasmahalbwertzeit: 6 bis 8 Stunden
Nebenwirkungen:	• allergische Reaktionen • Blutgerinnungsstörungen • Verstärkung der Blutungsneigung • Störreaktion bei Blutgruppentestung
Kontraindikationen:	• Gerinnungsstörungen • Allergie gegen Dextrane • dekompensierte Herzinsuffizienz • ausgeprägte Niereninsuffizienz

Magnesiumsulfat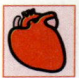

Zusammensetzung:
- Mg-5-Sulfat-Amp. 50% Infusionslösungskonzentrat: 1 Amp. zu 10 ml enthält 5 g Magnesiumsulfat 7H$_2$O (entspr. 20,25 mmol = 40,55 mval = 493 mg Magnesium)

Indikation:
- akuter Myokardinfarkt zur Nekroselimitierung
- hypertensive Krise bei Eklampsie
- Koronarspasmen
- QT-Verlängerung bei Hypothermie und Hypothyreose
- stabile und instabile Angina pectoris aller Schweregrade
- tachykarde Rhythmusstörungen unterschiedlicher Genese
- Torsades de pointes

Wirkung:
- physiologischer Calciumantagonismus und Herabsetzung der Acetylcholinausschütung
- unterdrückt die neuromuskuläre Erregbarkeit
- wirkt spasmolytisch, antiarrhythmisch, hemmt die Plättchenaggregation und reduziert die Infarktgröße

Dosierung:
- Torsades de pointes: 8 mmol Magnesium als Bolus langsam i.v. (= 4 ml Magnesiumsulfatlösung 50%)
- eklamptischer Krampfanfall: 25 bis 50 mg/kgKG sehr langsam i.v., danach 10 bis 25 mg/kgKG/h
- andere Notfallsituationen: 0,5 bis 4 g, Maximaldosis 8 g

Nebenwirkungen:
- Bradykardie (bei zu rascher Applikation oder zu hoher Dosis)
- Bradypnoe (bei zu rascher Applikation oder zu hoher Dosis)
- Nekrosen bei paravenöser Applikation
- periphere Gefäßerweiterung (Flush)

Kontraindikationen:
- schwere Niereninsuffizienz
- Myasthenia gravis
- Bradykardie
- AV-Block
- Magnesiumserumspiegel um oder über 2,5 mmol/l

Interaktionen:
- Calciumsalze (Wirkungsverminderung)
- Muskelrelaxanzien vom Curaretyp (Wirkungsverstärkung)
- Nifedipin (Blutdruckabfall)

Inkompatibilitäten:
- Calcium- und phosphathaltige Lösungen (Ausfällung)

Morphinum hydrochloricum® (BtM) ⇒ 74

Zusammensetzung:	• 1 Amphiole zu 1ml enthält 10 bzw. 20 mg Morphinhydrochlorid
Indikation:	• schwere Schmerzzustände • Lungenödem
Wirkung:	• Opioid-Analgetikum mit zentral schmerzhemmender und sedierender Wirkung
Dosierung:	• 1 bis 3 Amp. zu 10 mg = 10 bis 30 mg s.c., maximale Einzeldosis 30 mg • Tageshöchstdosis 100 mg • bei Überdosierung oder Intoxikation: Narcanti®
Nebenwirkungen:	• Atemdepression • Übelkeit, Erbrechen • Harnverhalt • Miosis • Blutdruckabfall • Bronchokonstriktion
Kontraindikationen:	• kolikartige Schmerzen • akute Pankreatitis

Narcanti®

Zusammensetzung:	• 1 Amp. zu 1 ml enthält 0,4 mg Naloxonhydrochlorid
Indikation:	• Atemdepression bei Vergiftungen mit Opioiden, Ethanol • diagnostisches Instrument bei Opioid-Überdosierung • Abbruch von apomorphininduziertem Erbrechen
Wirkung:	• Opiatantagonismus, Aufhebung der Atemdepression
Dosierung:	• initial 0,4 bis 2 mg (= 1 bis 5 Amp.) i.v. (ggf. s.c. oder i.m.) • Kinder: 0,01 mg/kgKG • da kurze Wirkdauer, Repetition von 0,4 bis 2 mg alle 2 bis 3 min
Nebenwirkungen:	• Enzugssymptome bei Opiatabhängigkeit
Kontraindikationen:	• Risikoabschätzung bei Opiatabhängigkeit

Natriumbicarbonat ⇒ 213

Zusammensetzung:
- die Infusionslösung enthält 4,2% oder 8,4% Natriumbicarbonat
- Eine Zusatzampulle mit 20 ml enthält 1,68 g Wirkstoff = 1 mmol/ml Lösung

Indikation:
- metabolische Azidose

Wirkung:
- Neutralisation von Wasserstoffionen unter Freisetzung von Wasser und Kohlendioxid, das abgeatmet wird

Dosierung:
- innerhalb von 10 Minuten nach Reanimationsbeginn 1 ml = 1 mmol/kg Körpergewicht
- Repetition nach weiteren 10 Minuten mit halber Dosis

Nebenwirkungen:
- bei Überdosierung
  - Rhythmusstörungen
  - Tetanie
  - Hypokaliämie
  - Hypernatriämie

Interaktionen:
- Wirkungsverlust von Katecholaminen bei gleichzeitiger Gabe
- Fällung und Inaktivierung von Calciumsalzen

Natriumthiosulfat 10% Köhler

Zusammensetzung:	• 1 Amp. zu 10 ml enthält 1 g Natriumthiosulfat
Indikation:	• Vergiftungen mit – Blausäure, Cyaniden – Schwermetallen – Jod – LOST
Wirkung:	• unterstützt körpereigene Entgiftung durch Bereitstellung von Schwefel
Dosierung:	• 100 mg/kgKG (= 6 bis 10 Amp.) i.v., bei schweren Cyanid-Intoxikationen nach der Gabe von 4-DMAP • bei oralen Vergiftungen mit Jod zur Magenspülung
Nebenwirkungen:	• Blutdruckabfall bei zu rascher Injektion

Nitrolingual® ⇒ 179

Zusammensetzung:
- 1 Amp. (5/25/50 ml) enthält 5/25/50 mg,
- 1 Kapsel 0,8 mg,
- 1 Spraygabe 0,4 mg Glycerolnitrat

Indikation:
- Myokardinfarkt und/oder Linksherzinsuffizienz
- Angina pectoris
- kardiales Lungenödem
- hypertensive Krise
- Harnleiter- und Gallenkoliken

Wirkung:
- vasodilatierendes und
- spasmolytisches Nitrat
- durch Vorlastsenkung Herabsetzung des Sauerstoffbedarfs

Dosierung:
- Perfusor: 50 ml = 50 mg mit 1 bis 6 ml/h = 0,3 bis 1,8 µg/kgKG/min
- oral: 1 bis 2 Zerbeißkapseln, 1 bis 3 (bis 4) Spraygaben

Nebenwirkungen:
- orthostatische Hypotension
- Kollapszustände (selten)
- Gesichtsrötungen, Wärmegefühl
- Kopfschmerz
- Verstärkung der pektanginösen Beschwerden (selten)

Kontraindikationen:
- kardiogener Schock
- schwere Hypotonie

Wichtig: Vor der Gabe klären, ob der Patient Viagra® genommen hat! Ist vor weniger als 48 Stunden eine Einnahme erfolgt: keine Nitrogabe!

Norcuron®

Zusammensetzung:
- 1 Amp. zu 2 ml enthält 4 mg Vencuronium als Trockensubstanz, die in 2 ml Aqua pro injectione gelöst werden.

Indikation:
- Narkose
- Verhinderung muskulotroper Nebenwirkungen von depolarisierenden Relaxantien (z.B. Pantolax®)
- Muskelrelaxierung

Wirkung:
- nicht depolarisierendes Muskelrelaxans mit curareartiger Wirkung
- Rezeptorblockade an neuromuskulärer Endplatte und Verhinderung der Erregungsübertragung
- keine Beeinflussung des Bewusstseins (Kombination mit Narkosemitteln!)

Dosierung:
- 1 mg i.v. 2 Minuten vor der Applikation von Pantolax®
- zur Muskelrelaxierung: 0,1 mg/kgKG i.v. (1 ml angefertigter Lösung enthält 2 mg Wirkstoff)

Nebenwirkungen:
- Atemstillstand

Kontraindikationen:
- Patienten, bei denen eine intubierte Beatmung nicht möglich ist
- Myasthenia gravis (schwere Muskelschwäche)
- Aspirationsgefahr

Interaktionen:
- Cholinesterasehemmer wie Prostigmin® (Wirkungsverlust)

Novalgin® ⇒ 91

Zusammensetzung:	• 1 Amp. zu 2 ml enthält 1 g Metamizol-Natrium
Indikation:	• starke Schmerzzustände • Nieren- und Gallenkoliken • therapieresistentes Fieber
Wirkung:	• Analgetikum mit antipyretischer und spasmolytischer Wirkung
Dosierung:	• 1 bis 2 ml (0,5 bis 1,0 g Metamizol) langsam über 1 bis 2 Minuten i.v. • ggf. Repetition nach 4 Stunden
Nebenwirkungen:	• Blutdruckabfall • Agranulozytose (sehr selten) • allergische Reaktion bis hin zum Schock (sehr selten)
Kontraindikationen:	• bei Hypotonie Risikoabschätzung
Inkompatibilitäten:	• Lösungen mit saurem pH-Wert führen zu einer Ausfällung

Partusisten®

Zusammensetzung:	• 1 Amp. zu 10 ml enthält 0,5 mg Fenoterolhydrobromid
Indikation:	• Wehenhemmung (bis zur 37. Schwangerschaftswoche) • Asthma bronchiale (keine BfArM-Zulassung)
Wirkung:	• β-Sympathomimetikum ($\beta_2 > \beta_1$) mit tokolytischer und • broncholytischer Wirkung
Dosierung:	• 1 Amp. zu 50 ml verdünnen, 3 bis 18 ml/h infundieren
Nebenwirkungen:	• pektanginöse Beschwerden • Tachykardie • ventrikuläre Extrasystolen • Tremor • BZ-Erhöhung
Kontraindikationen:	• Tachykardie
Interaktionen:	• β-Blocker (Wirkungsverlust)

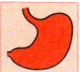

Paspertin® ⇒ 326

Zusammensetzung:	• 1 Amp. zu 2 ml enthält 10 mg Metoclopramidhydrochlorid
Indikation:	• Übelkeit • Erbrechen • Motilitätsstörungen des oberen Magen-Darm-Traktes
Wirkung:	• Beeinflussung des Brechzentrums durch zentralen Dopaminantagonismus • Beschleunigung der Magen-Darm-Passage durch Beeinflussung dopaminerger und cholinerger Rezeptoren
Dosierung:	• Erwachsene: 1- bis 3-mal tgl. 10 mg Metoclopramid • Kinder unter 14 Jahren: 0,1 mg/kgKG (Vorsicht, siehe Nebenwirkungen)
Nebenwirkungen:	• Sedierung • Nervosität • Dyskinesien • Erhöhung der Krampfneigung • Cave: bei Kindern erhöhte Gefahr der Nebenwirkungen • Antidot: Biperiden (Akineton®)
Kontraindikationen:	• Darmverschluss • Epilepsie • Kinder unter 2 Jahren! • bei älteren Kindern und Schwangeren strenge Indikationsstellung!
Interaktionen:	• Anticholinergika (Wirkungsverminderung) • Neuroleptika (Wirkungssteigerung) • trizyklische Antidepressiva (Wirkungssteigerung)
Inkompatibilitäten:	• alkalische Infusionslösungen

Psyquil®

Zusammensetzung:
- 1 Amp. zu 1ml enthält 10 mg Triflupromazin

Indikation:
- Angst- und Erregungszustände
- akute Psychosen
- starkes Erbrechen

Wirkung:
- Neuroleptikum mit zentraldämpfender
- anxiolytischer
- antipsychotischer und
- antiemetischer Wirkung

Dosierung:
- $^1/_2$ bis 1 Amp. (= 5 bis 10 mg) langsam i.v.
- Wirkdauer: 12 Stunden

Nebenwirkungen:
- Herabsetzung der Krampfschwelle
- Blutdruckabfall
- allergische Reaktionen
- Harnverhalt

Kontraindikationen:
- Epilepsie
- Intoxikationen mit Alkohol und zentral dämpfenden Pharmaka

Interaktionen:
- zentral dämpfende Pharmaka (Wirkungsverstärkung)
- Kombination mit Opioiden mit emetischer Potenz (z.B. Morphin) günstig
- Kombination mit Buscopan® und Paspertin® zur Steigerung des antiemetischen Effektes möglich

Ringer-Lactat

Zusammensetzung:	• 1.000 ml enthalten Natriumchlorid 8,6 g = 147 mmol/l Kaliumchlorid 0,3 g = 4 mmol/l Calciumchlorid 0,3 g = 2,3 mmol/l
Indikation:	• zum „Offenhalten" von Venenzugängen • Medikamententrägerlösung • Flüssigkeits- und Elektrolytverluste • initiales Volumenersatzmittel
Wirkung:	• Ersatz von Wasser und Elektrolyten • leichte Alkalisierung
Dosierung:	• je nach Wirkung, Flüssigkeitsmangel und Kreislaufverhältnissen
Nebenwirkungen:	• bei Überdosierung: – Hypervolämie – Herzinsuffizienz – Lungenödem
Kontraindikationen:	• dekompensierte Herzinsuffizienz • Volumenüberladung

sab simplex®

Zusammensetzung:
- 0,6 ml Lösung enthalten 40 mg Dimethylpolysiloxan

Indikation:
- Vergiftungen mit Schaumbildnern

Wirkung:
- Verringerung der Oberflächenspannung und somit Zerstörung der Schaumblasen

Dosierung:
- Erwachsene: 5 Teelöffel
- Kinder: 1 Teelöffel

Streptase® ⇒ 274

Zusammensetzung:	• 1 Injektionsflasche enthält 100.000, 250.000 oder 750.000 I.E. Streptokinase
Indikation:	• Lyse nach Infarkt • tiefe Venenthrombose • Lungenembolie
Dosierung:	• siehe Text
Nebenwirkungen:	• allergische Reaktionen • Temperaturerhöhung • Hautexantheme • Blutungen • Apoplex • Tachykardie
Kontraindikationen:	• siehe Text

Tavegil®

Zusammensetzung:	• 1 Amp. zu 5 ml enthält 2 mg Clemastin
Indikation:	• leichte allergische Reaktionen
Wirkung:	• H_1-Antihistaminikum mit antiallergischen • juckreizstillenden und • gefäßabdichtenden Eigenschaften • zentral sedierend und bronchodilatorisch
Dosierung:	• 1 bis 1 $^1/_2$ Amp. (= 2 bis 3 mg) langsam i.v.
Nebenwirkungen:	• Sedierung • Tachykardie • Schwindel • Mundtrockenheit
Kontraindikationen:	• im Akutfall keine
Interaktionen:	• zentral dämpfende Pharmaka, Analgetika, • Alkohol (Wirkungsverstärkung)

Temgesic® (BtM) ⇒ 77

Zusammensetzung:	• 1 Amp. enthält 0,3 mg, • 1 Sublingualtbl. 0,2 mg Buprenorphin
Indikation:	• starke Schmerzzustände
Wirkung:	• Opioid-Analgetikum (gemischter Agonist-Antagonist) mit zentral schmerzhemmender und • stark sedierender Wirkung • morphinäquivalente Wirkstärke: 40
Dosierung:	• 1 bis 2 Amp. (0,3 bis 0,6 mg Buprenorphin) i.v. bzw. 1 bis 2 Tbl., Repetition nach 8 Stunden
Nebenwirkungen:	• Atemdepression • Übelkeit • Miktionsbeschwerden • Miosis
Kontraindikationen:	• Opiatabhängigkeit (Auslösung von Entzugssymptomen) • Krankheitszustände, bei denen eine Dämpfung des Atemzentrums vermieden werden muss • erhöhter Hirndruck
Interaktionen:	• da antagonistische Eigenschaften: Abschwächung der Wirkung von Opioid-Agonisten

Toluidinblau

Zusammensetzung:	• 1 Amp. zu 10 ml enthält 400 mg Toluidinblau
Indikation:	• Vergiftungen mit Methämoglobinbildnern, z.B. Nitraten, Nitriten, aromatischen Aminen • Überdosierung von 4-DMAP im Rahmen von Cyanidintoxikationen
Wirkung:	• reduziert Methämoglobin zu Hämoglobin
Dosierung:	• initial: 2 bis 4 mg Toluidinblau/kgKG streng i.v., ggf. • Repetition von 2 mg/kgKG nach 30 min
Nebenwirkungen:	• Zyanose der Haut

Toxogonin®

Zusammensetzung:	• 1 Amp. zu 1 ml enthält 0,25 g Obidoximchlorid
Indikation:	• Vergiftungen mit Phosphorsäureestern (Insektizide wie E 605® forte)
Wirkung:	• Reaktivierung der Cholinesterase
Dosierung:	• initial frühestens 5 Minuten nach Atropingabe 1 Amp. langsam i.v., ggf. i.m. • Kinder: 4 bis 5 mg/kgKG • Repetition nicht vor 2 Stunden nach der ersten Applikation • Toxogonin-Gabe später als 24 Stunden nach der Giftaufnahme wirkungslos

Nebenwirkungen:	• Flush
	• Kälteempfinden im Rachenraum
	• bei Überdosierung:
	   – Übelkeit
	   – Sehstörungen
	   – Tachykardie

Tramal®

Zusammensetzung:	• 1 Amp. zu 1 ml enthält 50 mg, • 1 Amp. zu 2 ml 100 mg Tramadolhydrochlorid
Indikation:	• mittelstarke bis starke Schmerzzustände
Wirkung:	• Opioid-Analgetikum (Partialagonist) mit zentral schmerzhemmender und • sedierender Wirkung • morphinäquivalente Wirkstärke: 0,2
Dosierung:	• 1,0 bis 1,5 mg/kgKG langsam i.v., ggf. Repetition
Nebenwirkungen:	• Schwitzen • Sedierung • Übelkeit
Interaktionen:	• andere Opiate heben die Wirkung von Tramal® auf

Trapanal® ⇒ 104

Zusammensetzung:	• 1 Durchstechflasche zu 20 ml enthält 0,5 g, • 1 ml der zubereiteten Lösung enthält 25 mg Thiopental-Natrium
Indikation:	• Narkoseeinleitung • Hirnödemprophylaxe bei SHT
Wirkung:	• narkotisch und hirndrucksenkendes Barbiturat
Dosierung:	• Narkoseeinleitung: 3 bis 5 mg/kgKG • Hirnödemprophylaxe: initial gleiche Gabe • nach 5 bis 10 Minuten halbe Dosierung repetitiv • individuelle Dosis nach Wirkung erforderlich!
Nebenwirkungen:	• Husten • Laryngospasmus • Blutdruckabfall • Arrhythmien • Atemdepression • Nekrosen bei paravenöser Injektion
Kontraindikationen:	• Intoxikationen mit zentral dämpfenden Arzneimitteln • Schock • schwere Myokardschäden • Asthma
Interaktionen:	• zentral dämpfende Pharmaka und • Alkohol (gegenseitige Wirkungsverstärkung)

Valium®

Zusammensetzung:	• 1 Amp. zu 2 ml enthält 10 mg Diazepam
Indikation:	• Erregungszustände • Sedierung z.B. bei Herzinfarkt • Krampfanfälle • Narkoseeinleitung in Verbindung mit stark wirksamen Analgetika
Wirkung:	• Benzodiazepin mit sedierender, anxiolytischer, antikonvulsiver und muskelrelaxierender Wirkung
Dosierung:	• 1 Amp. (= 10 mg Diazepam) langsam i.v. bzw. i.m., ggf. ist eine Dosisreduktion (Kinder und ältere Patienten) oder Steigerung der Dosis erforderlich
Nebenwirkungen:	• Blutdruckabfall (gering) • Atemdepression • ZNS-Störungen und paradoxe Wirkung • Venenreizung
Interaktionen:	• zentral dämpfende Medikamente (Wirkungsverstärkung) • Muskelrelaxantien (Wirkungsverlängerung)
Inkompatibilitäten:	• grundsätzlich allein injizieren, da mit vielen Arzneistoffen unverträglich!

Visken®

Zusammensetzung:	• 1 Amp. zu 2 ml enthält 0,4 mg Pindolol
Indikation:	• Hypertonie • Angina pectoris • Sinustachykardie • supraventrikuläre Tachykardie • Vorhofflimmern, -flattern mit schneller Überleitung • hyperkinetisches Herzsyndrom
Wirkung:	• nichtselektiver β-Blocker mit intrinsischer Aktivität • antiarrhythmische und • antihypertone Wirkung
Dosierung:	• 1 Amp. (0,4 mg Pindolol) langsam i.v. • ggf. nach 20 Minuten Repetition der halben Dosis
Nebenwirkungen:	• Blutdruckabfall • Bradykardie bis zur Asystolie • Herzinsuffizienz • Bronchokonstriktion • bei Überdosierung: Atropin oder Alupent®
Kontraindikationen:	• Bradykardie • Hypotonie • Asthma bronchiale • Herzinsuffizienz
Interaktionen:	• Antiarrhythmika wie Calciumantagonisten (Isoptin®): verstärkte kardiale Leitungsblockierung! • Anästhetika: Verstärkung der kardialen Nebenwirkung

Xylocain® (Lidocain)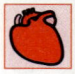

Zusammensetzung:
- 1 Amp. zu 5 ml enthält 100 mg Lidocain

Indikation:
- ventrikuläre Extrasystolen
- Kammertachykardie
- Digitalisintoxikationen
- Kammerflimmern/-flattern (versuchsweise)

Wirkung:
- Verzögerung von Reizbildung
- Reizleitung und
- Reizausbreitung durch Hemmung von Natriumeinstrom während der Depolarisation
- Membranstabilisation und Hemmung von Noradrenalinfreisetzung

Dosierung:
- 100 mg = 1 Amp. zu 5 ml i.v.
- endobronchial: 2 bis 3 mg/kgKG
- Perfusor: 1.000 mg in 50 ml NaCl, 6 bis 12 ml/h

Nebenwirkungen:
- ventrikuläre Extrasystolen
- Kammerflimmern
- AV-Block
- zentralnervöse Auswirkungen

Kontraindikationen:
- AV-Block III. Grades
- Bradykardie
- AV-Dissoziation

Medikamentennamen in der Schweiz und in Österreich

Für die meisten Berufsstarter stellt die Pharmakologie eines der komplexeren Themengebiete innerhalb der Ausbildung dar. Pharmakokinetik und Pharmakodynamik der rettungsdienstlich relevanten Pharmaka in allen wichtigen Aspekten zu lernen, zu verarbeiten und dann auch noch umsetzen zu können, ist ein anspruchsvolles Unterfangen. Für viele beginnen die Schwierigkeiten aber bereits viel früher, nämlich schon auf der begifflichen Ebene. Das Auswendiglernen exemplarischer Handelsnamen z.B. birgt die zwangsläufige Gefahr, nicht weiter zu wissen, sobald ein Präparat einmal von einem anderen Hersteller daher kommt. Die Empfehlung, von vorneherein beides zu lernen – Freiname und beispielhafte Handelsnamen – erscheint zunächst mit größerem Aufwand verbunden, zahlt sich aber später ohne Zweifel aus.

Den schweizerischen und österreichischen Kollegen, die durch länderbedingte Abweichungen der Handelsnamen bislang Schwierigkeiten mit der Handhabung dieses Buches hatten, haben wir nun eine Übersetzung der deutschen Handelsnamen auf schweizerische und österreichische Verhältnisse beigefügt. Wir hoffen, das Buch damit zu einem noch wertvolleren Hilfsmittel zu machen.

Dr. P. Hansak
Abt. Ausbildung
ÖRK Steiermark
Österreich

Helge Regener
EMERGENCY
Schulungszentrum
Schweiz

Medikamentenamen in der Schweiz und in Österreich

Handelsname (Deutschland)	Wirkstoff	Handelsname Schweiz	Handelsname Österreich
4-DMAP®	4-Dimethyl-aminophenol	4-DMAP®	4-DMAP®
Actilyse®	Alteplase (t-PA)	Actilyse®	Actilyse®
Actosolv®	Urokinase	Ukidan® Urokinase HS medac®	Actosolv®
Adalat®	Nifedipin	Adalat® Nifedicor®	Adalat® Buconif®
Adrecar®	Adenosin	Krenosin®	Adenosin®
Akrinor®	Cafedrin/ Theoadrenalin	aus dem Handel	aus dem Handel
Alupent®	Orciprenalin	Alupent®	Alupent®
Anexate®	Flumazenil	Anexate®	Anexate®
Anticholium®	Physiostigmin	Physiostigmin	Anticholium®
Apomorphin®	Apomorphin	Apomorphinium Chloratum Streuli®	Ixense Subling® Uprima Subling®
Arterenol®	Norepinephrin	Noradrenalin	Noradrenalin
Aspisol®	Acetylsalicylsäure	Aspirin® Aspégic®	Aspisol® Aspirin® ASS Genericon® ThromboAss®
Atosil®	Promethazin	als Monopräparat aus dem Handel	aus dem Handel
Atropin®	Atropin	Atropin (sulfat)®	Atropin®
Auxiloson®	Dexamethason	Auxiloson®	Auxiloson Spray®
Ben-u-ron®	Paracetamol	Ben-u-ron® Dafalgan® Panadol® Dafalgan®	Ben-u-ron® Mexalen® P Generation® Dolocapton®
Berotec 100®	Fenoterol	Berotec®	Berotec®
Brevibloc®	Esmolol	Brevibloc®	Brevibloc®
Buscopan®	Butylscopolamin	Buscopan®	Buscopan®
Calcium 10%®	Calcium	Calcium-Sandoz®	Calcium 10%®
Catapresan®	Clonidin	Catapresan®	Catapresan®
Chloraldurat®	Chloralhydrat	Chloraldurat® Medianox®	

Medikamentennamen in der Schweiz und in Österreich

Handelsname (Deutschland)	Wirkstoff	Handelsname Schweiz	Handelsname Österreich
Clexane®	Hydroxocobalamin	Clexane®	
		Vitarubin®	
Cyanokit 2,5®	Enoxaparin	Cyanokit 2,5®	
Dipidolor®	Piritramid	–	Dipidolor®
Dobutrex®	Dobutamin	Dobutrex®	Dobutrex®
Dolantin®	Pethidin	Pethidin®	Alodan®
		Dolantin®	
Dopamin®	Dopamin	Dopamin®	Dopamin®
Dormicum®	Midazolam	Dormicum®	Dormicum®
Ebrantil®	Urapidil	Ebrantil®	Ebrantil®
Effortil®	Etilefrin	Effortil®	Effortil®
Eminase®	Anistreplase	Eminase®	Eminase®
Euphyllin®	Theophyllin	Euphyllin®	Euphyllin®
		Aminophyllin®	Respicur®
			Theospirex®
			Unifyl®
Fentanyl®	Fentanyl	Fentanyl®	Fentanyl®
Fluimucil®®	Acetylcystein	Fluimucil®	Acetylc. gran®
		ACC®	Aeromuc gran®
			Cimexyl®
			Fluimucil®
			Mucobene®
			Pulmovent®
Fortecortin®	Dexamethason	Fortecortin®	Fortecortin®
Fortral®	Pentazocin	Fortralgesic®	aus dem Handel
Gilurytmal®	Ajmalin	aus dem Handel	Gilurytmal®
Glucose 40%®	Glukose	Glucose 40%®	Glucose 50%®
Glycylpressin®	Terlipressin	Glypressin®	Glycilpressin®
HAES-steril® 6%	Hydroxyethylstärke	HAES-steril® 6%	Elohäst®, ersetzt 2003 durch Voluven®
		Voluven®	
Haldol®	Haloperidol	Haldol®	Haldol®
		Sigaperidol®	
Hypnomidate®	Etomidat	Hypnomidate®	Hypnomidate®,
		Etomidat lipuro®	Etomidat lipuro®
Isoptin®	Verapamil	Isoptin®	Isoptin®

Medikamentenamen in der Schweiz und in Österreich

Handelsname (Deutschland)	Wirkstoff	Handelsname Schweiz	Handelsname Österreich
Ketanest S®	Ketamin	Ketalar®	Ketanest S® Ketalar®
Kohle-Pulvis®	Carbo medicinalis	Ultracarbon®	Carbo medicin.®
Lanitop®	Metildigoxin	Lanitop®	Lanitopv
Lasix®	Furosemid	Lasix®	Lasix®
Liquemin®	Heparin	Liquemin®	Heparin®
Lysthenon®	Succinylcholin	Midarin® Lysthenon®	Lysthenon®
Macrodex®	Dextran 60	Macrodex®	Promit® Elo Rheo®
Magnesiumsulfat®	Magnesiumsulfat	Mg 5 Sulfat®	Cormagnesin®
Morphinum hydrochloricum®	Morphium	Morphin® MST®	Vendal® Mundidol®
Narcanti®	Naloxon	Narcan®	Narcan®
Natriumbicarbonat®	Natriumhydrogencarbonat ($NaHCO_3$)	Natriumhydrogencarbonat 8,4%®	Natriumbicarbonat®
Natriumthiosulfat 10% Köhler®	Natriumthiosulfat	Natriumthiosulfat	Na-Thiosulfat
Nitrolingual®	Glyceroltrinitrat	Nitrolingual®	Nitrolingual®
Norcuron®	Vecuronium	Norcuron®	
Novalgin®	Metamizol	Novalgin® Minalgin®	Novalgin®
Partusisten®	Fenoterol	Partusisten®	Berotec® Berodual®
Paspertin®	Metoclopramid	Gastrosil® Primperan® Paspertin®	Paspertin® Gastrosil®
Psyquil®	Triflupromazin	aus dem Handel	Psyquil®
Ringer-Lösung®	Isotonische Lösung mit Na^+, K^+, Cl^-	Ringer-Lösung®	Ringer-Lösung®
Sab Simplex®	Dimethylpolysiloxan	Flatulex®	Sab Simplex®
Streptase®	Streptokinase	Streptase® Kabikinase®	
Suprarenin®	Adrenalin	Adrenalin®	Adrenalin® Suprarenin®

431

Medikamentennamen in der Schweiz und in Österreich

Handelsname (Deutschland)	Wirkstoff	Handelsname Schweiz	Handelsname Österreich
Tavegil®	Clemastin	Tavegyl®	Tavegil® Tavegyl®
Temgesic®	Buprenorphin	Temgesic®	Temgesic®
Toluidinblau®	Toluidinblau	alternativ Methylenblau	
Toxogonin®	Obidoxim	Toxogonin®	Toxogonin®
Tramal®	Tramadol	Tramal®	Tramal®
Trapanal®	Thiopental	Pentothal® Trapanal®	Thiopental®
Valium®	Diazepam	Valium®	Gewacalm® Valium® Psychopax® Umbrium®
Visken®	Pindolol	Visken® Betapindol®	Visken®
Xylocain®	Lidocain	Xylocain 2%® Rapidocain 2%® Xylocard®	Xylocain 2%® Lidocorit®

Vergiftungszentren

(Stand Juli 2003)

Baden-Württemberg
Informationszentrale für
Vergiftungen an der
Universitätskinderklinik
Mathildenstraße 1
D-79106 Freiburg im Breisgau
Notruf: (07 61) 2 70 43 61
Fax: (07 61) 2 70 44 57
Zentrale: (07 61) 2 70 43 00
E-Mail: giftinfo@
kkl200.ukl.uni-freiburg.de
Internet: www.ukl.uni-
freiburg.de/kinderkl/viz/
homede.htm

Bayern
Beratungsstelle
für Vergiftungen
Toxikologische Abteilung der
II. Medizinischen Klinik rechts
der Isar der Technischen
Universität München
Ismaninger Straße 22
D-81675 München
Tel.: (0 89) 1 92 40
Fax: (0 89) 41 40 24 67
E-Mail: tox@lrz.tum.de
Internet: www.toxinfo.org/
about/giz.html

II. Medizinische Klinik des
Städtischen Krankenhauses
Universität Erlangen-Nürnberg
in der Toxikologischen
Intensivstation
Prof.-Ernst-Nathan-Str. 1
D-90419 Nürnberg
Tel.: (09 11) 3 98 24 51
Fax: (09 11) 3 98 26 65
E-Mail: muehlberg@klinikum-
nuernberg.de
Internet: www.giftinformation.de

Berlin
Landesberatungsstelle für Vergiftungserscheinungen und Embryonaltoxikologie
Pulsstraße 3-7
D-14059 Berlin
Tel.: (0 30) 1 92 40
Fax: (030) 30 68 67 21
E-Mail: berlintox@giftnotruf.de
Internet: www.giftnotruf.de

Charité der Humboldt-Universität, Standort Wedding
Augustenburger Platz 1
D-13353 Berlin
Tel.: (0 30) 4 50 - 5 35 55
Fax: (0 30) 4 50 - 5 39 15
E-Mail: martens@ukrv.de
Internet: www.ukrv.de/rv/nephro/Vergiftungen/vergiftungen.html

Mecklenburg-Vorpommern, Sachsen, Sachsen-Anhalt, Thüringen
Gemeinsames Giftinformationszentrum
Nordhäuser Straße 74
D-99089 Erfurt
Tel.: (03 61) 7 30 73 - 0
Fax: (03 61) 7 30 73 - 17
E-Mail: shared.ggiz@t-online.de
Internet: www.thueringen.de/wegweis/89_19.htm

Niedersachsen, Hamburg, Bremen, Schleswig-Holstein
Giftinformationszentrum im Zentrum für Pharmakologie und Toxikologie
Robert-Koch-Straße 40
D-37075 Göttingen
Tel.: (05 51) 1 92 40 und 38 31 80
Fax: (05 51) 3 83 18 81
E-Mail: giznord@giz-nord.de
Internet: www.giz-nord.de

Nordrhein-Westfalen
Informationszentrale gegen Vergiftungen im Zentrum für Kinderheilkunde der Rheinischen Friedrich-Wilhelms-Universität
Adenauerallee 119
D-53113 Bonn
Tel.: (02 28) 2 87
Fax: (02 28) 2 87 - 33 14
E-Mail: gizbn@mailer.meb.uni-bonn.de
Internet: www.meb.uni-bonn.de/giftzentrale

Rheinland-Pfalz
Beratungsstelle bei Vergiftungen (Giftinfo Mainz)
Klinische Toxikologie der
II. Med. Klinik der Univ.
D-55131 Mainz
Tel.: (0 61 31) 1 92 40,
(0 61 31) 23 24 66 oder (07 00)
GIFTINFO
Fax: (0 61 31) 23 24 68
Internet: www.giftinfo.uni-mainz.de

Saarland, Rheinland Pfalz, Homburg
Informationszentrum
für Vergiftungen
Kinderklinik der Universitätsklinik
Haus 9
D-66421 Homburg/Saar
Tel.: (0 68 41) 1 92 40
Fax: (0 68 41) 1 16 83 14
E-Mail: kigift@med-rz.uni-sb.de
Internet: www.med-rz.uni-sb.de

Österreich
Vergiftungsinformationszentrale Wien
Allgemeines Krankenhaus
Währinger Gürtel 18-20
A-1090 Wien
Tel.: (00 43) (1) 4 06 - 43 43
E-Mail: k.hruby@akh-wien.ac.at

Schweiz
Schweizerisches Toxikologisches Informationszentrum
Freiestrasse 16
CH-8028 Zürich
Notfall-Tel.:
(00 41) (1) 2 51 51 51
Tel.: (00 41) (1) 251 66 66
Fax: (00 41) (1) 252 88 33
E-Mail: info@toxi.ch
Internet: www.toxi.ch

Literatur

Grundlagen der Pharmakologie

Ammon, H.P.T.: Arzneimittelneben- und Wechselwirkungen, *Wissenschaftliche Verlagsgesellschaft, Stuttgart, 3. Auflage 1991*
Bastigkeit, M.: Arzneimittel-Interaktionen im Rettungsdienst, *Rettungsdienst 17 (1994) 260-263*
Bastigkeit, M.: Pharmakodynamik – oder Wo, wie und warum kommt es zu einem pharmakologischen Effekt?, *Rettungsdienst 16 (1993) 787-790*
Bastigkeit, M.: Pharmakokinetik – Relevanz für den Rettungsdienst, *Rettungsdienst 16 (1993) 370-375*
Bastigkeit, M.: Arzneimittel-Interaktionen im Rettungsdienst, *Rettungsdienst 17 (1994) 260-263*
Bastigkeit, M.: Notfallmedikamente – was ist sinnvoll? *In: Rupprecht, H. (Hrsg.): Forum Rettungsdienst 1999, Stumpf & Kossendey, Edewecht/Wien 1999*
Bastigkeit, M.: Nifedipin – für die Notfallmedizin ungeeignet! *Rettungsdienst 23 (2000) 63*
Bowman, W.C., M. J. Rand: Textbook of Pharmacology, *Blackwell Scientific Publications, Oxford, 2. Auflage 1980*
Burkhard, D.: Pharmaka in der Intensiv und Notfallmedizin, *Springer Verlag 1995*
Fort, W., D. Henschler, W. Rummel: Allgemeine und spezielle Pharmakologie und Toxikologie, *Wissenschaftsverlag, Mannheim, 7. Auflage 1996*
Füllgraf, G., D. Palm: Pharmakotherapie – klinische Pharmakologie, *Gustav Fischer Verlag, Stuttgart, 10. Auflage 1997*
Gilman, A.G., L.S. Godman: The Pharmacological Basis of Therapeutics, *Macmillan Publishers, New York, 7. Auflage 1985*
Hennes, H.-J., S. Otto, R. Lipp: Die Notkompetenz des Rettungsassistenten – Umsetzung der Stellungnahme der Bundesärztekammer in der Rettungsdienstpraxis, *Notfallmedizin 21 (1995) 265-268*
Hennes H.-J., Lehranstalt für Rettungsdienst (Hrsg.): Die Notkompetenz der Rettungsassistentin und des Rettungsassistenten. *Reba Verlag, Darmstadt 1994*
Hierholzer, K.N. Rietbrock (Hrsg.): Physiologische und pharmakologische Grundlagen der Therapie, *Vieweg, Braunschweig 1980*
Kuschinsky, G., H. Lüllmann: Kurzes Lehrbuch der Pharmakologie und Toxikologie, *Georg Thieme Verlag, Stuttgart, 12. Auflage 1989*
Leithe, M.E., J.B. Hermiller, R.D. Magorien: The effect of age on central and regional haemodynamics, *Gerontology 30 (1984) 240-246*
Lüllmann, H., K. Mohr, A. Ziegler: Taschenatlas der Pharmakologie, *Georg Thieme Verlag, Stuttgart 1996*
Mutschler, E.: Arzneimittelwirkungen, *Wissenschaftliche Verlagsgesellschaft, Stuttgart, 6. Auflage 1992*
Nayler, W.G.: Calciumantagonisten der zweiten Generation, *Springer-Verlag, Berlin/Heidelberg/New York 1992*

Rewerk, St., H.W. Menges, K. Ellinger, E. Strump, R. Breitkreutz: Verteilung von zur Reanimation endobronchial applizierter Medikamente beim Menschen, *Der Notarzt 10 (1994)* 138-141

Reynolds, J.E., F. Martindale: The extra pharmacopeoeia, *The Pharmaceutical Press London, 1990*

Zeisel, U.: Endobronchiale Medikamentenapplikation – Technik und Stellenwert in der Notfallmedizin, *Notfallmedizin 20 (1994)* 484-491

Analgetika

ABDA Datenbank *Pharmakologie 1992*

Abdelnoor, M., K. Landmark: Infarct size is reduced and the frequency of non-Q-wave myocardial infarctions is increased in patients using aspirin at the onset of symptoms, *Cardiology 91(2) (1999)* 119-126

Albinus, M., V. Hempel: Analgetika und Schmerztherapie, *Wissenschaftliche Verlagsgesellschaft, Stuttgart 1988*

Alexander, J.H. et al.: Prior aspirin use predicts worse outcomes in patients with non-ST-elevation acute coronary syndromes, *Am. J. Cardiol. 82 (1999)* 1147-1151

Bastigkeit, M.: Bisher noch kein ideales Analgetikum für die Notfallmedizin, *Die Neue Ärztliche 5 (1988)* 6

Bastigkeit, M.: Koronare Reperfusion beim akuten Infarkt, *Therapiewoche 37 (1987)* 4442

Bastigkeit, M.: Betäubungsmittel im Rettungsdienst - Sinn und Unsinn einer Gesetzgebung, *Rettungsdienst 15 (1992)* 150

Bastigkeit, M.: Analgetika in der Notfallmedizin, *Rettungsdienst 15 (1992)* 159-165

Böhm, F., M. Almeling: Überlegungen zum Einsatz von Acetylsalicylsäure beim Tauchunfall, *Der Notarzt 11 (1995)* 9-12

Busse, C.: Notfalltherapie mit Betäubungsmitteln und Analgetika, *Notfallmedizin 13 (1987)* 426-439

Cruz Fernandez, J.M. et al.: Managing acute myocardial infarction: clinical implications of the TIM study, *Eur. Heart J. 1(Suppl. f) (1999)* 12F-18F

Dick, W., H. Gervais: Analgesie und Anästhesie bei Notfallpatienten, *Anästh. Intensivmed. 27 (1986)* 1-8

Dinnendahl, V., U. Fricke (Hrsg.): Arzneistoff-Profile, Fachinformation des jeweiligen Präparates *Govi-Verlag Frankfurt 1991*

Fechner, R., E. Racenberg, G. Castor: Klinische Untersuchungen über die Wirkung von Morphin, Pentazocin, Pethidin, Piritramid und Tramadol auf die Atmung, *Anästh. Intensivmed. 26 (1985)* 126-132

Freye, E., C. Leopold: Opiate und Opiatantagonisten, *Deutsche Apotheker Zeitung 131 (1991)* 1517-1523

Freye, E.: Opioid Agonists, Antagonists and Mixed Narkotic Analgetics. Theoretical background and considerations for practical use, *Springer Verlag, Berlin/Heidelberg/ New York 1987*
Freye, L.: Toleranzentwicklung unter Opioidgabe – Molekulare Mechanismen und klinische Bedeutung. *Anasthesiol Intensivmed Notfallmed Schmerzthe* (2003) 14-26
Göbel, U., H. v. Voß, C. Petrich: Gerinnungsveränderung nach intravenöser Gabe des Lysinsalzes der Acetylsalicylsäure, *Referat v. Colfarit Symposium III Köln 1975*
Goldstein, G.: Pentazocine, *Drug and Alcohol Dependence 14 (1985)* 313-324
Holzapfel, R.: Praxis der Tauchmedizin, *Georg Thieme Verlag, Stuttgart 1993*
Karsch, K.R. u.a.: Wirkung eines neuen Analgetikums (Tramadol) auf die Hämodynamik bei Patienten mit koronarer Herzkrankheit, *Z. Kardiol. 68 (1979)* 599-603
Kirkwodd, C.F. et al.: The pharmacokonetics of meperidine (Pethidin) in acute trauma patients, *J. trauma 26 (1986)* 1090-1093
Rossi R.: Sedierung – Analgesie – Narkose im Notarztdienst, *Notfallmedizin 15 (1989)* 16-34
Sefrin, P. (Hrsg.): Der Schmerz in der Notfallmedizin, *W. Zuckschwerdt Verlag, München 1991*
Sefrin, P., D. Blumenberg: Die präklinische Analgesie beim traumatischen Notfallpatienten, *Fortschr. Med. 105 (1987)* 327-330
Sefrin, P., D. Blumenberg: Präklinische Analgesie bei internistischen Notfallpatienten, *Fortschr. Med. 106 (1988)* 30-41
Seitz, G.: Klassiker im Arzneischatz: zentral wirksame Opioid-Analgetika, *Pharmaz. Ztg. 137 (1992)* 87-103
Sethna, D.H: Cardiovascular effect of morphine in patients with coronary arterial disease, *Anästh. Analg. 61 (1982)* 109-114
Siewert, M.: Untersuchungen zur chemisch-physikalischen Kompatibilität von Fortral-Injektionslösung (Pentacocin) mit unterschiedlichen Mischlösungen, *Pharmaz. Ztg. 131 (1986)* 3231-3234
Thimme, W., D. v. Herrath (Hrsg.): Schmerztherapie im Notfall, *Der Arzneimittelbrief 24 (1990)* 89-92
Vane, J. R.: Inhibition of prostaglandin synthesis as a mechanism of action of aspirin-like drugs, *Nature 231 (1971)* 232-235
Woolf, R.E. jr., P.D. Wall: Endogenous opioids and pain mechanism – a complex relationship, *Nature 306 (1983)* 739-740
Zens, M., I. Jurna: Lehrbuch der Schmerztherapie, *Wissenschaftliche Verlagsgesellschaft, Stuttgart 1993*

Hypnotika / Sedativa

Brodtkorb, E. et al.: Rectal diazepam: pitfalls of excessive use in refractory epilepsy, *Epilepsy Res. 35(2) (1999)* 123-133

Dinnendahl, V., Fricke, U. (Hrsg.): Arzneistoff-Profile, *Govi-Verlag, Frankfurt, 1990*
Fresenius: Infusionstherapie und klinische Ernährung, *Mediz. Wissensch. Abt. Fresenius AG, Bad Homburg 1987*
Gottwald, M.D. et al.: Prehospital stability of diazepam and lorazepam, *Am. J. Emerg. Med. 17(4) (1999) 333-337*
Langrehr, D.: Benzodiazepine in der Anästhesiologie, *Urban & Schwarzenberg, München 1985*
Müller, H., E. Schleussner, M. Stoyanow: Hämodynamische Wirkungen und Charakteristika der Narkoseeinleitung mit Midazolam, *Arzneimittelforschung 31 (1981) 2227-2232*
Müller, W.: Benzodiazepine – Eine nicht mehr unproblematische Arzneimittelgruppe, *Dt. Apotheker Ztg. 18 (1991) 885*
Müller, W.: Neuronale Wirkung der Benzodiazepine, *TW Neurologie 3, (1989) 145*
Sauter, R.: Status epilepticus im Kindes- und Jugendalter, *Notfallmedizin 16 (1990) 590*
Schulte am Esch, J.: Benzodiazepine in Anästhesie und Intensivmedizin, *Editiones Roche, Basel 1986*
Scott, R.C., F.M.C. Besag, B.G.R. Neville: Buccal midazolam and rectal diazepam for treatment of prolonged seizures in childhood and adolescence: a randomized trial, *Lancet 353 (1999) 623-626*
Sefrin, P.: Notfalltherapie, *Urban & Schwarzenberg, München 1988*
Tolksdorf, W., F.J. Kretz, J. Prager: Neue Wege in der Prämedikation, *Editiones Roche, Basel 1986*

Narkosemittel

Bastigkeit, M.: Reanimation auch medikamentös unterstützen, *Die Neue Ärztliche 3 (1987) 210*
Dick, W. (Hrsg.): Ketamin in Notfall- und Katastrophenmedizin, *Perimed-Verlagsgesellschaft, Erlangen 1980*
Dinnendahl, V., U. Fricke (Hrsg.): Arzneistoff-Profile, *Govi-Verlag, Frankfurt, 1990*
Doenicke, A. u.a.: Ketamin-Racemat oder S (+) Ketamin und Midazolam, *Anaesthesist 41 (1992) 610-618*
Domino, E.F. (Hrsg.): Status of Ketamine in anesthesiology, *Ann Arbor, Michigan 1990*
Evans, R.H., R.G. Hill: GABA-mimetic action of etomidat, *Experientia 34 (1987) 1325-1327*
Freye, E. u.a.: Interaktion von S (+) Ketamin mit Opiatrezeptoren, *Anaesthesist 43 (Suppl 2) (1994) 52-58*
Heuser, D.: Möglichkeiten und Grenzen zerebraler Protektion – Versuch einer Bestandsaufnahme, *Anästh. intensivmed. 23 (1982) 315-324*

Hoffmann, P.B., B. Schockenhoff: Etomidat als antikonvulsive Substanz, *Anaesthesist 33 (1984)* 142
Kontokollias, J.S., G. Schlüter: Muskelrelaxantien und ihre klinische Anwendung. Eine Übersicht, *Rettungsdienst 14 (1991)* 300-306
Larsen, R.: Anästhesie, *Urban und Schwarzenberg, München 1990*
Miller, J.D.: Head injury and brain ischemia implications for therapy, *Br. J. Anaesth. 57 (1985)* 120-125
Otteni, J.C. u.a.: Sedierung bei schweren Schädelhirntraumen, *Anästh. Intensivmed. 30 (1989)* 224-226
Oye, I. et al.: The chiral forms of ketamine as probes for NMDA receptor functions in human. In: Kameyama T., Nabeshima T., Domino E.F. (eds) NMDA receptor related agens, biochemistry, pharmacology and behavior. *NPP Books, Ann Arbor,* pp 381-390
Peter, K., R. Klose, H. Lutz: Ketanest zur Narkoseeinleitung beim Schock, *Prakt. Anaesthes. 5,* 369
Pfenninger, E.: Ketamin in der Notfallmedizin, *Arzneimitteltherapie 7 (1989)* 185-191
Pfenninger, E.: Zerebrale Effekte des Ketamin – eine neue Sicht?, *Anaesthesist 43 (Suppl 2) (1994)* 1
Rindfleisch, F., R. Murr: Die Therapie des erhöhten intrakraniellen Drucks, *Anästh. Intensivmed. 30 (1989)* 7-18
Schaer, H.: Pharmakologie für Anästhesisten und Intensivmediziner, *Verlag Hans Huber, Bern 1984*
Smith, D.J., M.S. Bouchal: Ketamine interacts with dysphoric sigma opiate receptors, *Anaesthesiology 55 (1981)* 243
Voit, Th.: Zerebraler Krampfanfall: So muß der Arzt vorgehen, *Notfallmedizin 12 (1986)* 611-623

Kreislauf

Andersson, R.J., G.R. Hart: Oral clonidine loading in hypertensive urgencies, *J. Amer. med. Ass 246 (1981)* 848-850
Anlauf, M.: Behandlung des hypertensiven Notfalls und der hypertensiven Krise mit Clonidin. In Hayduk, K. und Bock, K.D. (Hrsg.): Zentrale Blutdruckregulation durch Alpha$_2$-Rezeptorenstimulation, *Steinkopf Verlag, Darmstadt 1983*
Bastigkeit, M.: Nekroseareal beim Infarkt begrenzen, *Die Neue Ärztliche, 173 (1987)* 6
Bastigkeit, M.: Therapiestrategien beim Alkoholdelir – Clonidin in der Diskussion, *Psychopharmakotherapie 1 (1994)* 128
Bosch, J., Groszmann, R.J (ed): Portal Hypertension – Physiology and treatment, *Blackwell scientific Publications, London 1994*
Burchardi, H.: Akute Notfälle, *Thieme Verlag, Stuttgart/New York, 2. Auflage 1985*

Chaffin, J., J. Connelly: Intravenous clonidine for hypertensive emergencies, *Am. J. Health Syst. Pharm.* 56(6) (1999) 572-574

Chikanza I., P. Okwanga: Chlorpromazoine and Furosemide in the acute management of serve hypertension, *East. afr. med. Journ.* 66, 243 (1989)

Esser, H., D. Kikis: Clonidin bei hypertensiver Krise, *Dtsch. med. Wschr.* 105 (1989) 354

Estler, C.J.: Clonidin: Pharmakologische Grundlagen für den Einsatz beim Delirium tremens, *Arzneimitteltherapie* 9 (1991) 163-171

Francis, G. et al.: Acute vasoconstrictor response to intravenous Furosemide in patients with chronic congestive heart failure, *Ann. Int. Med* 103 (1985) 1

Fresenius: Infusionstherapie und klinische Ernährung, *Med. wissensch. Abt. der Fresenius AG, Bad Homburg 1987*

Hägele, D., D. Berg: Nachweis der beta-2-adrenergen Wirkungen von Etilefrin durch gezielte Registrierung seines tokolytischen Effektes, *Z. Geburtsh. u. Perinat.* 184 (1981) 81-83

Hamburg, M., J.F. Tallmann: Chronic morphine administration increases the apparent number of alpha-2-adrenergic receptors in rat brain, *Nature* 291 (1981) 493-501

Hengstmann, J.H: The physio-logical disposition of etilefrine in man, *Europ. J. clin. Pharmacol.* 9 (1975) 179-187

Hussein, S., V. Seifert: Zur postoperativen Hochdruckbehandlung mit Urapidil bei Patienten mit Hirngefäßaneurisma, *Anästh. Intensivther.* 24 (1989) 373

Kessel, M.: Die Anwendung hoher Furosemiddosen in der Klinik, *Medicus Verlag, Berlin (1973)*

Kowurschick, K.: Klinische Erfahrungen mit einem neuen Kreislaufanaleptikum, *Med. Welt (1964)* 1708-1710

Lehmann, K.A.: Kreislaufveränderungen unter Urapidil in der Allgemein- und Regionalanaesthesie, *Anaesthesist* 34 (1985) 435

Levacher, S. et al.: European Asscociation for the study of the liver, *posterdem.* 1994

Löllgen, H., W. Kottmann, R. Bausch: Die Synkope, *Herz+Gefäße* 11 (1991) 26-34

Löllgen, H., U. Fahrenkrog: Katecholamine beim internistischen Notfall, *Perimed Verlag, Nürnberg 1989*

Löllgen, H. et al.: Sympathomimetika in der Notfall- und Intensivmedizin, *Deutsches Ärzteblatt* 25/26 (1985) 1951

Meurer, K.A. u.a.: Kreislauf- und Nierenfunktion bei Patienten mit orthostatischer Dysregulation unter Einfluß von Etilefrinhydrochlorid, *Herz/Kreislauf* 10 (1987) 332-338

Nishina, K. et al.: Clonidine in paediatric anaesthesia, *Paediatr. Anaesth.* 9(3) (1999) 187-202

Palme, M., E. Schäfer, S. Lange: Clonidin bei der Behandlung des Delirium tremens – klinische Erfahrungen, *Anästhesiol. Intensivmed.* 30 (1989) 354

Puchstein, Ch., H. van Aken: Influence of urapidil on intracranial pressure and intracranial compliance in dogs, *Br. J. Anaesth.* 55 (1983) 433

Rahn, K.H.: Therapie der Hochdruckkrise, *Verh. dtsch. Ges. Kreisl. forsch. 43 (1987)* 132-137
Schieferer, H.: Die Wirkung von Akrinor® auf die Herz- und Kreislaufdynamik sowie auf den Lungenkreislauf bei Patienten mit und ohne Herzerkrankungen. In: Bergmann, J. F: *Verh. der dtsch. Ges. für Innere Medizin, Band 77 (1971)* 2294
Schleusing, G., Ch. Bartsch: Die Wirkung von synthetischen Theophyllin-Derivaten auf das Verhalten von Blutdruck und Pulsfrequenz sowie auf das EKG bei Herzgesunden und Herzkranken, *Arzneimittelforschung 13 (1963)* 470-477
Sefrin, P., H. Hochrein : Katecholamine im Rettungsdienst, *Der Notarzt 3 (1985)* 57
Sefrin, P.: Notfalltherapie, *Urban & Schwarzenberg, München 1988*
Sefrin, P., D. Blumenberg, W. Otremba: Arzneimittel im Rettungsdienst, *Der Notarzt 7 (1991)* 44-50
Soederlund, C: Terlipressin (glypressin) in the treatment of bleeding esophageal varices. *State of the art, Regulatory Peptides 45 (1993)* 299-302
Wirth, W., Ch. Gloxhuber : Toxikologie, *Thieme Verlag, Stuttgart (1985)*
Wüsten, R. et al.: Der Einfluß von Nifedipin und Urapidil auf die Autoregulation der zerebralen Durchblutung in Gegenwart einer intrakraniellen Raumforderung, Anästh. Intensivtherap. *25 (1990)* 140

Kardiaka / CPR-Medikamente

Abu-Laban R.B. et al.: Tissue plasminogen activator in cardiac arrest with pulseless electrical activity. *N Engl J Med 346 (2002)* 1522-1528
AHA, ILCOR: The American Heart Association in collaboration with the International Liaison Committee on Resuscitation (ILCOR). Guidelines 2000 for cardiopulmonary resuscitation and emergency cardiovascular care. An international consensus on science. *Circulation 102 (2000)* Suppl I: 1158-1165
Ammon, H.P.T: Arzneimittelneben- und Wechselwirkungen, *Wissenschaftliche Verlagsgesellschaft, Stuttgart*
Andrew, C.R.: Adenosin or adenosin triphosphate for supraventricular tachycardias? Comparative double-blind randomized study in patients with spontaneous or inducible arrhytmias, *Am. Heart Journal 119 (1990)* 316-323
Assold, C.: Erfolgreiche Behandlung von Gallenkoliken mit Glycerolnitrat, *Therapiewoche 41 (1991)* 2929-2934
Bar-Joseph, G., T. Winberger, S. Ben-Haim: Response to repeated equal doses of epinephrine during cardiopulmonary resuscitation in dogs, *Ann. Emerg. Med. 35 (2000)* 3-10
Bastigkeit, M.: Adenosin – ein neues Antiarrhythmikum, *Rettungsdienst 17 (1994)* 882-884
Bastigkeit, M.: Calciumantagonisten in der Kardiologie, *Der Apotheker 15 (1987)* 3
Bastigkeit, M.: Medikamente in der kardiopulmonalen Reanimation, *Rettungsdienst 14 (1991)* 219-225

Bastigkeit, M.: Präklinisches Management und Transportüberwachung – Rhythmusstörungen/Kongreßbericht Lübecker Notfallsymposium, *Rettungsdienst 14 (1991)* 698-699

Bastigkeit, M.: Reanimation auch medikamentös unterstützen, *Die Neue Ärztliche 210 (1987)* 3

Bastigkeit, M.: ReoPro® reduziert Thrombusbildung nach PTCA, *Rettungsdienst 1996*

Bastigkeit, M.: SAVE-Studie – Verbesserung der Prognose nach Myokardinfarkt durch ACE-Hemmer, *Rettungsdienst 16 (1993)* 524-526

Bastigkeit, M.: Vasopressin zur kardiopulmonalen Reanimation, *Pharmazeutische Zeitung 142 (1997)* 3142

Bastigkeit, M.: Pharmakotherapie bei kardialen Erkrankungen – Was ist in und was ist out zur Prognoseverbesserung? *Rettungsdienst 7 (1998)* 30-34

Bastigkeit, M.: Medikamente, die Überleben helfen – Heparin, β-Blocker und ASS verbessern die Infarkttherapie, *Rettungsdienst 10 (2000)*

Bastigkeit, M.: Nifedipin für die Notfallmedizin ungeeignet, *Rettungsdienst 20 (2000)*

Bastigkeit, M.: Müssen deutsche Ärzte beim Reanimieren bald umlernen? *Ärztliche Praxis 53 (2001)* 7

Baumann, G., S. Felix: Der kardiologische Notfall und Esmolol, *Der Anaesthesist, Supplement 2 (1991)*

Bishop, R.L.: Sodium bicarbonate administration during cardiac arrest, *Jama 235 (1979)* 506

Blaeser-Kiel, G.: Reteplas oder Alteplas beim frischen Herzinfarkt, *Arzneimitteltherapie 15 (1997)* 254

Boersma E. et al.: Early thrombolytik treatment in acute myocardial infarction: reappraisal of the golden hour. *Lancet 384 (1996)* 771-775

Boyko, W.L., H.A. Glick, K.A. Schulman: ACE inhibitors in the management of congestive heart failure: comparative economic data, *Am. Heart J. 137(Suppl. 5) (1999)* S115-S119

Böttiger B.W., S.A. Padosch, V. Wenzel: Tissue plasminogen activator in cardiac arrest with pulseless electrical activity. *N Engl J Med* 347 (2002) 1281-1282

Böttiger, B.W., H. Groeben, J. Heine: Notfallmedizin – Verbessertes Überleben bei Herz-Kreislauf-Stillstand durch neue Konzepte und Therapieverfahren, Anasthesiol *Intensivmed Notfallmed Schmerzther* (2003) 63-67

Braunwald, E.: Effects of digitalis on the normal and failing heart, *JACC 5 (1985)* 51

Bundesärztekammer (Hrsg.) Reanimation. Empfehlungen für die Wiederbelebung, *2. Auflage, Köln, Deutscher Ärzteverlag 2000*

Connolly S.J.: Evidence-based analysis of amiodarone efficacy and safety. *Circulation* (1999); 100: 2025-2034

De Caterina, R., M. Lombardi, W. Bernini, A. Mazzone, D. Giannessi, E. Moscarelli, M. Weiss, G. Lazzerini: Inhibition of platelet function during in vivo infusion of isosorbide mononitrates: Relationship between plasma drug concentration and hemodynamic effects. *Am Heart J* 119 (1990) 855-862

Diener, H.C.: Hilft Magnesium bei Herzinfarkt? *Arzneimitteltherapie 10 (1992)* 361

Dorian et al: Amiodarone as Compared with Lidocaine for Shock-Resistant Ventricular Fibrillation. *NEJM* March 21 (2002) Volume 346: 884-890

Drescher S., R.F. Bosch et al.: Adenosingabe zur Terminierung einer atrio-ventrikulär-nodalen Reentry-Tachykardie: Induktion von Vorhofflimmern mit schneller Überleitung bei Demaskierung eines konkomitierenden Wolff-Parkinson-White-Syndroms. *Z Kardiol* 89 (2000) 522-526

Drury, A.N., A. Szent-Gyorgyi: The physiological activity of adenosin compounds with especial reference to their action upon the mammalian heart, *J Physiol Lond 68 (1992)* 213-237

Duranteau, J. et al.: Effects of epinephrine, norepinephrine, or the combination of norepinephrine and dobutamine on gastric mucosa in septic shock, *Crit. Care Med. 27(5) (1999)* 893-900

Ebner, F.: Effect and mechanism of Nifedipine after oral, sublingual intrav. and intracoronary Administration, Survey on clinical Results, *Arg Bras Cardiol. 43 (1984)* 81

Egger, G.D., D. Smith: Misleading meta-analysis: lessons from „an effective safe, simple" intervention that wasn't. *British Medical Journal 310 (1995)* 752-754

Faulds, D., EM. Sorkin.: Abciximab (c7E3fab). *Drugs 48 (1994)* 583-598

Fertig, B. (Hrsg.): Strategien gegen den plötzlichen Herztod, *Stumpf & Kossendey, Edewecht 1991*

Gaby, A.R.: Magnesium: an inexpensive, safe, and effective treatment for cardiovascular disease. *J. Advancement Med. 1 (1988)* 179-181

Garratt C.: Comparison of Adenosin and Verapamil for Termination of Paroxismal Junktional Tachycardia, *Am. Journ. Of Cardiology 64 (1988)* 1310-1316

Garratt C. et al.: Physiological and pharmacological actions of adenosin. Adesnosin in the diagnosis and the treatment of cardiac arrhythmics, *Research and Clinical Forums 14 (1992)* 7-14

Gilfrich, J.: Kardiales Lungenödem: Digitalis oder Nitrate? *Nofallmedizin 8 (1982)* 103

Godfrain, T., S. Govoni: Increasing complexity revealed in regulation of Ca-Antagonist receptor, *Trends. Pharmacol. Sci. 10 (1989)* 297

Grenadier, E. et al.: The efficacy of Ajmalin in ventricular arrhythmias after failure of Lidocain therapy in the phase of myocardial infarction, *Angiology, 3 (1983)* 204

Große Meininghaus D., J. Siebels et al.: Notfalltherapie von tachykarden Herzrhythmusstörungen – Entscheidungshilfen und Primärversorgung. *Journal für Anästhesie und Intensivbehandlung* I (2001) 78-80

Große Meininghaus D., J. Siebels, W. Duckeck, J. Hebe, K. Langes: Empfehlungen zur Notfallbehandlung von tachykarden Herzrhythmusstörungen. *Notarzt* 18 (2002) 83-88

Grosser, K.D.: Kardiologische Erkrankungen, *Urban & Schwarzenberg, München 1985*

Hähnel, J., K.H. Lindner, F.W. Ahnefeld: Empfehlungen für die Medikamentenapplikation über die Atemwege, *Notfallmedizin 14 (1988)* 818

Harf, Ch., R. Weltner: Die Akutbehandlung des schweren Lungenödems, *Fortschr. Med. 23 (1984)* 647

Haverkamp W., G. Mönnig et al.: Torsade de pointes induced by ajmaline. *Z Kardiol* (2001) 90: 586-590

Heidenreich, P.A.: Meta-analysis of trials comparing β-blockers, calcium antagonists, and nitrates for stable angina, *J. Am. Med. Assoc. 281 (1999)* 1927-1936

Hein L.: Der Arzneistoff Amiodaron. *Dtsch Med Wschr 126 (2001)* 625-626

Hörnchen, U.: Kardiopulmonale Reanimation: contra hochdosiertes Adrenalin, *Notfallmedizin 20 (1994)* 68-70

Hörnchen, U. et al.: Pharmakokinetik von Lidocain unter Reanimationsbedingungen, *Anästhesist 39 (1990)* 107

ISIS-4 Collaborative Group: ISIS-4: a randomized factorial trial assessing early oral captopril, oral mononitrate, and intravenous magnesium sulphate in 58.050 patients with suspected acute myocardial infarction. *Lancet 345 (1995)* 669-685

Jeffrey, A.: Calcium-channel blockers for hypertension – uncertainty continues, *N. Engl. J. Med. 338 (1998)* 679-681

Kentsch, M., H. Berkel: Intravenöse Amiadoron-Applikation bei therapierefraktärem Kammerflimmern, *Intensivmed. 25 (1988)* 70

Kirschenbaum, J.M. et al.: Use of an ultrashort-acting beta-receptor blocker (Esmolol) in patients with acute myocardial ischemia and relative contraindications to beta-blocker therapy, *J Am Coll Cardiol 12 (1988)* 773-780

Klüting, A: Abciximab: Antikörper nach PTCA, *Pharmaz. Ztg. 141 (1996)* 2598-2604

Kochs, M., V. Hombach: Die Notfalltherapie tachykarder Herzrhythmusstörungen, *Therapiewoche 38 (1988)* 720

Krüger-Jansen, C.: Adjuvante Thrombolysetherapie mit Surfactant, *Arzneimitteltherapie 15 (1997)* 257-258

Kuck, K.H., K.P. Kunze, W. Dudeck: Therapie von supraventriculären Tachykardien, *Therapiewoche 40 (1990)* 1040

Lau, B. et al.: Cumulative meta-analysis of therapeutic risk for myocardial infarction N. Engl. J. *Med. 327 (1992)* 248-254

Leyen, H., W. Meyer: Phosphordiesterase-III-Hemmstoffe in der Therapie der Herzinsuffizienz, *Arzneimitteltherapie 2 (1991)* 43

Lindner, K.H., F.W. Ahnefeld, A. Gunert: Veränderungen des Säuren-Basen-Status im Blut während der kardiopulmonalen Reanimation, *Anästhesist 34 (1985)* 681

Löllgen, H., R. Bausch: Zur antiarrhythmischen Therapie im Notfall – Lidocain versus Ajmalin, *Der Notarzt 3 (1990)* 78

Malkiel-Shapiro, B.: Further observations on parenteral magnesium sulfate therapy in coronary heart disease: a clinical appraisal. *S. Afr. Med. J. 32 (1985)* 1211

Manz, M., B. Lüderitz: Emergency therapy of ventricular tachycardias: lidoacin versus ajmaline, *Dtsch. med. Wschr. 113 (1988)* 1317

Manz, M., B. Lüderitz: Vergleichende Untersuchungen von Ajmalin und Lidocain bei ventriculären Tachyarrhythmien aus Perspektiven der Arrhythmiebehandlung, *Springer Verlag, Berlin / Heidelberg / New York 1988*

Mauer, H.J., H.W. Gervais, W. Dick: Kreislaufstillstand: pro hochdosierte Katecholamintherapie, *Notfallmedizin 20 (1994)* 65-67

Mc Donald, J.L.: Serum lidocaine levels during cardiopulmonary resuscitation after intravenous and endotracheal administration, *Crit. Care Med. 13 (1985)* 914

Meuret, G.H., H. Löllgen: Reanimationsfibel, *Springer Verlag, Berlin /Heidelberg / New York 1988*

Michel, D.: Akute Linksherzinsuffizienz-Lungenödem, *Fortschr. Med. 18 (1989)* 24

Mutschler, E. Arzneimittelwirkungen, *Wissenschaftliche Verlagsgesellschaft Stuttgart 1990*

Nolte, D.: Akute Atemnot – was ist zu tun? *Therapiewoche 35 (1985)* 116

Ornato, J.P.: Management of paroxysmal supraventricular tachycardia, *Circulation 74 (1986)* 108

Ornato, J.P. et al.: Treatment of paroxysmal supraventricular tachycardia in the emergency department by clinical decision analysis, *Am. J. Emerg. Med, 6 (1988)* 555

Parsons, R.S. et al.: The treatment of coronary artery disease with parenteral magnesium sulfate. *Med. Proc. 5 (1959)* 487-498

Pfeffer, A.: 41st Annual Scientific Session of the American College of Cardiology, Dallas

Pollak P.T., T. Bouillon, S.L. Shafer: Population pharmacokinetics of long-term oral amiodarone therapy. *Clin Pharmacol Ther* 67 (2000) 642-652

Pratt, J.L.: Pediatric emergency care and resusciation, *Current Opinion in Pediatrics 5 (1993)* 289-294

Product Information: Brevibloc®, esmolol hydrochloride for injection. Physicians' Desk Reference (electronic version), *Micromedex Inc., Englewood, CO, (PI revised 6/98) reviewed 2/2000*

Rahn, K.H.: Therapie der Hochdruckkrise, *Verh. dtsch. Ges. Kreisl. Forsch. 43 (1987)* 132

Rankin A.C. et al.: Adenosin or adenosin triphosphate for supraventricular tachycardias? Comparative double-blind randomized study in patients with spontaneous or inducible arrhythmias, *Am. Heart J. 119 (1990)* 316-323

Rankin, A.C. et al.: Verapamil or adenosine triphosphate for the treatment of supraventricular tachycardia, *Q. J. Med. 274 (1990)* 203-208

Rasmussen, H.S. et al.: Intravenous magnesium in acute myocardial infarction. *Lancet 1 (1986)* 234-236

Raymond, O. et al.: The effect of nisoldipine as compared with enalapril on cardiovascular outcomes in patients with non-insulin-dependent diabetes and hypertension, *N. Engl. J. Med. 338 (1998)* 645-652

Rossi, A.F. et al.: Use of adenosine in the management of perioperative arrhythmias in the pediatric cardiac care unit, *Critical Care Medicine 20 (1992)* 1107-1111

Rossi, R.: Hämodynamische Effekte wiederholter Adrenalindosen: *Der Notarzt 16 (2000)* A48

Sanofi: *Produktinformation* Cordarex® 2003

Schaer, G.L. et al.: Beneficial effects of RheothRx injection in patients receiving thrombolytic therapy for acute myocardial infarction: Results of a randomized, double-blind-controlled trial, *Circulation 94 (1996)* 298-307

Schmidt, H., E. Böhme: NO, ein hormonaler Wirkstoff, *Arzneimitteltherapie 4 (1990)* 115-122

Schmitz, E., F.W. Ahnefeld: Infusionslösungen in der Notfallmedizin, *Apotheke und Krankenhaus, 4 (1988)* 123

Schröder, H.: Organische Nitrate – Neue Erkenntnisse zum Wirkmechanismus einer alten Substanzklasse, *Med. Mo. Pharm. 15 (1992)* 134-139

Schüttler, J., A. Bartsch, u.a.: Die endo-bronchiale Pharmakotherapie bei der kardiopulmonalen Reanimation, *Notfallmedizin 16 (1990)* 760

Schüttler, J., A. Bartsch: Endobronchiale Applikation von Adrenalin in der präklinischen kardiopulmonalen Reanimation, *Anäst. Intensivther. Notfallmed., 22 (1987)* 63

Seelig, M.S., R.J. Elin: Reexamination of magnesium infusions in myocardial infarction. *Am. J. Cardiol. 76 (1995)* 172-173

Sefrin, P.: Notfalltherapie, *Urban u. Schwarzenberg, München 1988*

Sefrin, P., D. Blumenberg, W. Otremba: Arzneimittel im Rettungsdienst, *Der Notarzt 2 (1991)* 44

Sefrin, P.: Notfalltherapie, *Urban & Schwarzenberg, München 1988*

Sefrin, P.: Die neuen Deutschen Reanimationsrichtlinien im Spiegel internationaler Empfehlungen, *Anasthesiol Intensivmed Notfallmed Schmerzther* (2000) 503-508

Shaw, L.C. et al.: Prehospital use of intravenous Verapamil, *Amer. J. Emer. Med 5 (1987)* 207

Shechter, M. et al.: Beneficial effect of magnesium sulfate in acute myocardial infarction. *Am. J. Cardiol. 66 (1990)* 271-274

Shechter, M.: Magnesium senkt Mortalität nach Herzinfarkt, *Magnesiumreport 1990*

Shechter, M. et al.: Beneficial effect of Magnesium sulfate in acute myocardial infarction, *Am. J. Cardiol. 66 (1990)* 271-274

Sigel, H., F. Hofgärtner: Akute Herzinsuffizienz, *Herz + Gefäße 10 (1988)* 531

Simon, H.: Herzwirksame Pharmaka, *Urban & Schwarzenberg, München 1985*

Smid, J., A. Madle, V. Cepelak: Isosorbiddinitrat bei Patienten mit akutem Myokardinfarkt, *Therapiewoche 37 (1987)* 216

Smolarz, A., U. Abshagen: Digitalis-Antikörper-Fragmente (FAB) bei 90 schweren Glykosidvergiftungen, *Herz + Kreislauf 6 (1986)* 261

Somlo, E.: Adenosin triphosphate in paroxysmal tachycardia, *Lancet 268 (1955)* 1125

Soumerai, T. et al.: Adverse outcomes of underuse of beta-blockers in elderly survivors of acute myocardial infarction, *Journal of the American Medical Association 277/2 (1997)* 115-121

Stauch, M.: Kreislaufstillstand und Wiederbelebung, *Georg Thieme Verlag, Stuttgart 1985*

Stiefelhagen, P.: Prähospitale Therapie verringert ischämische Ereignisse im Krankenhaus. *Arzneimitteltherapie 21 (2003)* 89-90

Stopfkuchen, H.: Neues zur Reanimation im Kindesalter, *Klin Padiatr* (2001) 142-145

Taviot, B.: Bronchospasm inducted in an asthmatic by the injetion of adenosin, *Presse Med. 15 (1986)* 1103

Topol, E. et al: Randomized trial of coronary intervention with antibody against platelet IIb/IIIa integrin for reducion of clinical restenosos: results at six month, *Lancet 343 (1994)* 881-886

Trape, H.J., H. Klein, P.R. Lichtlen: Akutbehandlung der stabilen Kammer-tachycardie: Ajmalin oder andere spezifische Antiarrhythmika? In: Antoni, H.: Aspekte der medikamentösen Behandlung von Rhythmusstörungen, *Springer Verlag, Berlin*

Trapp, R.: Digitalisglykoside - verzichtbare Arzneimittel, *Med. Monatsschr. f. Pharm., 18 (1995)* 173

Treggiari-Venzi, M.M., J.L. Waeber et al.: Intravenous amiodarone or magnesium sulphate is not cost-beneficial prophylaxis for atrial fibrillation after coronary by-pass surgery. *Br J Anaesth* 85 (2000) 690-695

Trier, J.: Calciumantagonisten ohne Nutzen ? *Arzneimitteltherapie 4 (1990)* 132

Trissel, L.A.: Handbook of injectable drugs, *Bethesda* 1988

Unzendorfer, U.: Die alternative Therapie der Harnleiterkolik, *Therapiewoche 41 (1987)* 3865-3872

Ussmann, W.D.: Nitroglycerin-Therapie bei frischem Herzinfarkt. In: Hugenholtz, P.G.: Nytroglycerin-Symposium, *De Gruyter, Berlin / New York*

Villar, A., G. Carroli, J.M. Belizan: Predictive ability of meta-analyses of randomized controlled trials. *Lancet 345 (1995)* 772-776

Vogel, F.: Differentialtherapie mit Katecholaminen, *Georg Thieme Verlag, Stuttgart 1989*

Walker, S.: Notfalltherapie der Ösophagusvarizenblutung, *Notfallmedizin 20 (1994)* 639-640

Wasielewski, S.: ACE-Hemmer bei Herzinsuffizienz, *Arzneimitteltherapie 10 (1992)* 361

Weißmann, A., P. Sefrin: Kardiopulmonale Reanimation 2000, *Der Notarzt 16 (2000)* 15-21

Wenzel V., A.C. Krismer, W.G. Voelckel, V.D. Mayr, C. Raedler, H.U. Strohmenger, K.H. Lindner: The use of arginine vasopressin during cardiopulmonary resuscitation. An analysis of experimental and clinical experience and a view of the future, *Anaesthesist* 51 (3) (2002) 191-202

Wenzel V., K.H. Lindner, S. Augenstein, W. Voelckel, H.U. Strohmenger, A.W. Prengel, G. Steinbach: Inraosseous vasopressin improves coronary perfusion pressure rapidly during cardiopulmonary resuscitation in pigs. *Crit Care Med* 27 (1999) 1565-1569

Wenzel, V., K.H. Lindner: Vasopressin and epinephrine for cardiac arrest, *Lancet* 358 (9298) (2001) 2080-1

Wissenschaftliche Dokumentation zu Adrekar® der Fa. Sanofi-Wintrop *München 1994*

Woods, K.L., D.B. Barnett: Magnesium in acute myocardial infarction. *Brit. med. J. 310 (1995)* 1669-1670

Woods, K.L. et al.: Intravenous magnesium sulphate in suspected acute myocardial infarction: results of the second Leicester Intravenous Magnesium Intervention Trial (LIMIT-2). *Lancet 339 (1992)* 1553-1558

Yusuf, M., D. Flather: Magnesium in acute myocardial infarction. *Brit. med. J. 310 (1995)* 751-752.

Ziegler, R.: Herzinfarkt – Gewebeschäden durch Sauerstoffradikale, *Med.Mo. Pharm. 15 (1992)* 25

Bronchotherapeutika

Bastigkeit, M.: Anti-Histaminika haben bei Asthma ausgespielt. *Ärztliche Praxis* 15 (2001) 57/58, 15

Bastigkeit, M.: Mit dem Larynx-Tubus blind intubieren! *Ärztliche Praxis* 65/66, 8 (2001)

Bastigkeit, M. (Hrsg.): Fit für den Notfall, Reed Elsevier Verlag, München 2001

Blom, M.W., D.K. Sommers: Comparative pharmacology of salmeterol and formoterol and their interaction with salbutamol in healthy volunteers, *Clin. Drug Invest. 14(5) (1997)* 400-404

Campbell, L.M. et al.: A comparison of the efficacy of long-acting beta 2-agonists: eformoterol via Turbohaler and salmeterol via pressurized metered dose inhaler or Accuhaler, in mild to moderate asthmatics, *Respir. Med. 93(4) (1999)* 236-244

Gleeson, J.G.A., J.F. Price: Aminophylline dosage in acute severe asthma, *Eur J Pediatr. 148 (1989)* 577-578

Grunze, M.: Was ist gesichert in der Asthmatherapie? *Arcis-Verlag, München 1985*

Matthys, H., D. Köhler: Effect of theophylline on mucociliary clearance, *Eur. J. respir. Dis. 109 (1980)* 98-104

Morr, H., P. Heinlein: Inhibition der anti-IgE-stimulierten Histaminfreisetzung aus sensibilisierten Leukozyten durch Theophyllin bei Patienten mit allergischem Asthma bronchiale. In: Nolte, D., G. Krejci (Hrsg.): Methylxantine bei obstruktiven Atemwegserkrankungen. *Dustri, München 1984*

Muriano, D. et al.: Effects of theophylline on diaphragmatic strength and fatigue in patients with chronic obstructive pulmonary disease, *N. Engl. J. Med. 311 (1984)* 349-354

Nolte, D. (Hrsg.): Asthma bronchiale - Pathophysiologie, Klinik, Therapie, *Urban & Schwarzenberg, München 1986*

Schildberg, F.W., A.W. de Pay (Hrsg.): Atemstörungen im Rettungsdienst, *Perimed, Erlangen 1982*

Selroos, O.: The pharmacologic and clinical properties of Oxis(R) (formoterol) Turbuhaler(R). *Allergy 53 (1998)* 14-19

Spitzner, W. et al.: The use of β-agonists and the risk of death and near death from asthma, *N Engl J Med 326 (1992)* 501-506

Fibrinolytika

Armstrong P.W., C. Granger, F. Van de Werf: Bolus fibrinolysis. Risk, benefit, and opportunities. *Circulation* 103 (2001) 1171-1173

Arnold M., G. Schroth, K. Nedeltchev, T. Loher, L. Remonda, F. Stepper et al.: Intra-arterial thrombolysis in 100 patients with acute stroke due to middle cerebral artery occlusion. *Stroke* 33 (2002) 1828-1833

ASSENT-3 Investigators: Efficacy and safety of tenecteplase in combination with enoxaparin, abciximab, or unfractionated heparin: the ASSENT-3 randomised trial in acute myocardial infarction. *Lancet* 338 (2001) 605-613

Bastigkeit, M.: Koronare Reperfusion bei akutem Infarkt, *Therapiewoche 47 (1987)* 4442

Bastigkeit, M.: Nekroseareal beim Infarkt begrenzen, *Die Neue Ärztliche, 173 (1987)* 12

Berg, C.: Lungenembolie – Fibrinolytische Therapie mit t-PA, *Pharmaz. Ztg. 136 (1991)* 3782

Bornkessel, B.: Späte Thrombolyse mit Alteplase, *Arzneimitteltherapie 11 (1993)* 63

Forycki, Z.F., P. Schreiber, J. Wagner: Systemische Thrombolyse mit APSAC bei akutem Myokardinfarkt, *Intensivmed. 26 (1989)* 100-103

Giugliano R.P., C.H. McCabe, E.M. Antaman et al.: Lower-dose heparin with fibrinolysis is associated with lower rates of intracranial hemorrhage. *Am Heart J* 141 (2001) 742-750

Hacke, W. et al.: Empfehlungen der Europäischen Schlaganfall-Initiative zur Versorgung und Behandlung des Schlaganfalls. *Der Notarzt* 19 (2003) 25-31

Hacke W., M. Kaste, T.S. Olsen, J.M. Orgogozo, J. Bogousslavsky: Recommendations of the European Stroke Initiative for the management and treatment of stroke. *Nervenarzt* 72 (2001) 807-819

Klier, U.: Lyse im Notarztwagen: pro und contra, *Notfallmedizin 15 (1990)* 889-900

N.N.: Stellungnahme der DIVI zur präklinischen Lyse beim Myokardinfarkt, *Der Notarzt 11 (1995)* 8

N.N. Der erste orale Thrombininhibitor, *MMW-Fortschritte der Medizin* 145 (2003) 56

Meyer, R.: Streptokinase und t-PA gleichwertig, *Pharmaz. Ztg. 137 (1992)* 1170

Motz, W.: Akutversorgung des Herzinfarktes – Kardiologische Intensivmedizin ist gefordert, *Therapiewoche 42 (1992)* 1736-1740

Oberpichler-Schwenk, H., B. Peruche: Schlaganfall – Pathophysiologie und Pharmakotherapie, *Arzneimitteltherapie 13 (1995)* 169-177

Osborn, T.M., M.P. LaMonte, W.R. Gaasch: Intravenous thrombolytic therapy for stroke: a review of recent studies and controversies, *Ann. Emerg. Med. 34(2) (1999)* 244-255

Pell, A.: Effect of „fast track" admission for acute myocardial infarction on delay to thrombolysis, *BMJ 304 (1992)* 83-87

Petersen-Lehmann, J.: Lyse auch beim Schlaganfall? *Pharmaz. Ztg. 137 (1992)* 802

Rogers, S.J., D.G. Shermann: Pathophysiology and treatment of acute ischemic stroke, *Clin. Pharm 12 (1993)* 359-76

Ross, A.M.: New plasminogen activators: a clinical review, *Clin. Cardiol. 22 (1999)* 165-171

Trenkwalder, P., H. Lydtin: Thrombolyse des akuten Myokardinfarktes im Notarztwagen, *Der Notarzt 8 (1992)* 4-7

Van de Werf, F. et al. for the ASSENT-2 Trial Investigators: Single-bolus tenecteplase compared with front-loaded alteplase in acute myocardial infarction: the ASSENT-2 double-blind randomised trial. *Lancet 354(9180) (1999)* 716-722

Voss, R., H. Ditter, F.R. Matthias: Fibrinolyse des akuten Myokardinfarktes, *Medwelt 41 (1990)* 914-922

Weaver, W.D. et al.: Prehospital initiated vs hospital-initiated thrombolytic therapie. The myocardial infarction triage and intervention trial, *JAMA 270 (1993)* 1211-1216

Zeymer, U.: Stellenwert der Bolus-Fibrinolytika zur Therapie des akuten Herzinfarkts, *Dtsch med Wochenschr* (2002) 2083-2086

Antidote

Aitkenhead, A.R.: Pharmakokinetics of intravenous Naloxone in healthy volunteers, *Anesthesiology 61 (1984)* A 381

Aldrige, W.: Sides effect of organophosphorus compounds, *Bull WHO 44 (1971)* 259

Bastigkeit, M: Intoxikationen – Grundlagen und Strategien, *Rettungsdienst 17 (1994)* 646-651

Bastigkeit, M.: Sachkunde Pflanzenschutz, *Der Apotheker 51 (1987)* 6

Bastigkeit, M: Strategien der präklinischen Therapie von Intoxikationen, *Rettungsdienst 16 (1993)* 941-942

Bateman, D.N.: Gastric decontamination – a view for the millennium, *J. Accid. Emerg. Med. 16 (1999)* 84-86

Boeden, G., P. Schmucker: Das zentral anticholinerge Syndrom, *Anästh. u. Intensivmed. 26 (1980)* 240

Breyer-Pfaff, Gaertner: Antidepressiva, *Wissenschaftliche Verlagsgesellschaft, Stuttgart 1987*

Briggs, C.J.: Recent advances in the mechanism and treatment of organophosphorus poisoning, *Pharmacy international 7 (1986)* 155

Buhlert, K.D. et al.: Schwerste Parathion-Intoxikation mit präganglionär cholinerger Sympathikusstimulation, *Rettungsdienst 12 (1990)* 756

Calesnick, B.: Use of narcotic (opiate) antagonists, *A.M. Physician 13 (1979)* 158

Daunderer, M.: Physostigmin salicylate as an antidote, *Int. Journal of clin. Pharm, Therapie and Toxicologie, 18 (1989)* 523-535

Daunderer, M.: Akute Alkohol-Intoxikation: Physostigmin als Antidot gegen Äthanol, *Fortschr. Medizin, 96 (1987)* 1311-1312

Daunderer, M.: Vergiftungstherapie-Antidote: 4-DMAP, *Fortschr. Med. 99 (1981)* 1590

Daunderer, M.: Dexamethason-21-Isonicotinat – ein Antidot gegen Lungenreizstoffvergiftungen, *Dt. Apotheker Ztg. (1986)* 1122-1124

Daunderer, M.: Antidottherapie: Toluidinblau bei Methämoglobinämie, *Fortschr. Med. 98 (1980)* 462

Deutscher Feuerwehrverband: Kortisonhaltige Aerosole bei Rauchgasexposition, Empfehlung des Deutschen Feuerwehrverbandes, *Der Notarzt 16 (2000)* A14

Doenicke, A.: Pilot study of a benzodiazepine antagonist, *Psychopharmakol. 80,* 192

Elmauer, S. et al.: Effektivität und Sicherheit des Benzodiazepinantagonisten RO 15-1788, *Anaesthesist 37 (1988)* 432

Felgenhauer, N., T. Zilker: Cyanidintoxikation – *Produktbroschüre Orphan Europe*

Freye, E., Hartung: Der erste spezifische Antagonist „Flumazenil" bei Benzodiazepin-Intoxikationen, *Dt. Ärzteblatt 42 (1988)*

Friedberg, K.: The efficiency of aquacobalamine as an antidote in cyanide poisoning when given alone or combined with sodium thiosulfate, *Arch. Toxikol. 33 (1975)* 103

Gall, Th. et al.: Problematik der präklinischen Zyanid-Antidottherapie bei Brandverletzten mit Rauchgasinhalation, *Der Notarzt 16 (2000)* 56-60

Gras, C. et al.: Die akzidentelle Schwefelwasserstoffvergiftung, *Der Notarzt 7 (1991)* 149-151

Hruby, H., H. Schiel: Antidotarium International, *Medizinisch-pharmazeutische Verlagsgesellschaft, Wien 1990*

Klose, R.: Behandlung einer Alkylphosphat-Intoxikation mit gereinigter Serum-cholinesterase, *Prakt. Anaesth. 11 (1976)* 1

Konder, H. et al.: Die Wirkung von Nalbuphin und Morphin auf die Atmung, *Anaesthesist 33 (1986)* 472

Lapschieß, R., B. Sander, H.-R. Paschen: Klinik und Behandlung der schweren Betablockerintoxikation, *Der Notarzt 11 (1995)* 43-46

Latsch, L., R. Christ.: Opiatrezeptoren, *Anaesthesist 33 (1986)* 55-65

Lehmann, H.U. et al.: Suizidale Digoxinintoxikation, behandelt mit Antikörpern, *Med. Praxis 80, Nr. 8 (1985)*

Ludwig, T., J.S. Kontokollias: Grundsätzliches zur Intoxikation, *Rettungsdienst 13 (1990)* 557-562

Marquardt H., S.G. Schäfer (Hrsg.): Lehrbuch der Toxikologie, *BI-Wiss.-Verlag, Mannheim 1994*

Moeschlin, S.: Klinik und Therapie der Vergiftungen, *Georg Thieme Verlag, Stuttgart 1986*

Munzinger, M.: Vergiftungen durch trizyklische Antidepressiva nehmen zu, *Notfallmedizin 10 (1984)* 333-342
Mutschler, E.: Arzneimittelwirkungen, *Wissenschaftliche Verlagsgesellschaft, Stuttgart, 6. Auflage 1990*
Peters, U., B. Grabensee: Antikörpertherapie in der Behandlung der schweren Digitalisvergiftung, *Inn. Med. 11 (1984)* 201
Picazo, J.: Glucagon in acute medicine – pharmacological, clinical and therapeutic implications, *Kluwer academic publishers, London 1993*
Renovanz, H.: Glucocorticoid-Therapie bei Schädigungen der Atemwege durch inhalative Noxen, *Atemwegs- und Lungenkrankheiten 2 (1975)* 119-123
Riou, B. et al.: Comparison of the hemodynamic effects of hydroxocobalamin and cobalt edetate at equipotent cyanide antidotal doses in conscious dogs, *Intensive Care Med. 19 (1993)* 26-32
Sefrin, P., T. Zilker: Bericht zum Expertenmeeting Cyanidintoxikationen Fulda, 11. und 12. November 1999
Seeger, R.: Giftlexikon, *Deutscher Apotheker Verlag, Stuttgart 1990*
Smolarz, A., U. Abshagen: Digitalis-Antikörper-Fragmente bei 90 schweren Glykosidvergiftungen, *Zeitschr. f. Kardiologie 6 (1986)*
Späth, G.: Vergiftungen und akute Arzneimittelüberdosierungen, *de Gruyter, Berlin / New York 1982*
Thoma, R., Th. Zilker: Toxische Methämoglobinämie: Toluidinblau als Antidot bei irrtümlicher, hochdosierter Gabe von Dimethyl-p-Aminophenol, *Der Notarzt 3 (1987)* 169-170
Vale, J.A.: How useful is activated charcoal? *BMJ 306 (1993)* 78-79
Watson, J.F.: Biologic activity of digoxin-specific antisera, *J. Clin. Invest. 51 (1972)* 683
Way, J.: Pharmacologic aspects of cyanide and its antagonism. In: Vennesland, B.: Cyanide in Biology. *Academic Press, London 1981*
Wirth, W., Ch. Gloxhuber: Toxikologie, *Georg Thieme Verlag, Stuttgart 1985*
Yeates, P.J.A., S.H.L. Thomas: Effect of delayed activated charcoal administration on paracetamol absorption after stimulated overdose, *Br. J. Clin. Pharmacol. 47 (1999)* 575p-620p

Sonstige Pharmaka

Albibi, R., R.W. McCallum: Metoclopramide: pharmacology and clinical application. *Ann. Intern. Med. 98 (1983)* 86-95
Ayers, J.L., K.P. Dawson: Acute dystonic reactions in childhood to drugs. *N. Z. Med. J. 92 (1980)* 464-465
Bader, E.: Metoclopramide and emergency endoscopy forupper gastrointestinal bleeding. *Lancet 1 (1973)* 101
Bastigkeit, M.: Pharmaka beim Schädel-Hirn-Trauma, *Rettungsdienst 23 (2000)* 133-135

Bateman, D.N., D.S. Davis: Pharmacokinetics of metoclopramide. *Lancet 1 (1979)* 166
Bateman, D.N., R. Gokal: Metoclopramide in renal failure. *Lancet 1 (1980)* 982
Bateman, D.N. et al.: Pharmacokinetic and concentration effect studies with intravenous metoclopramide. *Br. J. Clin. Pharmacol. 6 (1978)* 401-407
Board, A.W.: Tardive dyskinesia associated with high-dose intravenous metoclopramide. *N. Engl. J. Med. 315 (1986)* 518-519
Bochner, F. et al.: Metoclopramide – a Review. *Med. J. Aust. 144 (1986)* 366-369

Infusionslösungen

Bastigkeit, M.: „Hyper-Stärke" mit Super-Effekt, neuartige Infusionslösungen gegen Vollumendefizite, *Ärztliche Praxis* 6 (2003) 12
Bastigkeit, M. (Hrsg.): Fit für den Notfall, Reed Elsevier Verlag, München 2001
Boldt J., S. Suttner, B. Kumle, I. Hüttner: Cost analysis of different volume replacement strategies in anesthesia. *Infus Ther Transfus Med* 27 (2000) 38-43
Bormann B. v., J. Weiler: Volumensubstitution. Stellenwert der Therapie mit Humanalbumin und Plasmaproteinlösungen. *Krankenhauspharmazie* 17 (1996) 522-529
Dietrich, W.: Einfluß von kolloidalen Volumenersatzmitteln auf die Blutgerinnung. *AINS* 33 (1998) 266-268
Fresenius Kabi: Infusionslösungen, *Produktübersicht* (2003)
Hinkelbein, J., H. Genzwürker, K. Ellinger: Aktuelle Perspektiven der Small-Volume Resuscitation, *Notfallmedizin* 27 (2001) 494-498
Kramer G., G. Elgjo, L. de Figueiredo, C. Wade: Hypertonic-hyperoncotic solutions. *Bailiere's Clinical Anaesthesiology* 11 (1997)143-161
Kreimeier U., F. Christ, L. Frey, O. Habler, M. Thiel, B. Zwissler, K. Peter: Small-volume resuscitation for hypovolemic shock. Concept, experimental and clinical results. *Anaesthesist* 46 (1997) 309-328
Kreimeier, U., K. Peter, K. Meßmer: Small volume – large benefit? *Anaesthesist* 50 (2001) 442-449
Kröll W., S.E. Gassmayr: Small-Volume Resuscitation – Möglichkeit und Grenzen in der prähospitalen Therapie polytraumatisierter Patienten. Gablitz: Krause & Pachernegg GmbH Verlag für Medizin und Wirtschaft (2000)
Laubenthal H., C. Sirtl: HES, Dextran und Gelatine – Indikationen und Verträglichkeit. *AINS* 33 (1998) 251-255
Ragaller, M., B. Oelke, B. Gottschlich, H. Theilen, D.M. Albrecht: Treatment of increased intracranial pressure with hypertonic colloidal solution (HyperHaes®). *intensive Care Med* 26 (2000) Supl. 1 A 142
Schwarz, S., S. Schwab, M. Bertram, A. Aschoff, W. Hacke: Effects of hypertonic saline hydroxyethyl starch solution and mannitol in patients with increased intracranial pressure after stroke. *Stroke* 29 (1998) 1550-1555

Stichwortverzeichnis

Symbole

4-DMAP, Überdosierung 323
4-DMAP 306-308
α-Blocker 128
α-Rezeptoren 51, 55, 115, 128
α-Rezeptorenblocker 115
α-Sympatholytika 128
α-Sympathomimetika 114
$α_1$-Rezeptoren 52, 128
$α_2$-Rezeptoren 52, 114, 128, 147
$α_2$-Sympathomimetikums 114
β-Blocker 151, 156, 273
 → β-Sympatholytika
 – Infarktlimitierung 155
 – Überdosierung 151
β-Rezeptoren 51, 152
β-Rezeptorenblockern 152
β-Sympatholytika 52, 156
 → β-Blocker
β-Sympathomimetika 111, 239
$β_1$-Rezeptoren 52, 55
$β_2$-Rezeptoren 53, 55, 153
δ-Rezeptor 66
κ-Rezeptor 66, 70
μ-Rezeptor 66, 70, 75
σ-Rezeptor 66, 101

A

A_1-, A_2-, A_3-Rezeptor 146
Abciximab 259, 260
ACE-Hemmer 286
Acetylcholin 50, 55, 88, 210, 285, 290-292, 303, 331
 – esterase 285
Acetylsalicylsäure 65, 82, 83, 238, 253, 257-260, 264, 267, 273, 360
Ach-Rezeptor 186
Actilyse® 247, 249, 262-265, 271, 273, 349
Actosolv® 262, 265, 350
Adalat® 140-145, 351
Adam-Stokes-Anfall 151
Adenosin 146-148
 → ATP
 – Vergleich mit Verapamil 148
Adrecar® 146-150, 352
Adrenalin 51, 152, 202-208, 353
 – endobronchiale Applikation 206
 – High-dose-Therapie 206
Affinität 32, 66
Agonist 32, 34, 35, 50, 101
Agranulozytose 91
Ajmalin 160, 387
Akineton® 327
Akrinor® 110-112, 129, 354
Aktin 141
Aktionspotenzial 55
Alkoholentzug 113
Alkylphosphat 209
Allergie 34, 35, 40, 237, 330
alogene Substanzen
 → Substanzen, alogene
Alphakinase® 247, 265
„Alt-vor-Neu"-Prinzip 16
Alupent® 51, 151-154, 201, 204, 211, 218, 237, 276, 355

Aminosäuren 49
Ammoniakexposition 295
Amrinon 236
Analgesie 59, 66, 67, 99, 100
Analgetika 59-67
- Asthma 84
- Einteilung 65-67
- Kombinationstherapie 93
- nicht-opioide 60, 65, 74, 80, 94
- opioide 60, 65, 66
- opioide, pharmakologische Daten 68
- opioide, Toxikologie 315
- schwach und stark wirkende 65
- Stufentherapie 93
Anästhesie, dissoziative 100
Anästhetikum 96
Anexate® 192, 281-284, 356
Angel dust 100
Angina pectoris 140, 164, 167, 175, 179
Angiotensin I 219
Angiotensin II 219
Anistreplase (APSAC) 269, 381
Antagonismus 32
- funktioneller 32
- physiologischer 32
Antagonist 32, 50
- chemischer 32, 35
- funktioneller 32, 34
- kompetitiver 32, 34-46
- nichtkompetitiver 32, 34
- physiologischer 34

Antazolin 285
Antiarrhythmika 161, 167, 176, 216
anticholinerges Syndrom 285, 286
Anticholinergika 210
Anticholium® 285-287, 357
Antidepressiva 285-287, 328
Antidote 276
Antiemetika 186, 325
Antihistaminika 34, 268, 285, 325, 330
Antikonvulsiva 96
Antiparkinsonmittel 285
Antisympathotonika 52
Antithrombin III 270
Anxiolyse 190
Apomorphin® 358
Aponal® 187
Applikation 13, 22-46
- allgemeine Hinweise 13-17
- Arten, Schema 25
- bukkale 24
- dermale 24
- endobronchiale 24, 26, 201, 206
- enterale 24
- epikutane 24
- intraarterielle 24
- intragluteale 24
- intrakardiale 24
- intralinguale 24
- intralumbale 24
- intramuskuläre 24
- intraossäre 27-46

- intraperitoneale 24
- intrathekale 24
- intrathorakale 24
- intraurethrale 24
- intravaginale 24
- intravasale 24
- intravenöse 24
- introssäre 24
- konjunktivale 24
- linguale 24
- lokale 23
- nasale 24
- orale 23-46
- pulmonale 24
- rektale 23-46
- sublinguale 23-46
- transdermale 24

Applikationswege
  bei der Reanimation
  → Reanimation,
  Applikationswege

APSAC
  → Anistreplase

Arrhythmien 106
Arterenol® 359
Arzneimittel
- auswahl 16
- beschaffung 16
- überdosierung 39
- am postganglionären Sympathikus angreifende 51-56
- Anforderungen 17

Arzneimittelwechselwirkungen
  → Interaktionen

Arzneistoff
- abbau 26
- ausscheidung 21, 22, 30, 37, 43
- freisetzung 21
- speicherung 22
- transport 21
- umwandlung 22, 28-46
- verteilung 21, 22, 28-46
- zubereitung 21

Arzneistoffausscheidung, renaleforcierte
  → Diurese, forcierte

Arzneistoffresorption
  → Resorption

Aspiration 22
Aspirin® 82
Aspisol® 82-84, 86, 360
ASS 82, 83, 85, 253, 258, 259, 266, 268
Asthma bronchiale 151, 202, 237, 239, 242
Aszites 134
Ataraktanalgesierung 190
Ataxie 282
Atemdepression 66-68, 70, 75, 192, 196, 316
Atosil® 93, 94, 126, 185-189, 361
ATP (Adenosintriphosphat) 146, 352
Atropin 29, 88, 199, 201, 209-212, 276, 277, 285, 287, 288, 290-292, 304
- als Antidot 209, 288

Atropinsulfat 288-293, 362
- muscarinartige Wirkung 289, 290
- nikotinartige Wirkung 290
Atropinum sulfuricum
→ Atropinsulfat
Ausscheidungswege 30
Auxiloson® 237, 294, 298, 363
AV-Knoten-Reentry 160
AV-Überleitungs-
geschwindigkeit 217
Axom 48
Azidose
- metabolische 213
- respiratorische 214

B

Ballondilatation (PTCA) 82
Barbiturate 96, 97, 105, 106
Barorezeptorenreflex 114
Bayotensin® 142
Ben-u-ron® 59, 85, 364
Benzodiazepin 60, 190, 195
- Rezeptor 191, 195
- Toxikologie 281
Benzylate 285
Berotec® 152, 239, 240, 241, 365
Betäubungsmittel 16, 79
- Verschreibungsverordnung (BtMVV) 79
Biopharmazie 21
Biotransformation
→ Arzneistoffumwandlung
Bioverfügbarkeit 22
Biperiden 327

Blut-Hirn-Schranke 29, 74
Blut-Liquor-Schranke
→ Blut-Hirn-Schranke
Blutdruck 68
- senkung 106
Blutgerinnung 254, 255
Blutspiegel 29
Blutverdünnung 259
Bolusgabe
→ Initialdosis
BOSTON-Studie 91
Bradykardie 151
Bradykinin 61, 80
Brevibloc® 155-159, 366
Brevimytal® 106
Bricanyl® 238
Broncho-Therapeutika 237-238
Broncholyse 99
Bronchospasmolytikum 151
Bundesärztekammer 13
Buprenorphin 77, 417
Buscopan® 85, 87-90, 367
Butylscopolamin 88, 367
Butylscopolaminium 88, 89

C

Cafedrin 110
Calcium 141, 221, 368
- antagonisten 140, 141, 167, 175, 222
- gluconat 368
- Kanal-Blocker 141
Calciumantagonisten 140-144
Captopril 219
CAPTURE-Studie 260

Carbamate 292
– Antidottherapie 289
Carbo medicinalis
  → Kohle
CAST-Studie 161
Catapresan® 113-116, 369
Catapresan 150® 115
Ceiling-Effekt 68, 70
Chargenbezeichnung 15
Chemorezeptoren 76
Chlordiazepoxid 281
Cholinrezeptoren,
  muscarinische 88
Clearance, mukoziliäre 243
Clemastin 330, 416
Clexane 267, 370, 371
Clomethiazol 114
Clonidin 113, 114, 369
Codein 318
Codenummer 15
Cordarex® 223-229
Cyanide, Toxikologie 306
Cyanokit 299, 372
Cystein 309

D

DA_1-Rezeptor 122
Dapson 312
Dapson-Fatol® 312
DAVIT-Studie 168, 222
Dekompressionskrankheit
  (DCS) 83
Delirium tremens 113
Dendriten 48
Depolarisierung 48

Depoteffekt 23, 26, 29
Deutsche Interdisziplinäre
  Vereinigung für Intensiv-
  medizin
  → DIVI
Dexamethasonphosphat 385
Dextran 401
Diazemuls® 196
Diazepam 194, 422
– paradoxe Reaktion nach
  Verabreichung 196
Digitalis-Antidot BM® 173,
  302-305
Digitalis-Antitoxin 302
Digitalisglykoside 171
– Toxikologie 302-305
Digoxin 37
Dihydropyridin 222
Dimethylaminophenol 306, 374
Dimethylpolysiloxan 414
Diphenhydramin 285
Dipidolor® 68, 373
Dissoziation, elektromecha-
  nische 221
Distraneurin® 114
Diurese, forcierte 31, 120, 134
Diuretika 135
DIVI 13
DL-Lysinomono-
  acetylsalicylat 82, 360
Dobutamin 117, 375
Dobutrex® 117-119, 375
Dolantin® 68-70, 376
Dopamin 121-126, 377
– Rezeptor 121, 326

- Kombinationstherapie 125
- Kombination mit Furosemid 126
- Kombination mit Nitroglycerin 125
- Kombination mit Noradrenalin 125

Dopamin Giulini® 120-126
Dopram® 77
Dormicum® 37, 93, 95, 105, 185, 187, 189-193, 378
Dosierung 36-46
Dromotropie
- negativ dromotrope Wirkung 172

Druck, intrakanieller
→ ICP

Dyskinesien (nach Gabe von Atosil®) 188
Dysregulation, vegetative 110

E

Ebrantil® 127-130, 140, 379
ECASS 252
Effortil® 129, 131-133, 380
Eklampsie 175
Elimination 30
Elohäst HAES-steril 6 340
Eminase® 269, 270, 272, 381
Enantiomere 101
Endoperoxide, zyklische 60
Endorphine 61
endothelium derived relaxing factor
→ Stickstoffmonoxid

Endplatte, motorische 48, 50
Entzugssymptome 66, 317
Epanutin® 304
Ephedrin 52
EPIC-Studie 260
Epinefrin 203
Erbrechen 326
Erhaltungsdosis 36
Erregungsübertragung 50, 55, 56
- adrenerge 50
- cholinerge 50
- postganglionäre 50, 51

Erregungszustände 186, 190, 194
Esmolol 155, 366
Ethanol 276, 285, 312
Etilefrin 131, 132
Etomidat 96, 97, 393
Euphyllin® 242-245, 382
Expafusin Onkohäs 340
extrapyramidale Symptome 327
Extrasystolie
- supraventrikuläre 167
- ventrikuläre 167, 216

Extrazellulärraum 28
E 605 55, 289

F

Fab-Antikörperfragmente 302
Fenoterol 152, 239, 365, 410
Fentanyl 68, 71, 97, 383
Fibrin 255
Fibrinolyse 255-263, 265
-behandlung, intraarterielle (LIF) 252

Fibrinolytika 247, 274
– Vergleich 248
Fieber 85, 91
Fieberkrämpfe 195
Fingerhut 304
First-pass-Effekt 30-29
Fluimucil® 309, 310, 384
Flumazenil 281, 356
Flush 143
Flusssäureverätzungen 368
Formatio reticularis 60, 96
Fortecortin® 385
Fortral® 68, 72, 73, 386
Fraßgifte 288
Furosemid 84, 134, 360, 377, 398
– Hörverluste durch 136
– Interaktion mit Herzglykosiden 136
– Kombination mit Dopamin 126

G

GABA-Rezeptoren 96
GABA (Gammaaminobuttersäure) 96, 191
Gallenkolik 91, 179
Ganglien 50
– blocker 50-56
Gas-Embolie 83
Gelafundin® 339
Gelatinehaltige Plasmaersatzmittel 344
Generika 14, 15, 45
Gerinnungsfaktoren 270

Gesundheitsstrukturreformgesetz 15
Gewebeschäden 23
Giftelimination, renale
→ Diurese, forcierte
Gilurytmal® 160-163, 387
GISSI-I-Studie 248
Glucagon 158
Glucose 10% 388
Glucose 40% 388
Glukokortikoide 296
Glukokortikoide zur Prophylaxe des toxischen Lungenödems 294, 295, 296, 297, 298, 363
Glukose 70, 388
Glukoselösungen 346
Glycerolnitrat 179, 407
Glycylpressin® 389
Glykolate 285
Grün-Gelb-Sehen 173
GUSTO-Studie 248, 249

H

H_1-Rezeptoren 186, 187, 330
H_2-Rezeptoren 330
Haemaccel® 274, 339, 340, 344, 468
Haemaccel® 35 274
Haemofusin® 339
HAES-steril® 339, 340, 390, 392
Halbelektrolytlösungen 345
Halbwertzeit 36, 37, 43
Haldol® 391
Halluzinationen 66

Halon-Verordnung 353
Haloperidol 391
Hämostase 255
Harnleiterkolik 88, 179
Hemohes® 339
Heparin 247, 249, 253, 259-267, 270-274
Heparin-Natrium 270, 399
Herz
– glykoside, Interaktion mit Furosemid 136
– insuffizienz 117, 170
– krankheit, koronare 179
– Kreislauf-Stillstand 117
– Kreislaufsystem 52
– syndrom, hyperkinetisches 155
High-dose-Therapie
→ Adrenalin
Hilfsstoffe 45
His-Purkinje-System 161
Human Albumin 339
Histamin 34, 35, 49, 76, 80, 97, 187
Hydroxyäthylstärke 338, 390
Hyper HAES® 343
Hyperkaliämie 221
Hyperkinesien 391
hyperkinetisches Herzsyndrom
→ Herzsyndrom, hyperkinetisches
hypertensive Krise 113, 127, 140, 179
hypertone Krise 134, 167
Hypnomidate® 96-98, 393
Hypnotika 105, 185

Hypokalzämie 221, 368
Hypotension 22, 110
Hypotonie 66, 110, 131
Hypovolämie 22

I

ICP 104
Imidazolbenzodiazepin 282
Infarktlimitierung
→ β-Blocker
Initialdosis 36
Inkompatibilitäten 44-46, 46
– larvierte 45
innerer Aderlass
→ Pooling, venöses
Insektizide, Toxizität 289
Interaktionen 40-42, 125
Intoxikation
→ Vergiftung
Intrakranieller Druck
→ ICP
Intrazellulärraum 28
intrinsischer Effekt 284
irritant receptors 238
Ischämiezone 181
ISIS-Studie 176, 248
Isogutt® 320, 321, 322
Isogutt akut® 320, 321
Isoket® 164-166, 394
Isoprenalin 55
Isoptin® 142, 167-169, 395
Isosorbiddinitrat 164, 394

J

Jonosteril® 337

Jonosteril® HD5 345
Junik® 237, 276, 294, 363

K

Kabikinase® 247, 274
Kammertachykardie 216
Kampfstoffe, Antidottherapie 289
Kardiaka 139
Katecholamin 117, 121, 203
Kelocyanor® 307
Ketamin 99, 100-102, 396
Ketaminhydrochlorid 396
Ketanest 101
KetanestS® 99-103, 396
Kobalt-EDTA 307
Kohle 311-314, 397
Kolik 76, 94
  → Gallen-, Harnleiter-, Nierenkolik
Kollaps 131
kolloide Infusionslösungen 337
Kombinationstherapie
  → Analgetika, Kombinationstherapie
  → Dopamin, Kombinationstherapie
Kontaktgifte 288
koronare Herzkrankheit
  → Herzkrankheit, koronare
Koronarspasmus 175
Krampfanfall, eklamptischer 177
Kreatinphosphokinase-Aktivität (CPK) 196
Kreislaufmedikamente 109
Kristalloide Infusionslösungen 336
Krise, hypertone 135
Kurznarkotikum 99

L

Lagerungsstress 16
Lanicor® 172
Lanitop® 170-175, 177, 178
Lasix® 134-137, 398
Latenzphase 294
Leber 23, 37
Leberzellnekrosen 309
Lidocain 216, 424
  – als Lokalanästhetikum 216
Limbisches System
  → System, limbisches
LIMIT-2-Studie 176, 230
Linksherzinsuffizienz 164, 179
Lippenbremse 238
Liquemin 270
Liquemin® 270-273, 399
Lopirin® 219
Low-output-Syndrom 125, 202
Luminal® 312
Lunge
  – Embolie 263, 265, 274
  – Emphysem 242
  – Ödem 134, 155, 170, 179
  – Ödem, kardiales 164
  – Ödem, toxisches 294, 296
  – Reizstoffe, Toxikologie 294

LVEDP 74
Lyse
- bei Apoplex 251
- Richtlinien v. AHA und ACC 257-262
- Therapie 248, 270
Lysinomonoacetylsalicylat 360
Lysthenon® 400

M

Macrodex® 339, 401, 470
Magnesiocard® 230
Magnesium 230, 231
Magnesiumsulfat 175-178, 402
Mangel-Tetanie 368
Mannitol 104
MAO-Hemmer 126
Marcumar® 84, 257, 360, 370
Meclozin 285
Medikamentenapplikation
→ Applikation
Medikamententräger-lösung 413
Medizinalkohle
→ Kohle
Medulla oblongata 74
Metabolisierung
→ Arzneistoffumwandlung
Metaboliten 28-30, 37
Metamizol 409
Metamizol-Natrium 91, 409
Methämoglobin-Reduktase 308
Methämoglobin (Met-Hb) 307, 323
Methohexital 96, 106

Metildigoxin 170
Metoclopramidhydrochlorid 411
Midazolam 190, 378
- paradoxe Reaktion nach Verabreichung 192
Mikroklistier 26
Mikrozirkulation 390
Miktionsstörungen 135
Min-I-jet 202
Mintacol® 289
Miosis 66
Mischspritze 44
Mitralstenose 155
Morphin 66, 74
- periphere Effekte 75
Morphin® 68
Morphinhydrochlorid 74, 403
Morphinsulfat 74
‚Morphinum hydrochloricum Amphiolen® 74, 75, 76
MST Mundipharm® 74
Mukopolysaccharid-Poly-schwefelsäureester 270
Muscarin 55, 88
- syndrom 288
Muskelrelaxanzien 56, 105
Mydriasis 66, 88
Myelinscheide 48
Myokardinfarkt 94, 164, 179
Myosin 141

N

N-Acetylcystein (NAC) 87, 309, 384
N-Butylscopolamin 88, 89

N-Butylscopolaminium-
 bromid 88
N-Methyl-D-Aspartat 101
Na-K-ATPase 172
Nachtschattengewächse 210
Nackensteifigkeit 327
NaHCO$_3$
 → Natriumbicarbonat
Nalbuphin 66
Naloxon 315, 404
Naltrexon 67
Narcanti® 315-322, 330, 404
Narcanti pro infantibus® 315
Narkose 104
Narkoseeinleitung 96, 104,
 186, 190, 209
 – präklinische 99
Narkotika 60, 95, 102
Natrium/Kalium-ATPase 303
Natriumbicarbonat (NaHCO$_3$)
 213, 214, 215, 405
Natriumsulfat 311
Natriumthiosulfat 406
Natriumthiosulfatlösung 307, 406
Nebenwirkungen 38-46
Nekrose 247
 – limitierung 175
Nervensystem 48
 – autonomes 49
 – Physiologie 48
Neurit 48
Neurocil® 187
Neuroleptanalgesie 100
Neuroleptika 187
Neuronen 48, 50

Neurotransmitter 49
Niere
 – Kolik 91
 – Perfusion, verminderte 118
 – Versagen 120
 – Versagen, drohendes 120
Nifedipin 128, 140-142, 144,
 145, 351
Nifedipintyp 143
NIHNDS 252
Nikotin 50
Nitrate 164
 – organische 180
Nitrendipin 142-145
Nitroglycerin 128, 179, 258,
 268, 273
 – Kombination mit
 Dopamin 125
Nitrolingual® 179-184, 407
Nitro Pohl® infus 179
NMDA-Agonist 101
NMDA-Rezeptor 101
Noradrenalin 50, 51, 55
 – Kombination mit
 Dopamin 125
Norcuron® 408
Norepinephrin 359
Norfenefrin 51
Notkompetenz 13
Novadral® 51
Novalgin® 91, 92, 409
Novodigal® 172
Nozizeptoren 60, 80
Nozizeptorenschmerz 60
Nystagmus 282

O

Obidoxim 291, 419
Ödem
  → Aszites
  → Lungenödem
  → Schwangerschaftsödem
Ödembildung 134
Oligurie 126
Opiate 66
  → Analgetika, opioide
  – Entwöhnung 113
Opioide
  → Analgetika, opioide
Opium 66
Orciprenalin 51, 151, 355
Orciprenalinsulfat 151
Osmodiuretika 345, 346
Osmolarität 214, 334, 342
osmotischer Druck 334
Ovulavnit® 321

P

p-Aminophenolderivate 85
PAP 74
Paracefan® 114
Paracelsus 276
Paracetamol 59, 85, 364
paradoxe Reaktion
  → Diazepam
  → Midazolam
Parasympathikus 49, 53-55, 88
Parasympatholytika 56, 88, 210
Parasympathomimetika 55
Parathion 289
Partusisten® 240, 410
  → Berotec®
Paspertin® 326-329, 411
PCM 85
PCP-Rezeptor 101
PEEP-Beatmung 121
Pentazocin 72, 386
Penumbra 252
Peptide 49
Perfalgan 85
Perfalgan® 85
Perfusionsdruck, koronarer 204
Pethidin 70, 376
pH-Wert 213
Pharmakodynamik 21, 31-46
Pharmakokinetik 21-46
Pharmakologie
  – spezielle 57
Pharmakonwirkungen 29, 30, 35, 102
  → Wirkstärke
  – an Enzymen 35
  – an Transportsystemen 35
  – rezeptorvermittelte 31-46
Phencyclidin 100
Phenhydan® 304
Phentolamin 124
Phenytoin 304
Phosphatpuffer 319
Phospholinjodid 289
Physostigmin 55, 285, 357
Pilocarpin 55
Pindolol 423
Piritramid 69, 373

Plasmaersatzmittel 335, 337, 338, 344
Plasmaproteinbindung 28, 29, 37, 38, 41
Plasmaspiegel 29
→ Blutspiegel
Plasmin 254, 265
Plasminogen 265
−aktivator 263, 349
polyvalente Lösungen 319, 320
Pooling, venöses 134, 135
Porphyrie 107
Prädelir 113
Prämedikation 190, 194
Previn® 319-322
Prinzmetal-Angina 167
Priscol® 115
Promethazin 185-188, 361
Propranolol 273
Prostaglandin 60, 61, 80-82
Protamin 272
Proteinbindung
→ Plasmaproteinbindung
Protektion, zerebrale 104
PSVT
→ Tachykardie
Psychosen 186, 391
Psyquil® 412
PTCA 256
Pufferlösungen 320, 321, 346
Pufferkapazität des Kammerwassers 320
Pulsfrequenz 68
Purinnukleotid 146

Purinrezeptor 146
Pyrogene 85

Q
QT-Verlängerung 175

R
Racemat 101
Rapilysin® 249
Rauchgasvergiftung
→ Vergiftung mit Rauchgas
Reanimation 199, 202
−Applikationswege 200-201
Rechtliche Fragen 13
rechtliche Fragen 13, 79
Rechtsherzinsuffizienz 242
Reentry-Mechanismus 155
Regitin® 124
Reizgas 294
Reizgasintoxikation
→ Vergiftung mit Reizgasbeteiligung
renale Ausscheidung
→ Diurese, forcierte
renale Giftelimination
→ Diurese, forcierte
ReoPro® 259
Resorption 21-23, 27, 40
Rettungsassistentengesetz 13
→ rechtliche Fragen
Rettungsdienstpersonal 13, 79
Reye-Syndrom 84
Rezeptor 31-35, 48, 52, 53, 55, 60, 61, 66, 99, 100, 101

→ α-, β-Rezeptor,
A$_1$-, A$_2$-, A$_3$-Rezeptor,
Ach-Rezeptor
– theorie 31
– adrenerger 51, 52, 54
– cholinerger 55, 56
Rezeptorenblocker 52
→ Rezeptor
Rheomacrodex® 339
Rhythmusstörungen
– supraventrikuläre 146
– tachykarde 175
Ringer-Lactat-Lösung® 337, 413
Ringer-Lösung® 337
Rot-Grün-Blindheit 302
Rückenmark 60

S

Salbutamol 51, 152
Säure-Basen-Gleichgewicht 213
SAVE-Studie 219
Schädelhirntrauma 97, 104
Schlüssel-Schloss-Prinzip 32
Schmerz 59
– entstehung 59-67
– kreis 61
– nach Trauma 94
Schock 99, 121, 131, 202
– anaphylaktischer 207
– kardiogener 117, 121
– septisch-toxischer 121
– septischer 121
Schwangerschaftsödem 134

Schweregrade von Verätzungen 319
Sedativa 61, 185
Sedierung 66, 68, 100, 104, 186
Serotonin 49, 80
SH-Gruppen 309
SH-Gruppen-Donatoren 309
Sinustachykardie, nichtkompensatorische 155
Small-volume Resuscitation 338, 340, 342
Spalt, synaptischer
→ synaptischer Spalt
Spasmolyse 88
Spirolonacton 84, 360
Spüllösungen bei Augenverätzungen 319-322
Status asthmaticus 99, 101, 238, 242
Status epilepticus 190, 195
Steal effect 143
Sterofundin® 337, 345
Stickstoffmonoxid 181
stone heart 215, 221
Streptase® 274, 275, 415
Streptokinase 274, 415
Streptokokken 275
Substanzen, alogene 60
Sucht 67
Sultanol® 51, 152
Suppositorien 26
Suprarenin® 202-208, 353
Surfactant 250
Suxamethonium 400

Sympathikus 49, 51, 53, 54, 61
Sympathomimetika 117, 131, 153
→ α-, β-Sympathomimetika
– direkte 51
– indirekte 51
Sympatikus 52
Synapsen 48, 50
– GABAerge 282
synaptischer Spalt 48
Synkope 110, 131
System, limbisches 60, 74, 191

T

t-PA 263
→ Plasminogenaktivator;
Tachykardie 66, 216
– paroxysmale 146, 167, 170
– supraventrikuläre 155, 160
– ventrikuläre 160
Tauchunfall 83
Tavegil® 416
Tegretal® 312
Temgesic® 68, 77, 417
Tensobon® 219
Terbutalin 238
Terlipressin 389
Thalamus 60
Theoadrenalin 110, 111, 354
Theophyllin 111, 242, 382
therapeutische Breite 36, 62
Thiopental 96, 105, 421
Thiopental-Natrium 104, 421

Thrombin 254
– zeit 272
Thrombophlebitis 196
Thromboplastinzeit 272
Thrombosebildung
– Prophylaxe 82, 270
Thromboxan A2 82
Thrombozytenaggregation 80, 82
Timonil® 312
Tokolyse 167, 175
Tokolytika 240
→ Wehenhemmer
Toleranz 66
Tollkirsche 210
Toloniumchlorid 323
Toluidinblau 307, 323, 418
Torsades de pointes 167, 175, 230
Toxikologie 21
Toxogonin® 291, 419
Trägerlösungen 45
Tramadol 78, 420
Tramadolhydrochlorid 420
Tramal® 68, 78, 420
Tranquilizer 190, 195
Trapanal® 104-107, 421
traumatische Ereignisse 194
Triflupromazin 412
Trolazolin 115
Truxal® 187
Tutofusin® 345

U

Übelkeit 326

Ukidan® 247, 265
Umwandlung 23
Unruhezustände 391
Unverträglichkeiten
 → Inkompatibilitäten
Urapidil 127, 129, 379
Urethane 292
Urokinase 247, 249, 254, 264, 265, 270, 350

V

Vagolyse 209
Vagolytika 210
Valium® 14, 73, 78, 93, 94, 95, 103, 105, 185, 187, 193-197, 422
Vasopressin 232, 233, 234, 235
Vena
 – basilica 201
 – cava 23
 – femoralis 201
 – jugularis externa 201
 – jugularis interna 201
 – porta 23
 – subclavia 201
Vencuronium 408
Venenthrombose 265, 274
venöses Pooling
 → Pooling, venöses
Ventolair® 237, 276, 294, 363
Verapamil 128, 142, 167, 395
 – Vergleich mit ATP 148
Verfalldatum 15
Vergiftung 35
 – inhalative 294
 – mit Benzodiazepinen 281
 – mit Carbamaten 288
 – mit Cholinergika 288
 – mit Cyaniden 306
 – mit Digitalisglykosiden 216, 302
 – mit Nitraten, Nitrilen und aromatischen 323
 – mit Opioiden 315
 – mit Paracetamol 309
 – mit Phosphorsäureestern 288
 – mit Rauchgas 294, 306
 – mit Reizgasbeteiligung 294
 – mit Risspilzen, Cho 288
 – mit Schaumbildnern 414
 – mit Schwefelwasserstoff 306
 – mit Trichterlingen 288
 – orale 311
Verschlusskrankheit des Auges 274
Verteilungsräume 28
Vesikel 51
Visken® 423
Volumenersatzmittel 413
 – kolloidales 390, 392
Voluven 339
Vorhofflattern 167
Vorhofflimmern 167
Vorlast, Senkung der 181

W

W.A.D. Augendusche® 321
Wechselwirkungen
 → Interaktionen

Wehenhemmer 239, 240
Wiederdurchblutungs-
 trauma 230
Wincoram® 236
Wirkstärke 68
Wirkungen
 → Pharmakonwirkungen
Wolf-Parkinson-White-Syn-
 drom (WPW-Syndrom) 160

X
Xylocain® 216, 217, 218, 424

Z
zerebrale Protektion
 → Protektion, zerebrale
Zilienfunktion 239
Zyanose, „graue" 296
Zytochromoxidase 306